W0186531

DIE NEUE NEBENBEI-DIÄT

Schlank und gesund ohne Kalorienzählen

ELISABETH LANGE

Stiftung Warentest

SO FUNKTIONIERT DAS BUCH

Wer schlank werden und bleiben möchte, kommt nicht umhin, sich auf einen rundum gesunden Lebensstil einzustellen. Genau darum geht es – auf verständliche und unterhaltsame Weise – in der Neuen Nebenbei-Diät.

Besser ohne Verbote und Regeln

Kein vernünftiger Mensch möchte, dass sich alles in seinem Leben nur noch um das Thema Abnehmen dreht. Warum auch? Ständig an Verbote und Regeln zu denken, würde innerhalb kurzer Zeit innere Widerstände hervorrufen und die Esslust sogar noch steigern. Um auf lange Sicht Erfolg zu haben, ist es auch gar nicht erforderlich, sklavisch einer Essanleitung zu folgen oder teure Produkte zu kaufen. Viel besser sind kleine dauerhafte Änderungen, die unkompliziert in den eigenen Alltag passen.

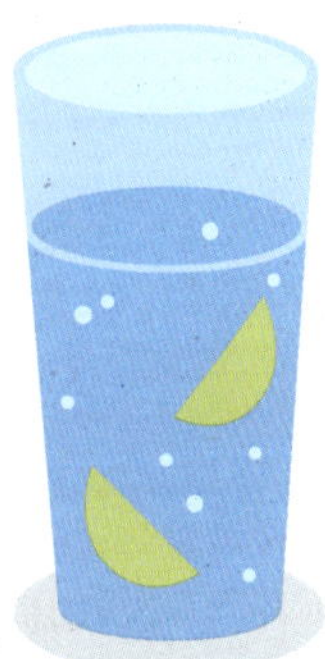

Haben wir es mit Produkten oder Verhaltensweisen zu tun, die nicht gerade vorteilhaft für die Figur sind? Also KONTRA? Ja! Solche Sachen finden sich auf einer linken Buchseite. Dort steht, was ungünstiger ist.

Dieses Buch liefert eine Fülle von handfesten Tipps, Anregungen und praktischen Entscheidungshilfen. Sie umzusetzen, tut kaum weh und stellt einen nicht vor unlösbare Aufgaben. Hält man geduldig an den neuen Handlungsweisen fest, verwandeln sie sich über Monate hinweg in angenehme Gewohnheiten. Überschüssige Kilos verschwinden so auf natürliche Weise nach und nach „ganz nebenbei" – also ohne den sonst üblichen Diätstress mit anschließendem Jo-Jo-Effekt.

Erstaunliches Prinzip

Bei der Neuen Nebenbei-Diät ist nichts explizit erlaubt – aber auch nichts verboten! Sie funktioniert, weil sie sich an der Biologie unseres Körpers orientiert. Denn die Natur ist intelligenter als wir oft denken. Wie schlau sie unser Körpergewicht reguliert, das zeigt die Neue Nebenbei-Diät mit vielen neuen Informationen. Sie kombiniert aktuelle Forschung mit Erfahrungswissen und befasst sich auch mit den Umweltbedingungen, die uns dick machen. Das Buch bietet neutrale Informationen, auf die jeder

Verbraucher vertrauen kann: unabhängig, werbefrei, verständlich.

Wer die Neue Nebenbei-Diät in die Tat umsetzt, kann wertvolle Lebensmittel bald auf einen Blick von ungünstigen unterscheiden und lernt Verhaltenstricks, um gesunde Entscheidungen zu treffen, wenn Industrieprodukte allzu sehr verlocken.

Geprüfte Kalorien- und Nährwertangaben

Um das Buch leicht verständlich zu halten, ist der Energiewert von Lebensmitteln in „Kalorien" angegeben – so, wie es die meisten von uns im täglichen Sprachgebrauch gewohnt sind. Gemeint sind natürlich Kilokalorien. Kalorien- und Nährwertangaben beziehen sich – wenn nicht pro Portion oder pro Stück angegeben – auf 100 Gramm beziehungsweise 100 Milliliter des betreffenden Lebensmittels. Das Ergebnis sind Durchschnittswerte, in die meist die Daten vieler Einzelprodukte eingeflossen sind. Auch der Hinweis, wie viele Kalorien man durch die Wahl eines anderen Produkts sparen kann, ist oft motivierend. Meist bezieht sich diese Zahl auf 100 Gramm oder 100 Milliliter – oder, wenn der Text darauf hinweist, auf eine Portion oder ein Stück.

> Wertvolle Frischkost oder figurfreundliches Verhalten? Unbedingt **PRO!** Solche Sachen stehen im Buch rechts. Überraschend: Auch wer sich richtig satt essen will, seinen Magen am liebsten üppig füllt oder gern mal Schokolade nascht, kann dabei abnehmen.

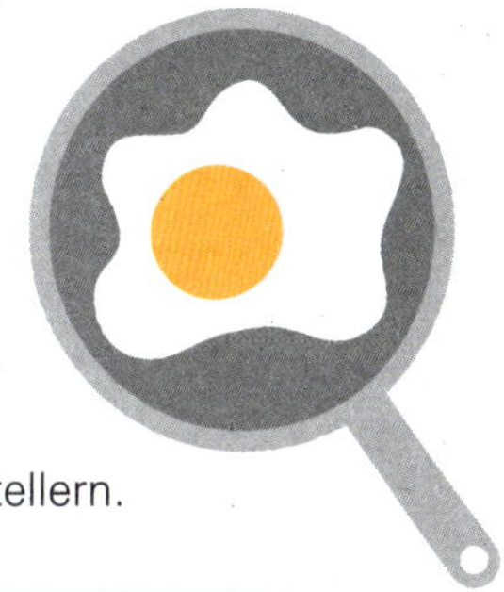

Sämtliche Nährwertangaben basieren auf der aktuellen Software des PRODI® Ernährungsberatungsprogramms, Version 6.10, sowie auf den Angaben von Herstellern.

Praktisch zu nutzen

Sie können das Buch als eine Art Crashkurs von vorn bis hinten durchlesen oder über Inhaltsverzeichnis und Register gezielt bestimmte Themen ansteuern. Auf vielen Seiten erleichtern sprechende Bilder mit kompakten Texten das Verständnis: Links steht, wie viele von uns sich üblicherweise verhalten würden – rechts, wie es besser geht.

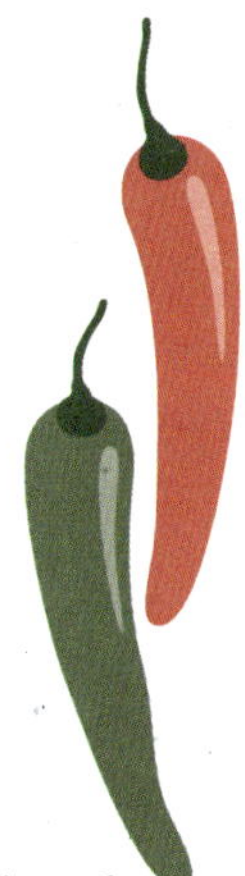

Und jetzt: viel Erfolg!

Die Natur hat vorgesorgt für Zeiten von Mangel und von Überfluss. Unser Körper weiß daher, wie Abnehmen geht. Wir sind diesem Geheimnis auf die Spur gekommen.

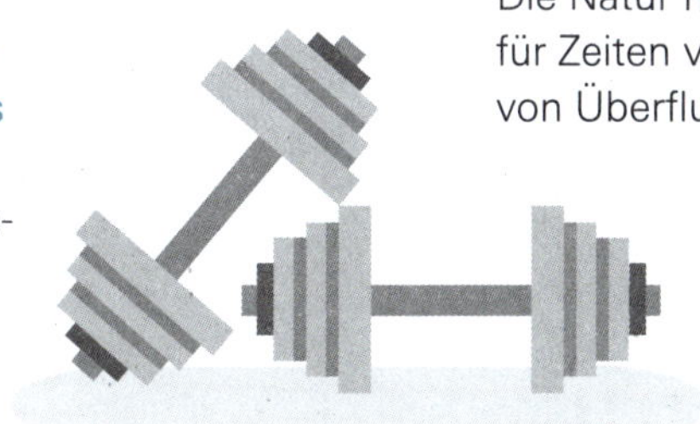

INHALTSVERZEICHNIS

Wann? Im optimalen Rhythmus essen

Was? Gutes kaufen und zubereiten

Wie? Auf lange Sicht zufrieden sein

Service

Im Leben kommt es oft aufs Timing an. Sogar beim Abnehmen. Eine Rolle spielt nicht nur, was und wie viel wir essen – sondern auch, wann wir uns den Magen füllen! Neue Erkenntnisse aus der Forschung eröffnen die Chance, leichter und nachhaltiger abzunehmen. Gucken wir also auf die Uhr und essen wir zur richtigen Zeit. Dann geht der Körper an seine Fettreserven.

WANN?

IM OPTIMALEN RHYTHMUS ESSEN

GENIAL EINFACH: URLAUB MACHEN VOM ESSEN

„Hallo, wo bleibt mein Snack? Geht das nicht schneller? Ich hab schließlich keine Zeit." So oder ähnlich denken viele von uns. Nahrungsaufnahme soll schnell gehen. Also erledigen wir das Thema zwischendurch oder nebenbei – ob am Schreibtisch oder unterwegs. Die Folge: Wir werden immer runder, vor allem der Bauch wächst.

Moderne Zeiten

Essen ist ein elementares Bedürfnis des Körpers, das sich zumindest zu einem Teil unserem bewussten Handeln entzieht. Bietet sich die Chance, greifen wir gern zu. Anbieter machen sich das zunutze. Hier wirbt ein Pizzadienst mit Riesenfoto, dort lachen uns vom Plakat Schokoriegel an. Täglich prasseln unzählige Angebote auf uns ein. Und wir? Können kaum widerstehen.

Nichts zu verlieren?

Wer sich diesem Schlaraffenland hingibt, hat schnell Extra-Pfunde auf den Rippen. Der Versuch, sie wieder loszuwerden, scheitert leider meist – die Erfolgsraten beim Abnehmen sind niedrig. Selbst zähe und zielstrebige Menschen brechen kalorienreduzierte Diäten nach einer Weile ab und bleiben frustriert auf ihren Rundungen sitzen.

So viel vorab: Es geht nicht um mangelnde Disziplin. Übergewicht ist kein Zeichen mangelnden Willens, sondern Folge komplexer Abläufe im Körper, an denen Gene, Stoffwechsel und Umwelt beteiligt sind. Entscheidend ist vor allem unser Gehirn.

Gesucht: ein neuer Weg

Im Laufe der Jahre beobachteten Gesundheitsexperten bei Frauen und Männern unzählige gescheiterte Versuche abzunehmen. Was sie nicht fanden war ein Patentrezept. Irgendwann war zumindest klar: Nährwerttabellen helfen nicht, da sie zu theoretisch sind. Zudem erfordern die meisten Diäten einen derart hohen Aufwand, dass sie sich im Alltag nicht durchhalten lassen.

Esspausen tun uns gut

Heute blicken Wissenschaftler nicht mehr auf einzelne Nährstoffe, sondern in die Tiefen unserer Zellen. Was löst üppiges Essen und Trinken darin aus – und was passiert, wenn wir nichts essen? Ergebnis: Zeiten, in denen unser Körper ohne Nahrung aus-

ESSPAUSEN: IST IHR NUTZEN BEWIESEN?

NEUE FORSCHUNGSERGEBNISSE zeigen: Zeitlich begrenztes Fasten, oft auch „intermittierendes Fasten" genannt, hat im Vergleich zu Dauerdiäten viele Vorteile. Auf den ersten Blick überraschend, stammen die Einsichten dazu weltweit meist aus Experimenten an Mäusen, Ratten und Affen. Gute Studien an Menschen sind rar – übrigens in jedem Ernährungsbereich. Der Grund: Über Monate oder Jahre wissenschaftlich genau zu erforschen, was wir essen, trinken und wie wir leben, ist mit enormem Aufwand verbunden.

ANDERS ALS ETWA in der Pharmaforschung geht es nicht nur um Fragen wie: „Ist dieser Wirkstoff heilsam?" Es geht um die langfristige Wirkung unzähliger Inhaltsstoffe in der Vielfalt unserer Nahrungsmittel. Hinzu kommt der Einfluss des Lebensstils auf die Erbanlagen jedes Einzelnen.

FÜR DIESES BUCH haben wir uns deshalb Unterstützung beim größten unabhängigen Ernährungsforschungsinstitut Europas geholt: dem Deutschen Institut für Ernährungsforschung (DIfE) in Potsdam-Rehbrücke. Die dort tätigen Wissenschaftler kombinieren experimentelle und angewandte Forschung.

AUCH SIE STUDIEREN MÄUSE – beobachten aber auch Menschen und suchen im Labor nach Erkenntnissen, die uns helfen sollen, schlank und gesund zu werden. Entweder in gezielten kleinen Studien mit wenigen Personen oder in einer großen Beobachtungsstudie mit 27 000 Teilnehmern über viele Jahre.

kommen muss, tun ihm gut. Hier trifft aktuelle Forschung auf die Erfahrung alter Fastenärzte. Perioden, in denen es nichts oder fast nichts zu essen gibt, waren für unsere frühen Vorfahren viel selbstverständlicher als gehaltvolle Mahlzeiten.

Endlich einfach!

Die beste Diät ist eine, die sich durchhalten lässt. Nahrungsfreie Zeiten, nach denen man sich wieder satt essen kann, leuchten vielen Menschen ein. Sie begeistern sich für diesen neuen Weg des Abnehmens, weil er flexibel und selbstbestimmt ist. Zwar erfordert die Umstellung Willensstärke, doch wer durchhält, kommt bald an einen Punkt, an dem die Esspausen zum natürlichen Bestandteil seines Alltags werden. Selbst die ersten Wochen sind für viele leichter durchzuhalten als eine konventionelle Diät.

JEDE KALORIE ZÄHLT?

NÄHRWERTE HIN, TABELLEN HER: Im Alltag gelingt es kaum jemandem, sein Essen so penibel zu kalkulieren, dass die Rechnung am Ende aufgeht.

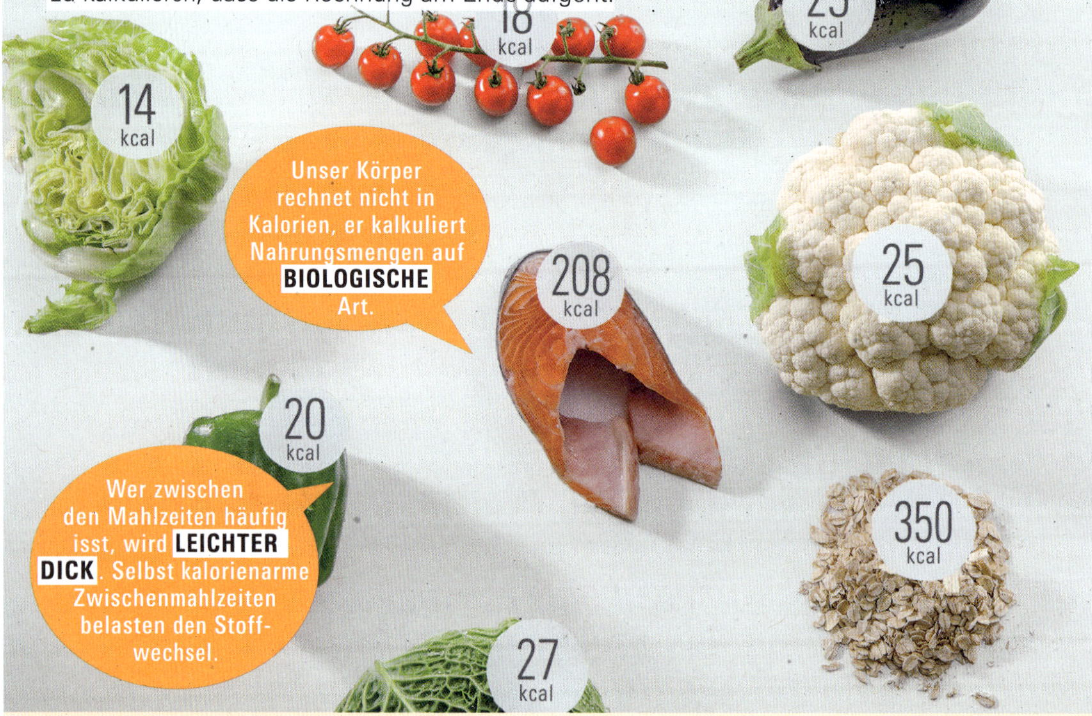

18 kcal
25 kcal
14 kcal
Unser Körper rechnet nicht in Kalorien, er kalkuliert Nahrungsmengen auf BIOLOGISCHE Art.
208 kcal
25 kcal
20 kcal
Wer zwischen den Mahlzeiten häufig isst, wird LEICHTER DICK. Selbst kalorienarme Zwischenmahlzeiten belasten den Stoffwechsel.
350 kcal
27 kcal

KALORIEN SIND HILFSGRÖSSEN. Sie passen gut in Tabellen, aber nicht zu den Verhältnissen im menschlichen Körper. Unserem Energiestoffwechsel entsprechen sie nur entfernt. Außerdem macht genaues Abwiegen und Berechnen Mahlzeiten unflexibel. Schlimmstenfalls kann die ganze Rechnerei sogar zu Störungen im Essverhalten führen. Denn vielen geht dabei der Sinn für Genuss und ihr natürliches Sättigungsgefühl verloren. Wichtiger als anhaltendes Kalorienknausern ist es, dass Essen lange Zeit zufrieden und leistungsfähig macht.

JEDE MAHLZEIT ZÄHLT!

DAS PATENTREZEPT LAUTET: Seltener essen, aber dann richtig! Während der Esspausen verwandelt der Körper Fettpolster in Lebensenergie.

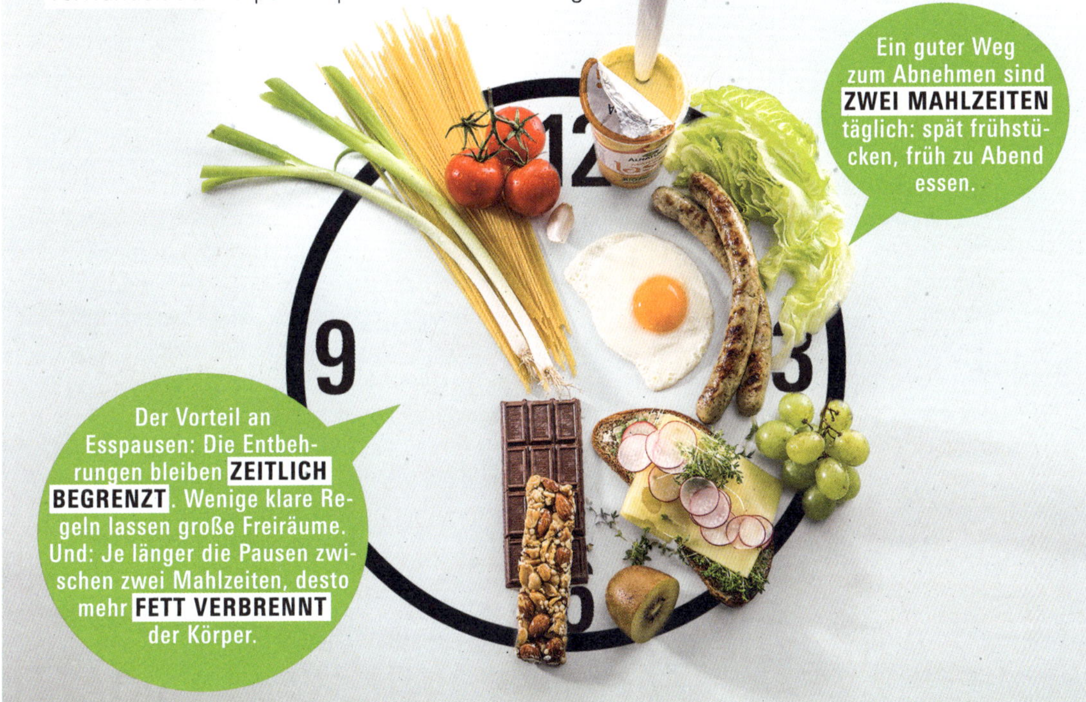
Ein guter Weg zum Abnehmen sind **ZWEI MAHLZEITEN** täglich: spät frühstücken, früh zu Abend essen.
Der Vorteil an Esspausen: Die Entbehrungen bleiben **ZEITLICH BEGRENZT**. Wenige klare Regeln lassen große Freiräume. Und: Je länger die Pausen zwischen zwei Mahlzeiten, desto mehr **FETT VERBRENNT** der Körper.

MAL LÄNGER GAR NICHTS in den Mund stecken – auf den Stoffwechsel wirkt das wie ein Druck auf den Reset-Knopf. Bei der gleichen Anzahl aufgenommener Kalorien schwinden so mehr Fettpolster als bei einer Dauerdiät. Zudem entfällt der Jo-Jo-Effekt. In Esspausen können sich abgestumpfte Belohnungssysteme im Gehirn erholen und Hormone wie Insulin ihre Wirkung im Körper neu entfalten. Besonders wichtig: die nächtliche Fastenpause. Je länger sie dauert, desto besser. Und mit leerem Magen schmeckt die folgende Mahlzeit dreimal so gut!

VIER GÄNGIGE FASTENPLÄNE IM SCHNELL-CHECK

Zeitweise nichts zu essen, ist die simpelste Methode, um Pfunde loszuwerden. Die Vorteile sind verlockend: kein Verzicht auf Lieblingsgerichte, keine verbotenen Lebensmittel, kein erhobener Zeigefinger. Wer fasten will, hat verschiedene Möglichkeiten: zeitlich begrenzte Perioden innerhalb eines Tages oder ganze Fastentage.

Welche die beste ist, lässt sich nicht sagen. Am besten fängt man moderat an und wandelt den Modus so lange ab, bis er auf Dauer ins eigene Leben passt. Wichtig ist, dass sich Mahlzeiten und nahrungsfreie Zeiten regelmäßig abwechseln. Vor allem am Anfang heißt es, oft auf die Uhr zu sehen.

VARIANTE 1: „12 zu 12"

Prinzip: Über Nacht zwölf Stunden Esspause, tagsüber innerhalb von zwölf Stunden höchstens 3 Mahlzeiten konsumieren.
Das bringt's: Vom Typ „12 zu 12" profitieren vor allem Normalgewichtige, die ihre Laborwerte in den grünen Bereich bringen und lästiges Bauchfett abschmelzen möchten. Der Rhythmus sollte jedoch zum Lebensstil passen. So können Frühaufsteher zum Beispiel von 20 bis 8 Uhr und Langschläfer von 23 bis 11 Uhr einen Bogen ums Essen machen.
Vorteile: Die nächtliche Esspause ist gut hinzukriegen und wird schnell zur Gewohnheit. Mit der Zeit verbessern sich die Laborwerte, das Bauchfett schwindet gemächlich, der Schlaf wird tiefer und oft reguliert sich auch der Blutdruck. Nicht ganz zufällig wird der 12-zu-12-Rhythmus häufig bei sehr langlebigen Menschen beobachtet.
Nachteile: Durchschnittliche Sofabewohner, Schreibtischgeschädigte und andere Inaktive sollten von dieser Variante keine rasanten Abnahmeerfolge erwarten.

VARIANTE 2: „16 zu 8"

Prinzip: Über Nacht 16 Stunden Esspause, tagsüber innerhalb von acht Stunden essen.
Das bringt's: Dieser Ablauf ist beliebt, denn innerhalb von acht Stunden lassen sich zwei ausführliche Mahlzeiten entspannt genießen. Am besten ist es, das Frühstück Richtung Mittag zu verlegen und früh zu Abend zu essen. Oder nur bis zum Nachmittag zu essen und auf das Abendessen zu verzichten. Der Modus ist auch als Abendfasten oder Dinner Cancelling bekannt.

Vorteile: Mit der Zeit steigt das allgemeine Wohlbefinden. Die Esslust lässt nach, weil der Hunger immer pünktlicher zum Timing der Mahlzeiten erscheint. Auch Laborwerte normalisieren sich. Die Methode schont beim Abnehmen die Muskeln und verbessert die Figur.

Nachteile: Wer abnehmen will, braucht bei dieser Variante Geduld. Je nach körperlicher Aktivität, Essmenge und persönlicher Konstitution kann es Wochen dauern, bis der Bauch beginnt, sichtbar zu schrumpfen.

VARIANTE 3: „20 zu 4"

Prinzip: Die Esspause erstreckt sich bei dieser Variante über insgesamt 20 Stunden, also eine Nacht und einen halben Tag. Das verbleibende Zeitfenster von vier Stunden reicht für eine ausgiebige Mahlzeit.

Das bringt's: Wer die lange Fastenperiode aushält, kann gut abnehmen. Während einer einzigen großen Mahlzeit so viel zu essen wie während der üblichen drei oder gar fünf, ist kaum möglich. Vor allem Zeitgenossen, die tagsüber viel um die Ohren haben, schätzen diese Variante deshalb.

Vorteile: Das strikte Regime aktiviert und trainiert den Stoffwechsel intensiv. Berufstätige, die abends häufig essen gehen oder eingeladen sind, können durchhalten, ohne ihre Abnehmpläne zu durchkreuzen oder zu zeigen, dass sie „auf Diät" sind. Schon Einsteiger können bald wieder echten Hunger von Esslust unterscheiden.

Nachteile: Nicht jeder verträgt derart lange Esspausen. Einige Menschen entwickeln eine ungewohnte Reizbarkeit oder leiden unter Konzentrationsschwächen – vor allem zu Beginn. Liegen Gallensteine in der Familie, steigt das Risiko für diese Erkrankung.

VARIANTE 4: Tageweises Fasten

Prinzip: Die Esspausen werden auf 24 oder sogar 36 Stunden ausgedehnt oder man fastet jeden zweiten Tag. Es ist auch möglich, pro Woche einen oder zwei nahrungsfreie Tage einzulegen. Bei der milderen Methode „5 zu 2" ernährt man sich fünf Tage wie gewohnt, an den zwei anderen Tagen schraubt man die Kalorienzufuhr deutlich herunter. Frauen nehmen dann etwa 500, Männer etwa 600 Kilokalorien zu sich.

Vorteile: Gesunde Erwachsene können ohne großes Risiko tageweise auf Nahrung verzichten. Das Körpergewicht vermindert sich dabei deutlich und das Verhältnis von Fett- und Muskelmasse verbessert sich häufig. Herz und Kreislauf profitieren.

Nachteile: Tageweises Fasten funktioniert prinzipiell gut – aber auf Dauer nicht für jeden. Vor allem anfangs braucht es viel Entschlossenheit und Willenskraft, um lange Esspausen von 24 Stunden und mehr durchzuhalten. Nicht jeder übersteht diese Phasen ohne Kreislaufschwächen und Heißhungeranfälle. Es braucht Zeit, bis sich Körper und Psyche an die nahrungsfreien Tage gewöhnt haben.

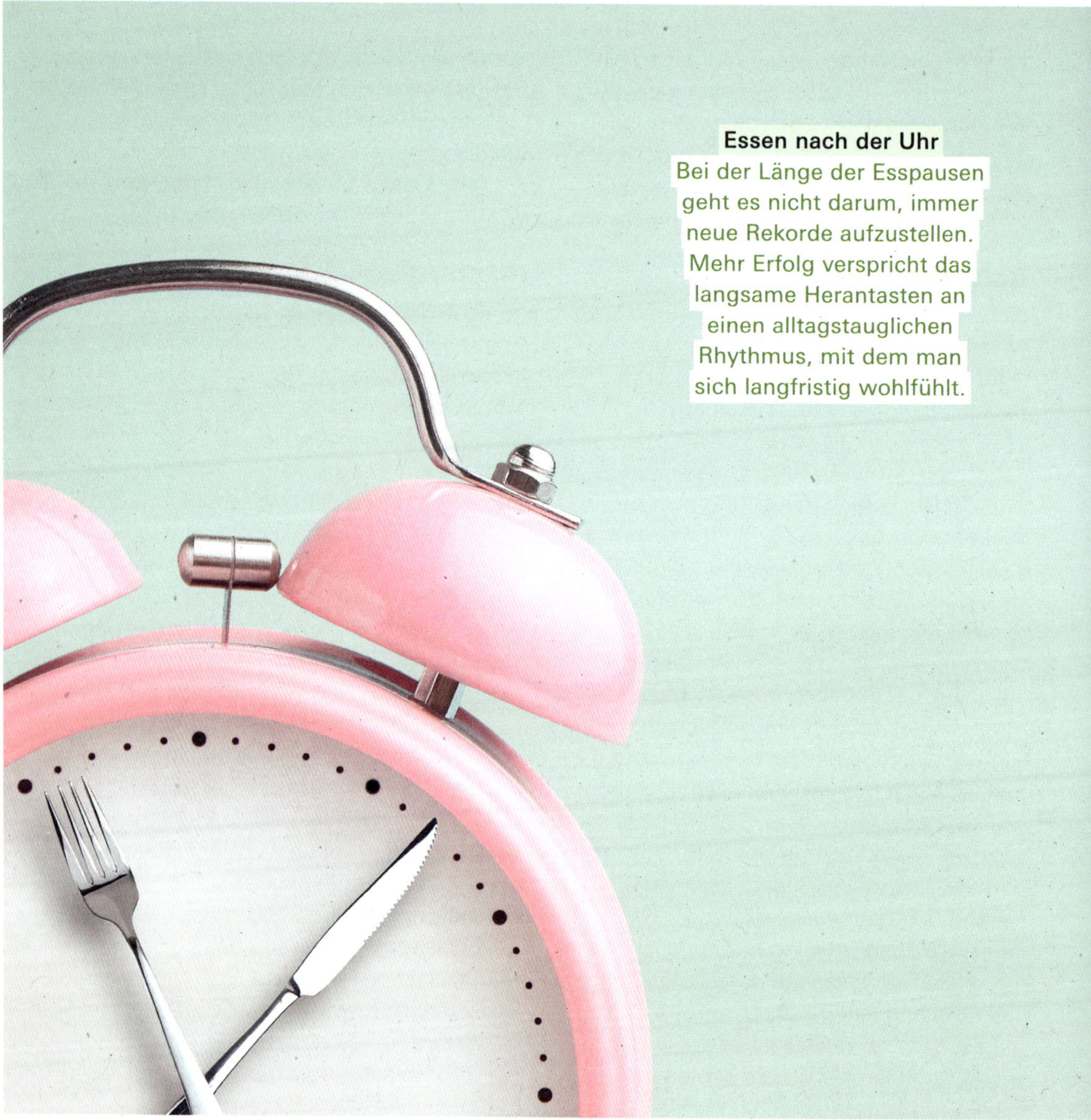

Essen nach der Uhr

Bei der Länge der Esspausen geht es nicht darum, immer neue Rekorde aufzustellen. Mehr Erfolg verspricht das langsame Herantasten an einen alltagstauglichen Rhythmus, mit dem man sich langfristig wohlfühlt.

ESSPAUSEN: SO GELINGT DER EINSTIEG

Schnellentschlossene sagen sich nach einem Arztbesuch: Ab morgen mache ich Esspausen. Sie wählen ihren bevorzugten Rhythmus, richten ihren Terminkalender danach aus und ziehen das durch. Bingo! Aber nicht alle Menschen wollen ihre Essgewohnheiten abrupt ändern, sondern sich lieber langsam annähern. Immerhin geht es darum, neue Routinen, Gewohnheiten und Abläufe zu finden.

Langsam gewöhnen: Wer noch nie einen ganzen Tag lang auf Essen verzichtet hat, fastet vielleicht nicht gern gleich für 24 Stunden, sondern versucht zunächst, über Nacht zwölf Stunden ohne Nahrung und kalorienhaltige Getränke auszukommen. Obwohl man den größten Teil der Zeit verschläft, bringt bereits diese kleine Veränderung positive Ergebnisse für Figur und Wohlbefinden.

Pausen dehnen: Wer eine Weile im 12-Stunden-Rhythmus gelebt hat und sich steigern möchte, kann seine tägliche Esspause allmählich ausdehnen.
Am besten funktioniert das, indem man schrittweise später frühstückt und früher zu Abend isst. So sollte sich nach und nach ein Ablauf mit 14 Fastenstunden und zehn Stunden Zeit zum Essen herausbilden – bis man schließlich bei einem 8-Stunden-Zeitfenster für die Nahrungsaufnahme landet. **Das Gute daran: An den jeweiligen Plan muss man sich nicht sklavisch halten. Man kann sich für Feste und berufliche Anlässe freie Tage genehmigen und danach locker wieder einsteigen.** Weiterer Vorteil: Man muss sich bei niemandem entschuldigen und kann normal am Leben teilnehmen.

Lange durchhalten: **Egal ob kurze oder längere Esspausen – alle führen zum Erfolg, solange man es schafft, den einmal gewählten Modus langfristig in sein Leben zu integrieren.** Ist das Wunschgewicht erreicht, kann man weiterhin täglich kalorienfreie Zeiten einhalten und so verhindern, dass sich erneut unerwünschte Fettpolster zeigen.

In Ruhe essen: Wer zwischen den Mahlzeiten klare Pausen einhält, kann die Vorstellung vom „Sündigen" ad acta legen. Die Lust auf fette Snacks und süße Sachen reduziert sich mit der Zeit meist von selbst auf ein normales Maß. Es reicht, sich genügend Zeit für Mahlzeiten zu nehmen und überquellende Teller zu vermeiden. Ein guter Mix: viel Gemüse und Kräuter, reichlich Gewürze, Vollkorn, Nüsse, Hülsenfrüchte. Süßigkeiten nur im Rahmen der Mahlzeiten, etwa als Dessert, genießen.

PAUSENLOS ESSEN?

SNACK AUF SNACK – noch vor gar nicht langer Zeit rieten Ernährungsexperten zu häufigen kleinen Mahlzeiten. Damit ist es aus guten Gründen vorbei.

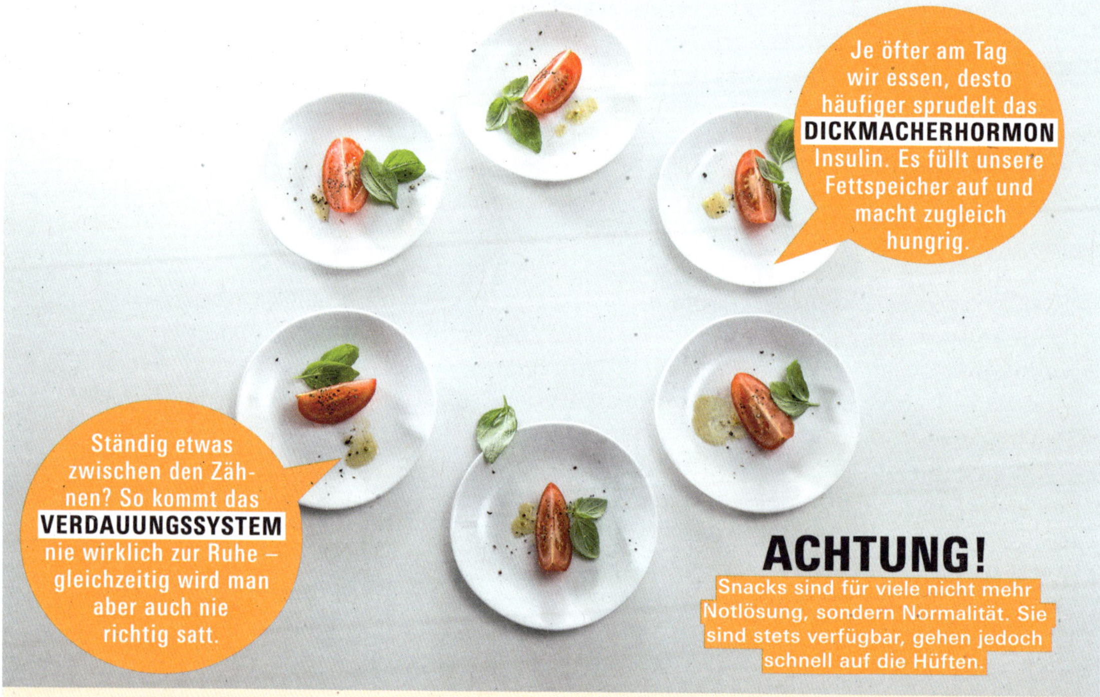

Je öfter am Tag wir essen, desto häufiger sprudelt das DICKMACHERHORMON Insulin. Es füllt unsere Fettspeicher auf und macht zugleich hungrig.
Ständig etwas zwischen den Zähnen? So kommt das VERDAUUNGSSYSTEM nie wirklich zur Ruhe – gleichzeitig wird man aber auch nie richtig satt.
ACHTUNG!
Snacks sind für viele nicht mehr Notlösung, sondern Normalität. Sie sind stets verfügbar, gehen jedoch schnell auf die Hüften.

WER SICH NICHT RECHTZEITIG um eine Mahlzeit kümmert, ist seinem Hunger ausgeliefert. Sobald dieser sich meldet, wird gegessen, was sich gerade anbietet. Vor allem To-go-Angebote ermuntern zum Mümmeln nebenbei. Doch schieben wir uns einen Snack nach dem anderen in den Mund, nimmt unser Kopf kaum etwas davon wahr. Wir sind selbst dann nicht zufrieden, wenn wir uns jede Menge Energie zugeführt haben. Ohne ihm Aufmerksamkeit zu widmen, können wir unser Essen weder genießen noch überblicken, wie viel es war.

PAUSEN VOM ESSEN!

FESTE MAHLZEITEN – und dazwischen Pause. Zeitweise Enthaltsamkeit bringt unsere inneren Systeme auf Kurs und wir lernen wieder, uns aufs nächste Essen zu freuen.

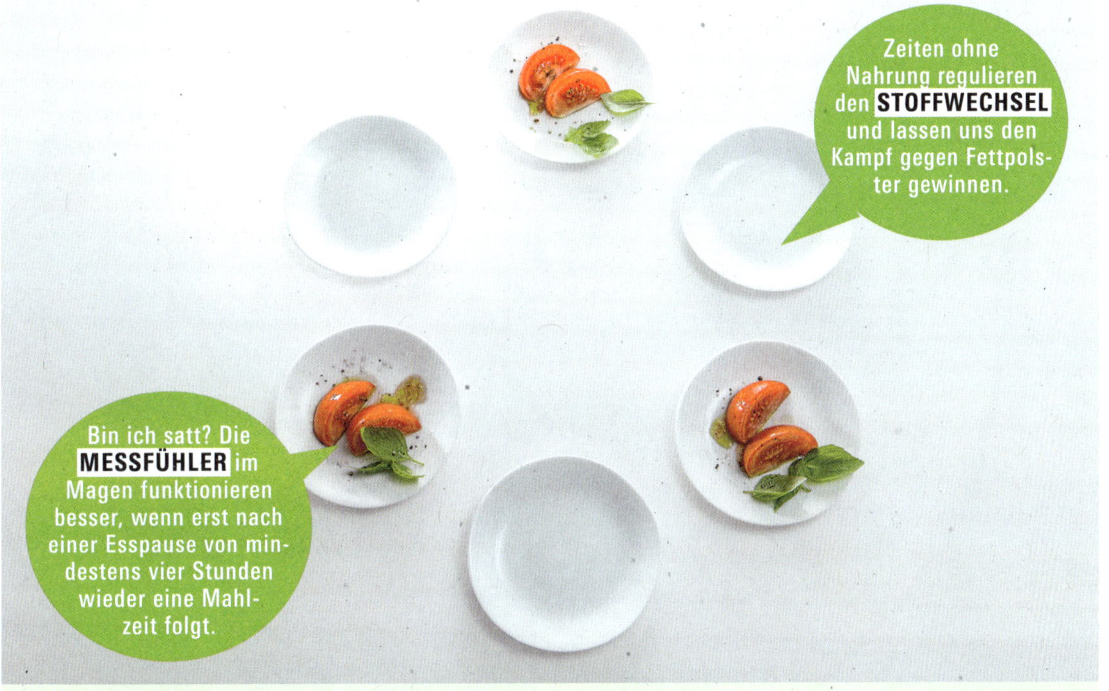

Zeiten ohne Nahrung regulieren den **STOFFWECHSEL** und lassen uns den Kampf gegen Fettpolster gewinnen.

Bin ich satt? Die **MESSFÜHLER** im Magen funktionieren besser, wenn erst nach einer Esspause von mindestens vier Stunden wieder eine Mahlzeit folgt.

AUSRUHEN VOM ESSEN – klare Esspausen und pünktliche Mahlzeiten verhelfen uns zu einem gesünderen Lebensstil und führen uns zurück zu natürlichen Instinkten. Die mildeste Form: drei anständige Mahlzeiten pro Tag, keine Snacks. Wenn wir morgens um 8 Uhr frühstücken und abends um 18 Uhr zu Abend essen, sind das 10 Stunden Zeit zum Essen und 14 Stunden Pause – an jedem einzelnen Tag. Kaum zu glauben: Genauso aßen die Deutschen noch bis in die 1970er-Jahre, bevor sich Übergewicht und Fettleibigkeit verbreiteten.

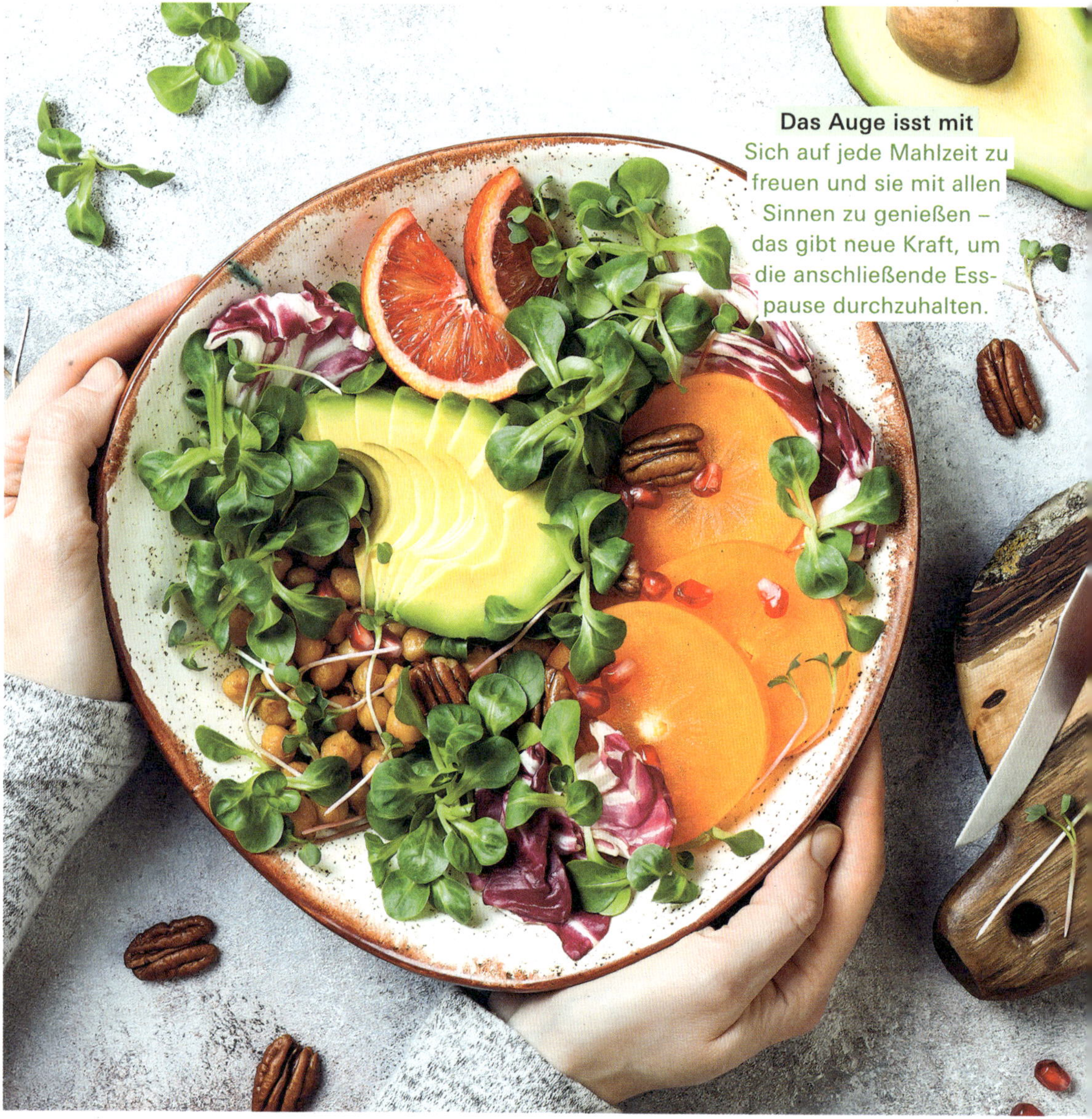

Das Auge isst mit

Sich auf jede Mahlzeit zu freuen und sie mit allen Sinnen zu genießen – das gibt neue Kraft, um die anschließende Esspause durchzuhalten.

FÜNF HILFEN AUF DEM WEG ZUM SCHLANKSEIN

Wer sich auf den Weg zum schlanken, starken und gesunden Körper macht, sollte nicht einfach drauflos marschieren, sondern einen Plan in der Tasche haben. Hier ist er! Keine Angst – es handelt sich um ein einfaches Programm, das den ganzen Menschen einbezieht und hilft, den ursprünglichen Rhythmen der eigenen Natur zu folgen. Schon kleine Veränderungen im Lebensstil führen zum Erfolg – sofern sie tatsächlich von Dauer sind.

1 Lange Nachtruhe Am besten nach dem Aufstehen und vor dem Schlafengehen ein paar Stunden nichts essen, um die nächtliche Esspause im Schlaf zu verlängern. Tagsüber möglichst regelmäßig zu immer denselben Zeiten, die man selbst festlegt, essen. Je länger die Fastenperiode während der Nacht, desto mehr Fett wird verbrannt.

2 Mahlzeiten zelebrieren Wer jeden Tag mehrere Stunden am Stück auf Nahrung verzichtet, kann einen Teil der gewonnenen Zeit in der Küche beim Kochen oder anderweitigen Vorbereiten der Mahlzeiten verbringen. **Esspausen gelingen umso leichter, je mehr man sich auf gute Mahlzeiten freuen kann.** Gewürze und frische Kräuter bieten Abwechslung.

3 Entspannt essen Tisch decken, sich in Ruhe niederlassen – und dann nur so viel essen, bis sich ein angenehmes Sättigungsgefühl einstellt. Das gelingt am besten mit viel Gemüse, weil Grünzeug (gern auch in anderen Farben) den Magen füllt und wichtige Sättigungssignale aussendet. **Grundsätzlich ist aber alles erlaubt, auch mal Süßes oder Fettiges – allerdings nur im Rahmen einer Mahlzeit. Am besten nach einer Esspause nicht viel mehr oder weniger essen als üblich.**

4 Ans Tageslicht gehen Auch wenn es trüb ist und regnet oder die Tage im Winter kurz sind: ab ins Freie! Und dann öfter mal in den Himmel gucken, damit der Lichtreiz die inneren Uhren stellt. Dabei nur eine Sonnenbrille tragen, wenn es wirklich nötig ist.

5 Viel im Freien bewegen Zu Fuß gehen, wandern, radeln, skaten oder joggen – was immer gerade passt. Die beste Zeit für Bewegung ist am Ende einer Esspause vor der nächsten Mahlzeit. **Schon kurze sportliche Einheiten helfen, die Fettverbrennung anzukurbeln.** Zum Glück steigt die Lust auf Bewegung nach ein, zwei Wochen mit regelmäßigen Esspausen ganz von selbst.

GETRÄNKE FÜR DIE ESSPAUSE

Mindestens 20 Prozent unseres Bedarfs an Flüssigkeit nehmen wir mit dem Essen auf, also über Suppen, Saucen und Milchprodukte, Obst und Gemüse.

In Esspausen entfällt diese Menge. Um jedoch aus den Vorräten in der Leber Energie zu gewinnen, benötigt unser Stoffwechsel Wasser. Wir müssen also mehr trinken als sonst.

Ein, zwei große Gläser reichen meist schon. Wer körperlich arbeitet oder Sport treibt und schwitzt, braucht entsprechend mehr. Doch nicht jedes Getränk eignet sich: Softdrinks, Milch, Säfte und Smoothies sowie Alkohol machen Esspausen unwirksam.

Wasser

Empfehlungen: Wasser ist das wichtigste Getränk für Ihre Esspausen. Dabei muss es kein Mineralwasser sein – was aus dem Hahn fließt, reicht vollkommen aus. Es ist nicht weniger sauber als Wasser aus der Flasche. Im Gegenteil: Der Gesetzgeber hat die Anforderungen für Leitungswasser sehr streng gefasst. Zudem spart das Trinken von Leitungswasser Treibhausgasemissionen ein, die beim Abfüllen und Transportieren von Mineralwasser – vor allem von Wässern in schweren Glasflaschen – entstehen.

Extra-Tipp: Wer Leitungswasser selbst aufsprudeln will, findet auf test.de/wassersprudler gegen ein geringes Entgelt Testergebnisse für viele Modelle.

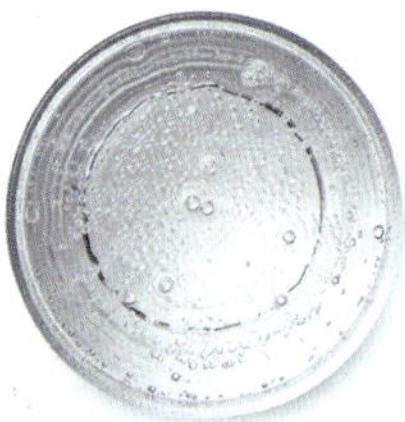

Kräutertee

Empfehlungen: Die Welt der Teekräuter ist bunt. Viele wohltuende Zutaten lassen sich beim Aufbrühen kombinieren. Tees löschen nicht nur den Durst, sondern liefern auch nützliche Substanzen. Positiv ist vor allem die Vielfalt an natürlichen Pflanzenstoffen. Viele Sorten enthalten sogar beachtliche Mengen an Vitaminen, Mineralstoffen und Spurenelementen. Auch frische Würzkräuter wie Rosmarin, Basilikum, Salbei, Oregano, Thymian und Minze schmecken, mit kochendem Wasser übergossen, wunderbar.

Extra-Tipp: Selbst wenn die eigene Lieblingsmischung noch so aromatisch ist – lieber öfter mal die Sorte wechseln (siehe S. 26/27).

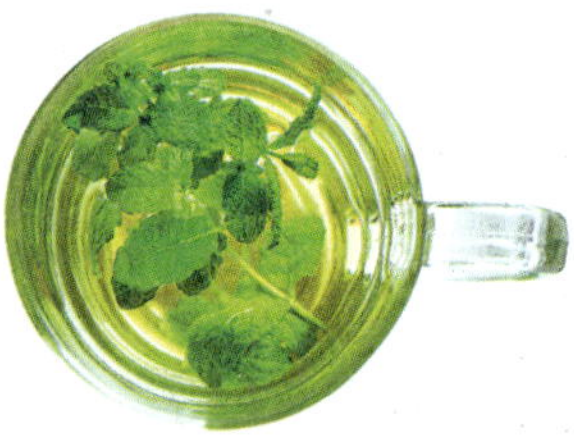

Schwarzer Tee

Empfehlungen: Wer auf Zucker verzichtet, kann den aromatischen Aufguss in jeder Esspause entspannt genießen. Kenner wählen je nach Herkunft und Verarbeitung unter mehr als 350 Sorten. Sie stammen aus Indien, China, Japan, Korea oder Kenia. Es gibt grüne, schwarze, weiße und sogar rote Tees. Alle Sorten enthalten große Mengen an Biostoffen, vor allem Flavonoide. Welche es jeweils sind, das hängt vom Anbau, von der Herstellung und der Zubereitung des Tees ab.

Extra-Tipp: Welche Teesorte Sie wählen ist letztlich Geschmackssache. Der Gesamtgehalt an wirksamen Stoffen ist nahezu gleich. Auch die Wirksamkeit ist auf längere Sicht ähnlich.

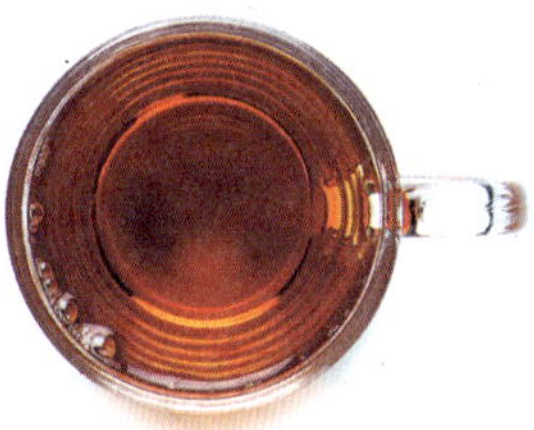

Kaffee

Empfehlungen: „Ohne Kaffee komme ich nicht zurecht!" Das geht Ihnen genauso? Kein Wunder, denn das darin enthaltene Koffein stimuliert die Großhirnrinde und aktiviert uns. Daher die Vorliebe für Kaffee zum Wachwerden und als Antreiber am Tag. Der kleine Schwarze wirkt, pur genossen, sogar leicht appetithemmend.

Extra-Tipp: Auf den geliebten Milchkaffee müssen wir in Esspausen leider verzichten. Milch ist nährstoffreich, stoppt den inneren Schlankmacher und lässt das Speicherhormon Insulin ans Ruder. Also heißt es, auf das Ende der Esspause zu warten. Wer seinen Kaffee partout nicht schwarz mag, kocht sich lieber einen Tee.

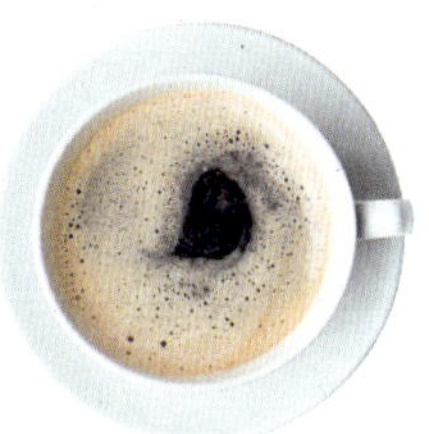

Gemüsebrühe

Empfehlungen: Selbst gekocht schmeckt Gemüsebrühe nicht nur um Längen besser als Pulverbrühe – sie ist auch gesünder. Der Salzgehalt der Hausmachervariante lässt sich genau steuern, zudem liefert selbstgekochte Brühe reichlich Kalium. Das ist besonders wichtig für alle, die gegen Bluthochdruck kämpfen. Eine hausgemachte Brühe enthält zudem erheblich mehr Biostoffe und Spurenelemente. Man muss übrigens kein großer Kochkünstler sein, um eine kräftige Gemüsebrühe perfekt hinzukriegen (Rezept S. 23).

Extra-Tipp: Besonders günstig wird es, wenn man von Gemüse, Kräutern und Pilzen die Stiele, Blätter und Abschnitte mitverwendet.

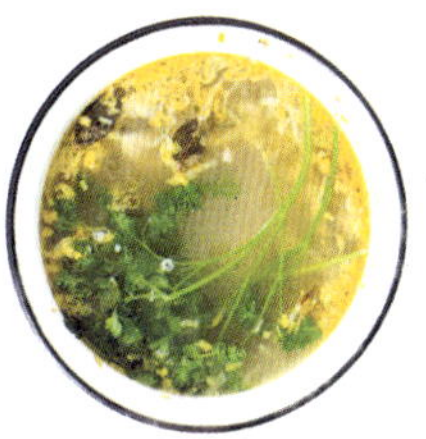

GUT GEBRÜHT

DIE MEISTEN INSTANTPRODUKTE bestehen hauptsächlich aus Salz. Da es wie ein Geschmacksverstärker wirkt, regt es bei vielen Menschen den Appetit an. Deshalb: Brühen besser selbst kochen!

Das kann alles rein:
Stiele von Petersilie, Liebstöckel, Estragon, Basilikum, Bohnenkraut, Thymian oder Rosmarin. Schalen und Abschnitte von frischer Ingwerwurzel, von Rettich oder Galgantwurzeln (Asiamarkt). Schalen und Putzreste von Gemüsefenchel, Zucchini, Möhren oder Spargel.

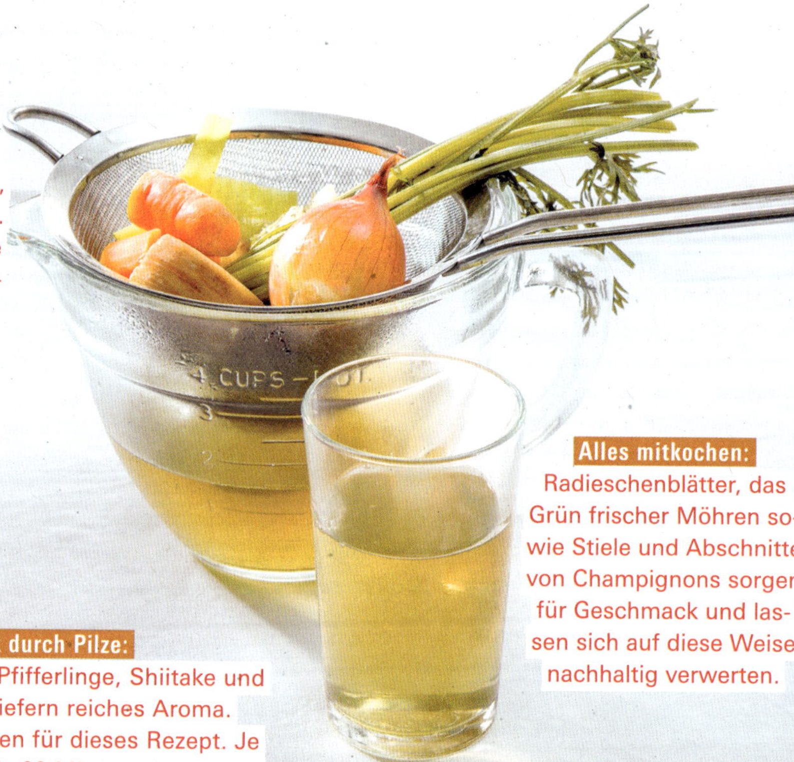

Alles mitkochen:
Radieschenblätter, das Grün frischer Möhren sowie Stiele und Abschnitte von Champignons sorgen für Geschmack und lassen sich auf diese Weise nachhaltig verwerten.

Extra-Kick durch Pilze:
Steinpilze, Morcheln, Pfifferlinge, Shiitake und viele andere Pilzarten liefern reiches Aroma. 5 bis 10 Gramm reichen für dieses Rezept. Je nach Sorte etwa 30 bis 60 Minuten in lauwarmem Wasser einweichen, durchrühren und abgießen. Einweichwasser auffangen, durch einen Kaffee- oder Teefilter gießen. Pilze plus Flüssigkeit in der Brühe mitkochen.

HAUSGEMACHTE GEMÜSEBRÜHE

Ergibt ca. 3 l:
1 kg Suppengemüse (z. B. Sellerieknolle, Möhren, Porree, Petersilienwurzeln, Pastinaken), geputzt und klein geschnitten
Abschnitte vom Gemüseputzen (falls vorhanden)
2 große Tomaten
2 Zwiebeln
3 Lorbeerblätter
½ TL Pfefferkörner
1 Prise Kurkuma (auch gut: Piment oder Kreuzkümmel)
Schale von ½ Bio-Zitrone
Salz oder etwas Sojasauce

Pro Portion (100 ml): 2 kcal, 0 g F, 0 g KH, 0 g B, 0 g E

1 Das Gemüse mit 3 l kaltem Wasser in einem Topf zum Kochen bringen. Lorbeerblätter, Pfefferkörner und Kurkuma zufügen.
2 Zugedeckt ca. 40 Min. bei geringer Hitze köcheln lassen, 5 Min. vor Ende der Garzeit die Zitronenschale zufügen.
3 Die Brühe durch ein feines Sieb gießen. Zum Trinken mit 1 Prise Salz oder Sojasauce, Zitronensaft und Pfeffer abschmecken. Soll die Brühe als Basis beim Kochen dienen, lieber nicht salzen und würzen, damit sie in verschiedene Gerichte passt.

Tipp: Zum Aufbewahren fertige Brühe in heiß gespülte Gläser füllen und diese verschließen (siehe S. 56). Zum portionsweisen Einfrieren ausgekühlte Brühe in Tassen oder Muffinformen gießen, gefrieren lassen. Aus der Form lösen, in Beutel stapeln und wieder einfrieren. Haltbarkeit: sechs Monate

FLEISCHBRÜHE

Ergibt ca. 2 l:
700 g Rindfleisch zum Kochen (Beinscheibe, Querrippe oder Bug)
400 g Fleischknochen (z. B. Rippen)
2 EL Weinessig
2 Lorbeerblätter
½ TL Fenchelsamen
300 g Suppengrün
1 Zwiebel
1 Bund glatte Petersilie

Pro Portion (100 ml): 4 kcal, 0 g F, 0 g KH, 0 g B, 1 g E

1 Rindfleisch und Knochen mit Essig in einem großen Topf mit 2 ½ l kaltem Wasser zum Kochen bringen. Lorbeerblätter und Fenchel zufügen. 1 Std. offen bei geringer Hitze garen. Die Temperatur ist richtig, wenn nur langsam kleine Blasen aus der Brühe aufsteigen.
2 Suppengrün, Zwiebel und Petersilienstiele zugeben. Weitere 30 Min. offen köcheln lassen.
3 Das gegarte Fleisch herausheben, von Haut und Knochen lösen und eventuell für ein anderes Gericht verwenden. Die Brühe durch ein feines Sieb in einen sauberen Topf gießen. Zum Entfetten die Brühe kalt stellen und das erstarrte Fett abheben.

HUNGER?

ENDLICH ESSEN! Doch bevor wir losfuttern, halten wir kurz inne: Was wir für Hunger halten, kann in Wahrheit alles Mögliche sein.

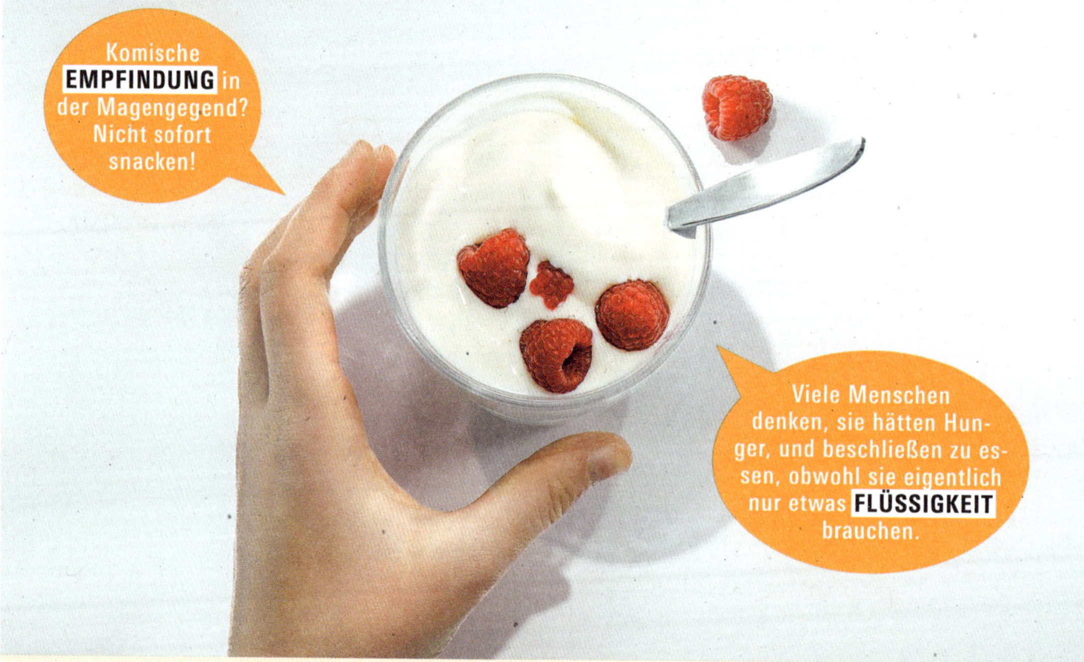
Komische EMPFINDUNG in der Magengegend? Nicht sofort snacken!
Viele Menschen denken, sie hätten Hunger, und beschließen zu essen, obwohl sie eigentlich nur etwas FLÜSSIGKEIT brauchen.

GERADE WIEDER SCHLECHTE LAUNE? Zittrige Hände oder Kopfschmerzen? Das Gefühl, jetzt unbedingt etwas essen zu müssen? Im Alltag findet sich immer ein Grund, zu einem Snack zu greifen, bevor es Zeit für eine ausgiebige Mahlzeit ist. Ein wichtiger Grund: Als Fans kleiner Zwischenmahlzeiten haben wir oft keine Ahnung mehr, wie sich echter Hunger anfühlt – neigen aber dazu, Stress, allgemeine Unzufriedenheit oder den simplen Wunsch nach einem Genussmoment damit gleichzusetzen. Einfache Lösung: erst trinken, dann snacken.

DURST!

WASSER BESITZT DIE FÄHIGKEIT, Hunger und Appetit zu dämpfen und Unpässlichkeiten verschwinden zu lassen.

Wer glaubt, er hat Hunger, trinkt testweise ein großes Glas **WASSER** und wartet zunächst 20 Minuten ab. Fast immer ist das lästige Gefühl dann verschwunden.

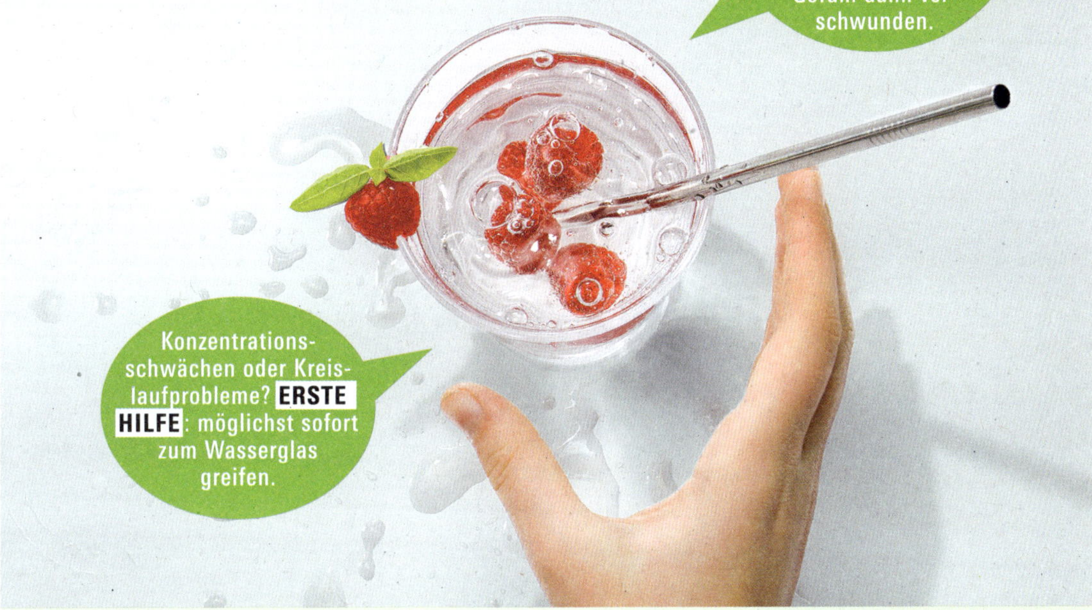

Konzentrationsschwächen oder Kreislaufprobleme? **ERSTE HILFE**: möglichst sofort zum Wasserglas greifen.

ES IST TRANSPORT-, LÖSUNGS- UND KÜHLMITTEL – ohne Wasser läuft im Körper gar nichts. Das klare Nass vermittelt unendlich viele Stoffwechselvorgänge. Ist nicht genug Flüssigkeit vorhanden, um für den richtigen Innendruck zu sorgen, klappen unsere Zellen zusammen. Dann wird das Blut dickflüssiger und das Herz hat mehr Mühe, es durch den Körper zu pumpen. Der Kopf wird weniger gut durchblutet. Die meisten Menschen brauchen 1,5 bis 2 Liter Flüssigkeit, um sich fit zu fühlen! Beim Schwitzen darf es ruhig deutlich mehr sein.

ABWARTEN UND TEE TRINKEN

HEISSE AUFGÜSSE aus Kräutern und Früchten sind eine kalorienfreie Alternative zu Erfrischungsgetränken.

Die Basis der meisten **Früchtetees** bilden Hibiskusblüten, Hagebuttenschalen und Apfelstücke. Oft werden Aromen zugesetzt.

Ein Getränk für jeden Tag und jede Tageszeit ist der **Haustee.** Meist enthält er einfache Zutaten wie Brombeer-, Haselnuss- und Pfefferminzblätter.

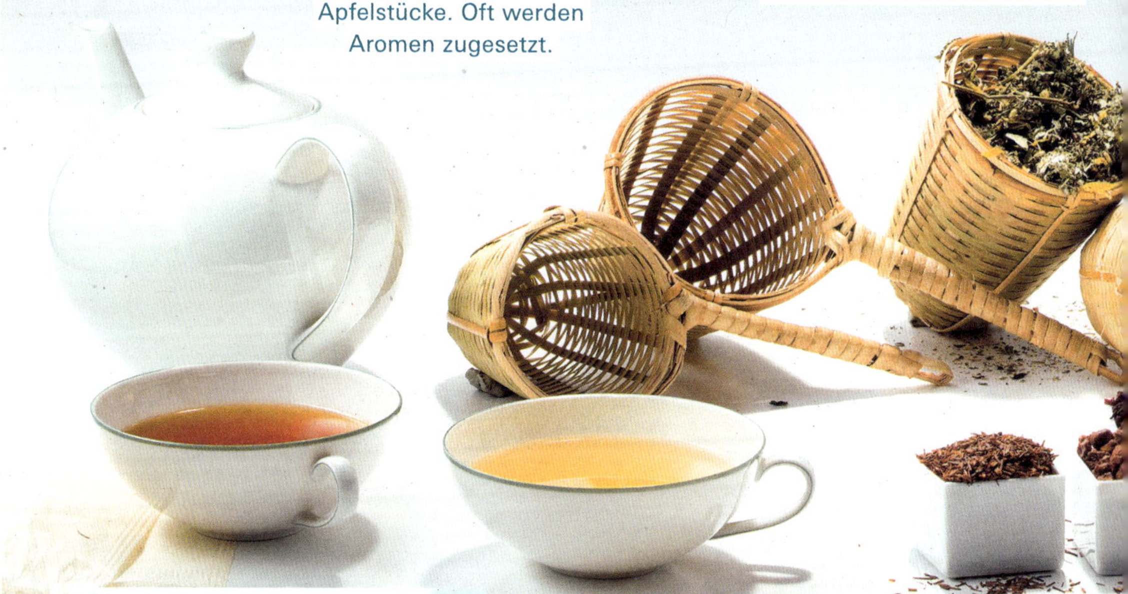

Die ginsterähnliche Pflanze des **Rotbuschtees** gedeiht nur in den westlichen Kap-Provinzen Südafrikas. Ihr Tee wird seit jeher als Durstlöscher geschätzt.

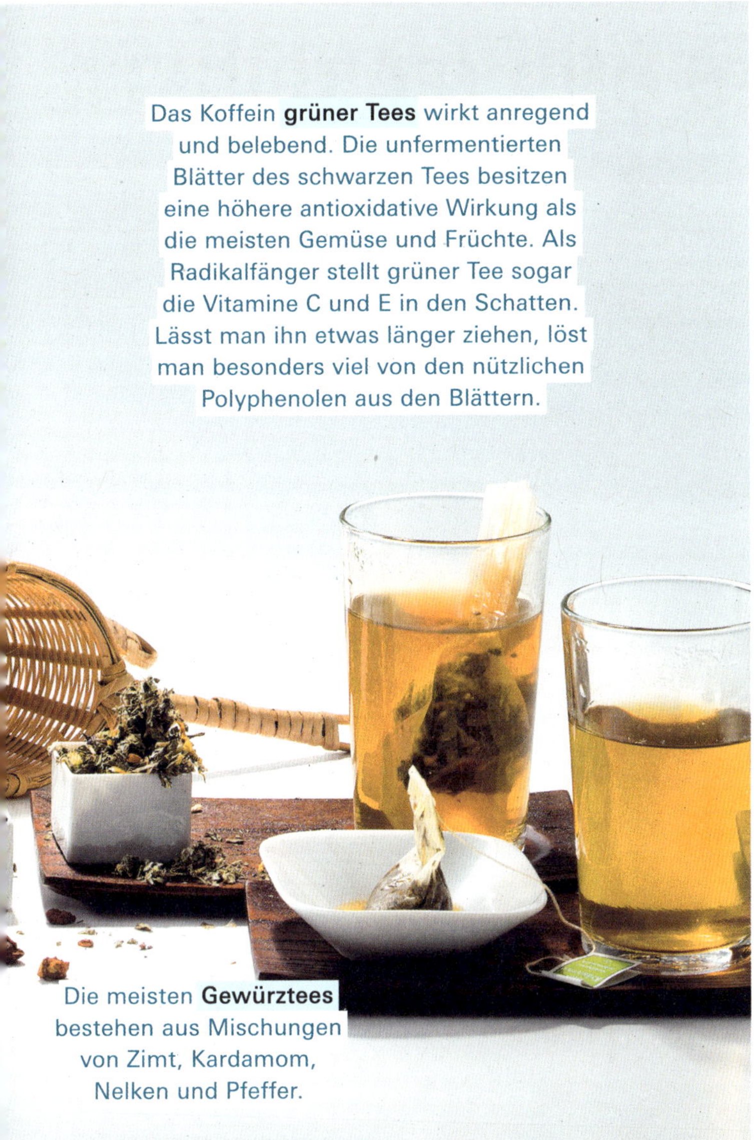

Das Koffein **grüner Tees** wirkt anregend und belebend. Die unfermentierten Blätter des schwarzen Tees besitzen eine höhere antioxidative Wirkung als die meisten Gemüse und Früchte. Als Radikalfänger stellt grüner Tee sogar die Vitamine C und E in den Schatten. Lässt man ihn etwas länger ziehen, löst man besonders viel von den nützlichen Polyphenolen aus den Blättern.

Die meisten **Gewürztees** bestehen aus Mischungen von Zimt, Kardamom, Nelken und Pfeffer.

WEIL KRÄUTERTEES WEDER Kalorien und Zucker noch Koffein enthalten, dafür aber nützliche Pflanzenstoffe, helfen sie bei der gesunden Gewichtsabnahme.

Bei wirkstoffreichen Heilkräutertees raten Apotheker zur Abwechslung. Ausgiebiger Dauerkonsum von Kamille, Wermut, Schafgarbe etc. könnte unerwünschte Nebenwirkungen erzeugen. Diese Tees sind keine geeigneten Durstlöscher. Dafür lieber Früchtetees oder einfache Haustees aufbrühen.

Aufpassen: Trägt ein Tee eine blumige Bezeichnung wie „Sommerliebe", „Wintersonne" oder „Love Tea", lohnt ein Blick in die Zutatenliste auf der Verpackung. Wer sich diese Mühe macht, sieht die Hauptzutaten auf einen Blick – sie stehen in der Liste ganz vorn.

ESSPAUSEN KOSTEN NICHTS, BRINGEN ABER UMSO MEHR

Die Fähigkeit, eine Weile problemlos ohne Nahrung zurechtzukommen, haben unsere Vorfahren uns vererbt. Aktuelle Forschungen zeigen: Esspausen verhüten Wohlstandskrankheiten wirkungsvoller als Medikamente und können sie sogar heilen.

Warum ist das so?

Die Evolution wusste natürlich nicht, dass wir einmal von Überfluss und raffinierter Produktwerbung umgeben sein würden. Deshalb sorgte sie im Lauf unserer Entwicklung vor allem für Zeiten des Mangels vor. Die Vorzüge zeitweiser Enthaltsamkeit beruhen deshalb nicht auf einer kreativen neuen Diätidee, sondern auf uralter Biologie.

Um unser Überleben zu sichern, gab die Natur unserem Körper ein robustes Energiemanagement mit auf den Weg. Schließlich konnten unsere frühen Vorfahren nicht mutlos die Hände in den Schoß legen, wenn gerade nichts zu essen da war. Sie mussten trotz leeren Magens mutig und fit genug bleiben, um bald wieder etwas Essbares zu erjagen oder einzusammeln. Aus diesem Grund schickt uns unser Gehirn in Zeiten ohne Nahrungszufuhr anregende Botenstoffe. Ein leerer Magen macht uns also nicht etwa deprimiert und unkreativ, sondern geistig und körperlich aktiver.

Mach Pause – das hilft!

Wer tagsüber wenige Mahlzeiten einnimmt und nachts den Kühlschrank fest verschlossen hält, schickt seinen Körper in eine natürliche Reha-Maßnahme. So verbessert sich oft schon innerhalb weniger Wochen der Stoffwechsel, wenn man nächtliche Esspausen von 12 bis 16 Stunden einhält.

Wahrscheinlich am meisten von stunden- oder tageweisen Esspausen profitieren Menschen mit Übergewicht, Hautkrankheiten, Typ-2-Diabetes, Fettleber, Bluthochdruck und rheumatisch-entzündlichen Erkrankungen. Denn nahrungsfreie Zeiten entlasten den Körper nicht nur von übermäßiger Verdauungsarbeit, sie regulieren darüber hinaus die inneren Abläufe des Körpers, trainieren den Stoffwechsel und machen Organe flexibler.

Da guckt der Doc

So ist dann auch mancher Hausarzt überrascht, wenn chronisch Erkrankte ein paar

Wochen oder Monaten nach dem Start verbesserte Laborwerte vorweisen oder Krankheitsprozesse milder verlaufen als befürchtet. Häufig stabilisiert sich der Blutzuckerspiegel, sinken Entzündungsmarker und normalisieren sich die Blutfette. Manche Forscher vermuten sogar, dass unsere Lebenserwartung mit der Balance zwischen Essen und Nichtessen verbunden ist.

Persönliche Vorlieben

Esspausen verschaffen uns eine entspannte Beziehung zum Essen. Eine gute Nachricht für alle, die seit Jahren Kalorien zählen und bei jedem guten Essen ein schlechtes Gewissen bekommen. Sie können sich wieder auf lang entbehrte Lieblingsgerichte freuen und zu selbst gewählten Zeiten entspannt davon essen, bis sie satt sind. Was für eine Freude, sich einen Speiseplan auszudenken, in dem die eigenen Geschmacksvorlieben wieder Platz finden dürfen!

Frei und selbstbestimmt

Verbote, Regeln und Grenzen gibt es überall und reichlich. Und streng kalkulierte Diäten schreiben oft bis ins Detail vor, was wir essen dürfen und was nicht. Wer sich für Esspausen entscheidet, bestimmt jedoch selbst, wann und wie oft er isst. Man muss keine komplizierten Regeln einhalten, sein Leben nicht total umkrempeln, sich keine Gedanken um den Zeitaufwand machen. Und so bemerkt auch niemand, dass wir gerade dabei sind, überschüssige Kilos loszuwerden. Zu Feiertagen und im Urlaub können wir Ausnahmen machen und danach wieder entspannt in unseren Esspausenrhythmus einsteigen. So gewinnen wir Freiräume.

Eine ganze Menge Vorteile

Teures Diätcoaching und spezielle Produkte? Nicht nötig! Statt in Snacks und Lieferdienste investieren wir ab sofort lieber in hochwertiges Essen. Ein weiterer Vorteil: Esspausen sind praktisch. Entfallen Mahlzeiten, haben wir plötzlich mehr Muße und Freiräume für andere schöne Dinge des Lebens. Kein Einkauf, kein Kochen, kein Tischdecken, kein Abräumen, kein Müll. So einfach, so gut.

Zu guter Letzt: Kürzere oder längere Esspausen passen zu jedem Lebensstil.

Sie ...

- ... fördern die Fettverbrennung,
- ... heben das allgemeine Wohlbefinden,
- ... steigern die Vorfreude aufs Essen,
- ... stärken die Lust auf Aktivität und die geistige Leistungskraft,
- ... regulieren den Zuckerstoffwechsel,
- ... können Heißhungeranfälle nach und nach zum Verschwinden bringen,
- ... senken Krebsrisiken, vor allem für Brust- und Prostatakrebs,
- ... stimulieren die Zellreinigung (Autophagie) und schalten Reparaturgene an.

WASSER MIT GESCHMACK

ZIEMLICH SIMPEL: Eine Kanne oder Flasche mit frischem Wasser füllen, fruchtige und aromatische Zutaten hineingeben, kurz gekühlt ziehen lassen und genießen!

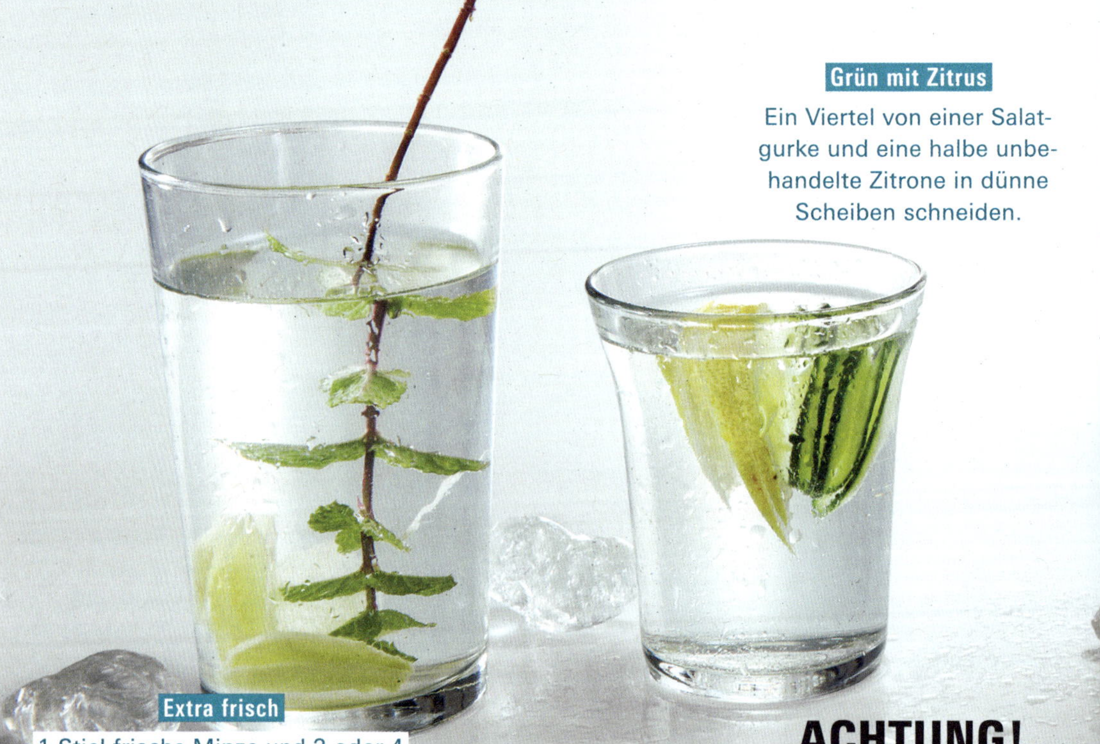

Grün mit Zitrus

Ein Viertel von einer Salatgurke und eine halbe unbehandelte Zitrone in dünne Scheiben schneiden.

Extra frisch

1 Stiel frische Minze und 3 oder 4 gefrorene Himbeeren ins Glas geben. Ein walnussgroßes Stück Ingwerknolle in dünne Scheiben schneiden und zufügen.

ACHTUNG!

Damit nichts verdirbt, ist es wichtig, die Mischungen gut zu kühlen und innerhalb eines halben Tages aufzubrauchen.

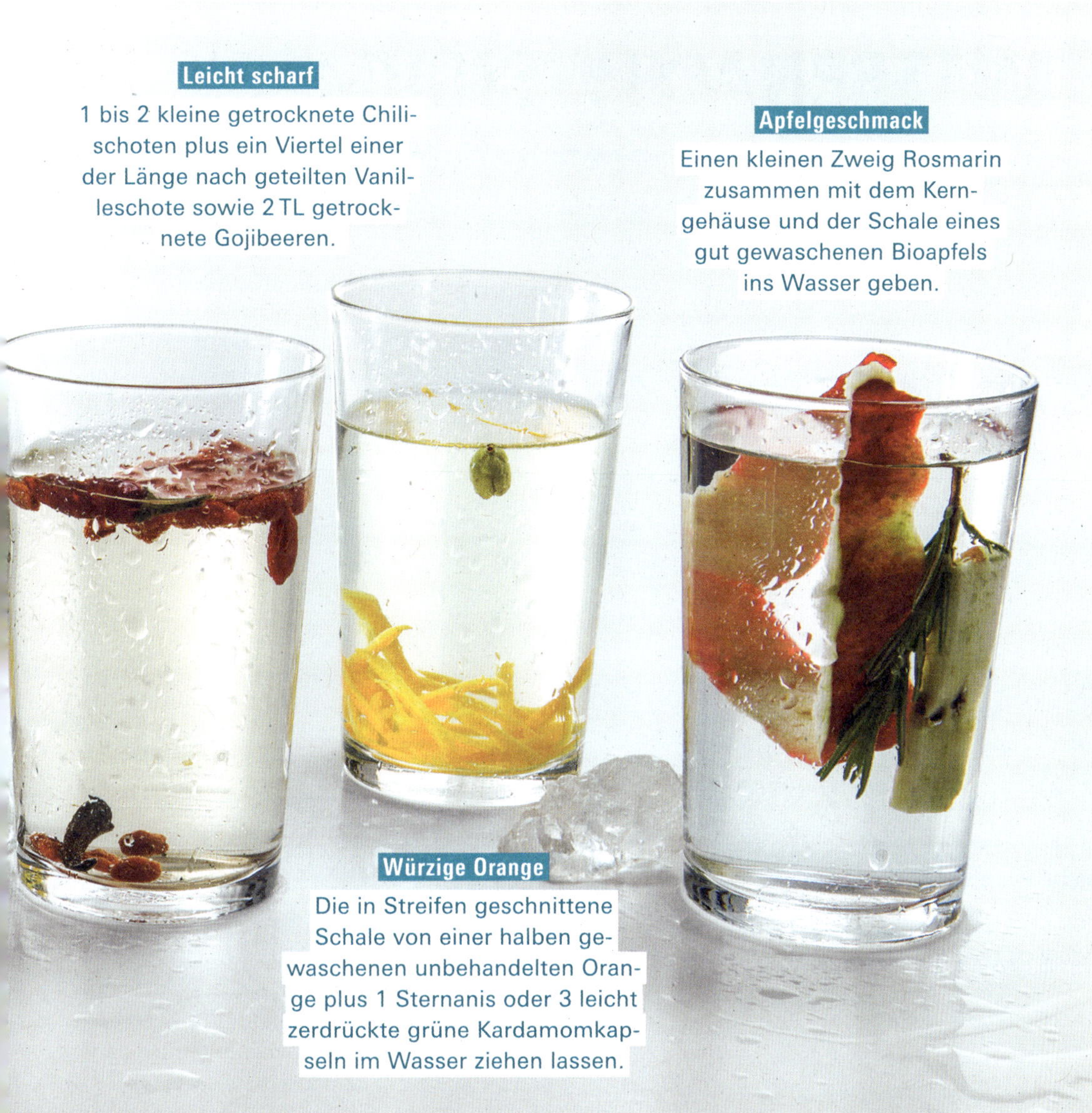

Leicht scharf

1 bis 2 kleine getrocknete Chilischoten plus ein Viertel einer der Länge nach geteilten Vanilleschote sowie 2 TL getrocknete Gojibeeren.

Apfelgeschmack

Einen kleinen Zweig Rosmarin zusammen mit dem Kerngehäuse und der Schale eines gut gewaschenen Bioapfels ins Wasser geben.

Würzige Orange

Die in Streifen geschnittene Schale von einer halben gewaschenen unbehandelten Orange plus 1 Sternanis oder 3 leicht zerdrückte grüne Kardamomkapseln im Wasser ziehen lassen.

MITTERNACHTSSNACK?

WER NÄCHTLICHEM APPETIT NACHGIBT, belastet den Körper und bringt auf Dauer seinen inneren Rhythmus aus dem Gleichgewicht.

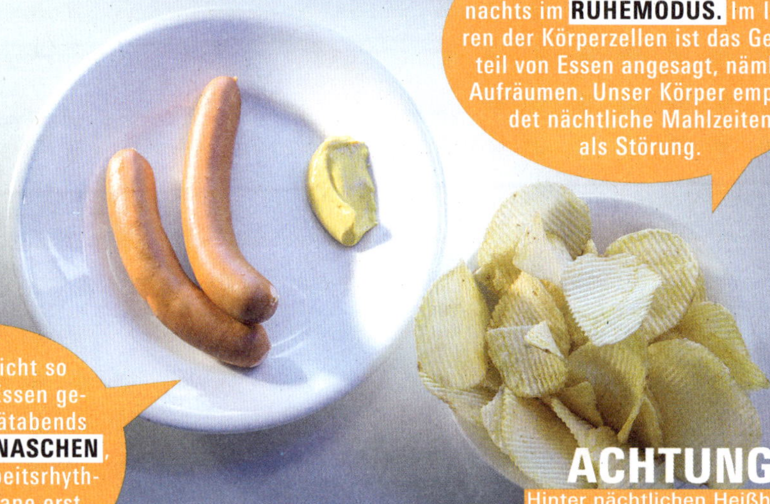

Magen, Darm und Bauchspeicheldrüse sind nachts im **RUHEMODUS.** Im Inneren der Körperzellen ist das Gegenteil von Essen angesagt, nämlich Aufräumen. Unser Körper empfindet nächtliche Mahlzeiten als Störung.

Tagsüber nicht so richtig zum Essen gekommen? Spätabends oder **NACHTS NASCHEN**, bringt den Arbeitsrhythmus der Organe erst recht aus dem Takt.

ACHTUNG!

Hinter nächtlichen Heißhungerattacken können sich Erkrankungen verbergen. Das sollte besser ein Arzt überprüfen.

NÄCHTLICHES SNACKEN ist verlockend, sollte aber nicht zur Gewohnheit werden. Wer sich spätabends öfter etwas zu essen holt, prägt seinen inneren Rhythmus auf falsche Zeiten. Unsere Organe wollen nachts ausruhen. Essen wir nur ab und zu spät, regeln sich die Biozeiten nach einer Weile von selbst ein. Doch wer auf Dauer gegen die ursprüngliche Ordnung des Körpers verstößt, löst Chaos aus. Folgen sind Übergewicht und ein gestörter Stoffwechsel. Besser tagsüber richtige Mahlzeiten einplanen und nachts die Küche abschließen.

MITTAGESSEN!

ESSEN, WENN DIE SONNE SCHEINT – so sind wir von Natur aus gepolt. Sorgen Sie deshalb tagsüber für ausreichende Mahlzeiten.

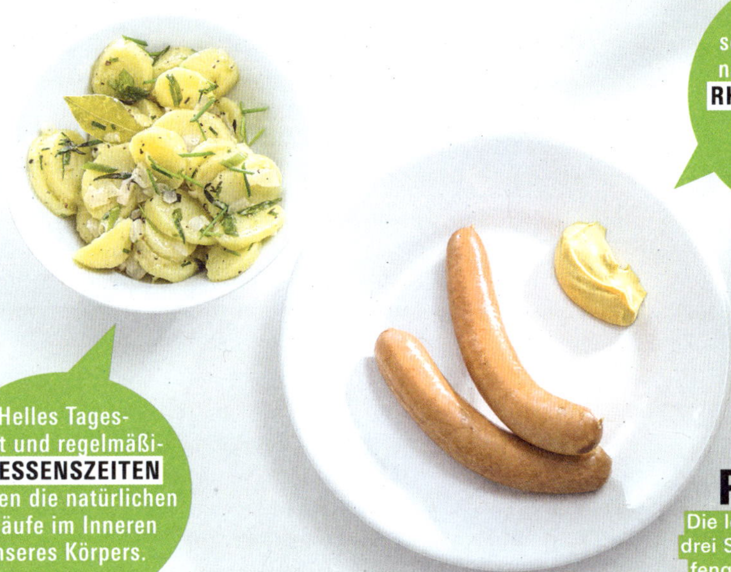

Macht schlank: Nach dem natürlichen uralten **RHYTHMUS** von Tag und Nacht leben und nur tagsüber essen.

Helles Tageslicht und regelmäßige **ESSENSZEITEN** stärken die natürlichen Abläufe im Inneren unseres Körpers.

PERFEKT!

Die letzte Mahlzeit zwei bis drei Stunden vor dem Schlafengehen genießen – dann liegt sie uns nicht mehr schwer im Magen.

WER NATÜRLICH TICKT, empfindet nachts keinen Hunger und verlangt nur tagsüber nach ausgiebigen Mahlzeiten. Der Grund: Unseren Stoffwechsel steuern innere Uhren. Sie entscheiden darüber, wann Fett gespeichert wird und wann Energiereserven aus den Polstern wieder aufgelöst werden. Gehen die inneren Zeitgeber richtig, versorgen sie Muskeln und Gehirn rechtzeitig vor dem Aufwachen mit Energie. In der Leber regeln nanokleine Uhren Blutzucker und Blutfette. Die „Nierenuhr“ sorgt für den jeweils richtigen Blutdruck.

TRICKS GEGEN KRISEN

Der Kopf schmerzt, das Herz klopft, vom Bauch her breitet sich ein flaues Gefühl aus. Hunger! Die Bonbons in der hintersten Ecke der Schreibtischschublade drängen ins Bewusstsein, dann die Keksschale im Nebenzimmer und der Gedanke an Pommes frites in brutzelndem Fett. Die eigene Laune schwankt zwischen weinerlich und aggressiv, die Minuten schleppen sich dahin. Wann ist die Esspause endlich vorbei?

Viele, die sich auf den Weg gemacht haben, überschüssiges Körperfett loszuwerden, kennen solche Situationen. Fast jeder, der sich entschlossen hat, sein Verhalten zu ändern, mehr gesunde Sachen zu essen und Esspausen einzuhalten, erlebt früher oder später eine Krise. Oft sind es nur kleine Probleme, die uns daran hindern, erfolgreich unseren Weg zu gehen.

Körperkrisen sind normal

So viel vorab: Wer abnehmen möchte und sich streng an seine Esspausen hält, kann Schwächegefühle erleben. Diese zeigen sich vor allem, wenn man Sport getrieben und sich körperlich angestrengt hat. Man fühlt sich zittrig, das Herz klopft. Dann denken viele: Jetzt bin ich unterzuckert. Doch stimmt das? Sinkt der Blutzucker wirklich zu stark ab – und ist das gefährlich?

Hier kommt die Entwarnung! Hat der Arzt den Zuckerstoffwechsel vor dem Einstieg in regelmäßige Esspausen als normal befunden, sind Sorgen unbegründet. Was wir in Schwächephasen erleben, ist eigentlich genau das, was wir uns wünschen: Der Körper geht an seine Fettreserven.

So schmelzen die Polster

Essen wir längere Zeit nichts, sinkt der Blutzuckerspiegel. Darauf reagiert der Körper, denn er braucht Treibstoff. Zuerst mobilisiert er die Vorräte der Leber. Das bemerken wir kaum. Muss er jedoch weitere Reserven anzapfen, spüren wir das deutlich, vor allem am beschleunigten Herzschlag. Dahinter stecken Stresshormone, die unsere Fettverbrennung anstoßen. Sie sorgen dafür, dass Energiereserven aufgelöst werden und unser Blutzuckerspiegel wieder ansteigt.

Was tun, wenn mir flau wird?

Tipp 1 Hinsetzen oder hinlegen. Kurz Ruhe halten, das stabilisiert den Kreislauf.

Tipp 2 Reichlich trinken, mindestens ein großes Glas Wasser. Der Grund: Greift die Leber auf ihre Energiereserven zu, braucht sie zusätzliche Flüssigkeit. Diese Flüssigkeit holt sie sich aus den Zellen des Körpers. Folge: Wir werden schlapp.

Tipp 3 Hält die Schwächephase länger an, ein halbes Glas Fruchtsaft oder süße Limonade trinken. Auch gut: Einen Teelöffel Zucker in Wasser auflösen. Der süße Schluck erhöht den Blutzucker, bringt einen aber nicht ganz aus dem Fastenrhythmus.

Willenskraft lässt sich trainieren

Zugegeben: Die erste Woche ohne Chips und Schokolade kann mit schlechter Laune verbunden sein. Hat man damit zu tun, seine Esspausen durchzuhalten, hat der Tag gefühlt ein paar Stunden mehr. Auch der Job scheint auf einmal anstrengender oder monotoner zu sein. Manche fühlen sich müde, traurig oder gelangweilt – andere reizbar oder verärgert.

Gegen die schlechte Stimmung hätten wir früher vielleicht „angegessen". Doch das ist vorbei: Frustessen macht auf Dauer nicht glücklicher, sondern nur dicker. Also, lieber durchhalten. Die gute Nachricht lautet: Wer es einmal geschafft hat, schöpft Kraft für das nächste Mal. Willenskraft ist so etwas wie ein Muskel: Man kann sie trainieren – je öfter, desto besser.

Soforthilfen für den Notfall

Hier noch einige Tricks, die gegen Durchhänger in Esspausen helfen:

Müde und kaputt? Dagegen hilft es, ein Nickerchen in den Tageslauf einzubauen oder am Abend früher schlafen zu gehen.

Bedrückt und trübsinnig? Bei allgemein gedrückter Stimmung ist es sinnvoll, den Arzt zu bitten, die Laborwerte zu prüfen. Hinter Stimmungstiefs kann eine Mangelernährung stecken. Vor allem Eiweiß und B-Vitamine werden bei einseitigen Essgewohnheiten eventuell knapp.

Verzagt und traurig? Dann tröstet ein Gespräch mit einem netten Menschen. Zur Not kann man sich selber streicheln. Einfach mit den Fingerspitzen mehrfach federleicht über das Gesicht, den Nacken und die Arme fahren. Die Berührungen regen die Produktion des Kuschelhormons Oxytocin an, das uns beruhigt und die Laune bessert.

Heiß auf Süßes? Plagt einen intensiver Hunger auf Süßes, überlegt man sich, was man am liebsten hätte, wiegt 20 oder 30 Gramm ab und legt sie auf einem Teller bereit, um sich darauf zu freuen. Bei der nächsten Mahlzeit als Dessert genießen.

Lustlos und passiv? Fällt beim Fußball ein Tor, springen alle auf und reißen die Arme hoch. Auch wenn man nicht gut drauf ist, lohnt sich ein Hüpfer. Er lässt sich einfach nachmachen und bewusst einsetzen, um den Gemütszustand zu verbessern. Aufwärtsbewegungen lösen Impulse im Körper aus, die das Gehirn positiv bewertet.

Das Wichtigste zuletzt: Kritische Sprüche ziehen runter. Bitten wir deshalb die Menschen in der Umgebung, auf Kommentare zu verzichten. Was und wie viel wir wann und warum essen, ist allein unsere Sache.

PULVER ZUM ENTGIFTEN?

SPEZIELLE SÄFTE UND TEES, teure Cremes und Pflaster sollen den Körper von Schadstoffen befreien. Da greift man schon mal zu – es könnte ja etwas bringen.

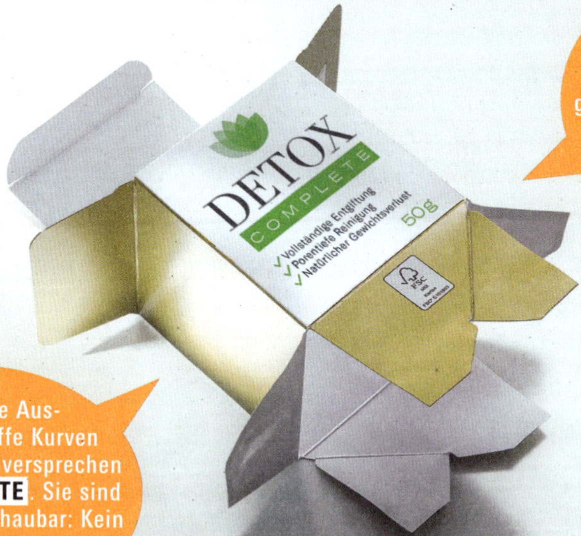

Auch Entspannungsübungen und Bäder entfernen angeblich **SCHADSTOFFE** aus dem Körper. Bewiesen ist nichts davon.

Jugendliche Ausstrahlung, straffe Kurven und schöne Haut versprechen **DETOX-PRODUKTE**. Sie sind jedoch undurchschaubar: Kein Produkt erfüllte bislang die Erwartungen.

DETOX GILT ALS CODEWORT für ein ultimatives Schönheitsrezept, seit Popgrößen und Filmstars auf den Trend zum Entgiften schwören. Drinks, Pulver und Cremes sollen Haut und innere Organe reinigen. Denn angeblich begehen wir ungezählte Ernährungssünden, dazu muten wir unserem Körper oft Umweltgifte zu. Exklusive, teure Produkte und Dienstleistungen reinigen den Körper angeblich von den Spuren unseres ungesunden Lebensstils, bremsen Stress aus und schützen vor Schäden. Prompt meldet sich unser allzeit schlechtes Gewissen.

ZEIT ZUM AUFRÄUMEN!

DIE MÜLLABFUHR UNSERER ZELLEN heißt Autophagie und funktioniert, ohne dass wir Mittelchen schlucken oder Tinkturen anwenden müssten.

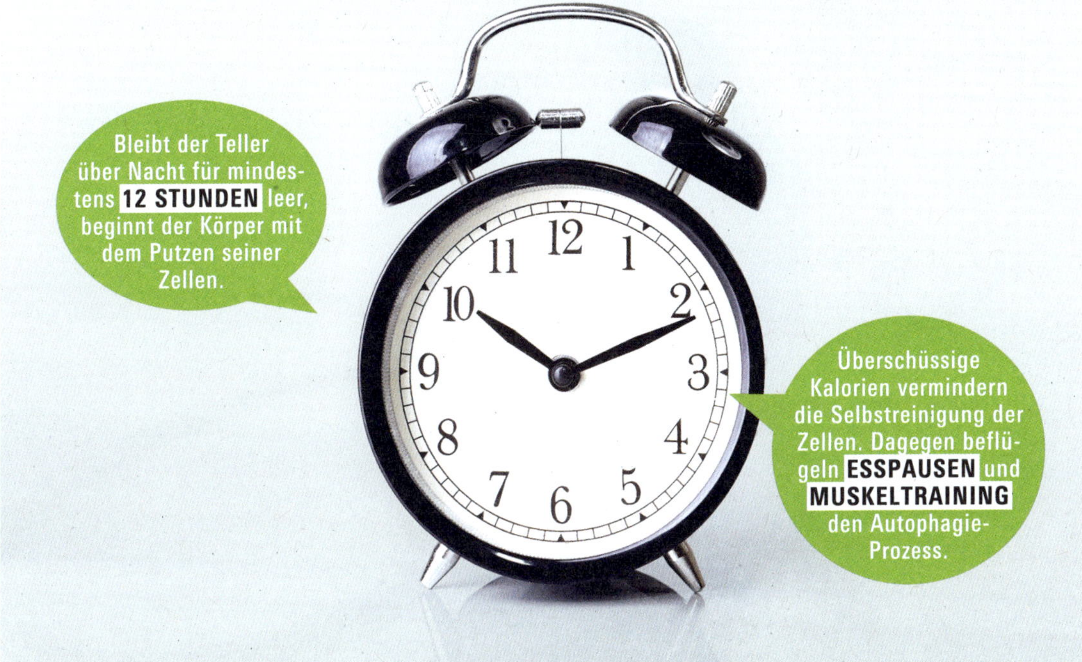
Bleibt der Teller über Nacht für mindestens 12 STUNDEN leer, beginnt der Körper mit dem Putzen seiner Zellen.
Überschüssige Kalorien vermindern die Selbstreinigung der Zellen. Dagegen beflügeln ESSPAUSEN und MUSKELTRAINING den Autophagie-Prozess.

DER GRUND, WARUM REGELMÄSSIGE Phasen ohne Nahrung verjüngend auf Körper und Geist wirken, liegt in der raffinierten Biowaschanlage unserer Körperzellen. Bleibt der Magen lange leer, bedient sich der Körper an Vorräten. Dabei schickt er kaputte Zellen und Zellorganellen, Fette, Viren und Bakterien, alles Unnötige und Verbrauchte in den internen Schredder. Nützliches verwendet er wieder. Je aktiver eine Zelle Autophagie betreibt, desto jugendlicher bleibt sie. Damit wird Fasten zur nachhaltigsten Anti-Aging-Kur, die wir uns wünschen können.

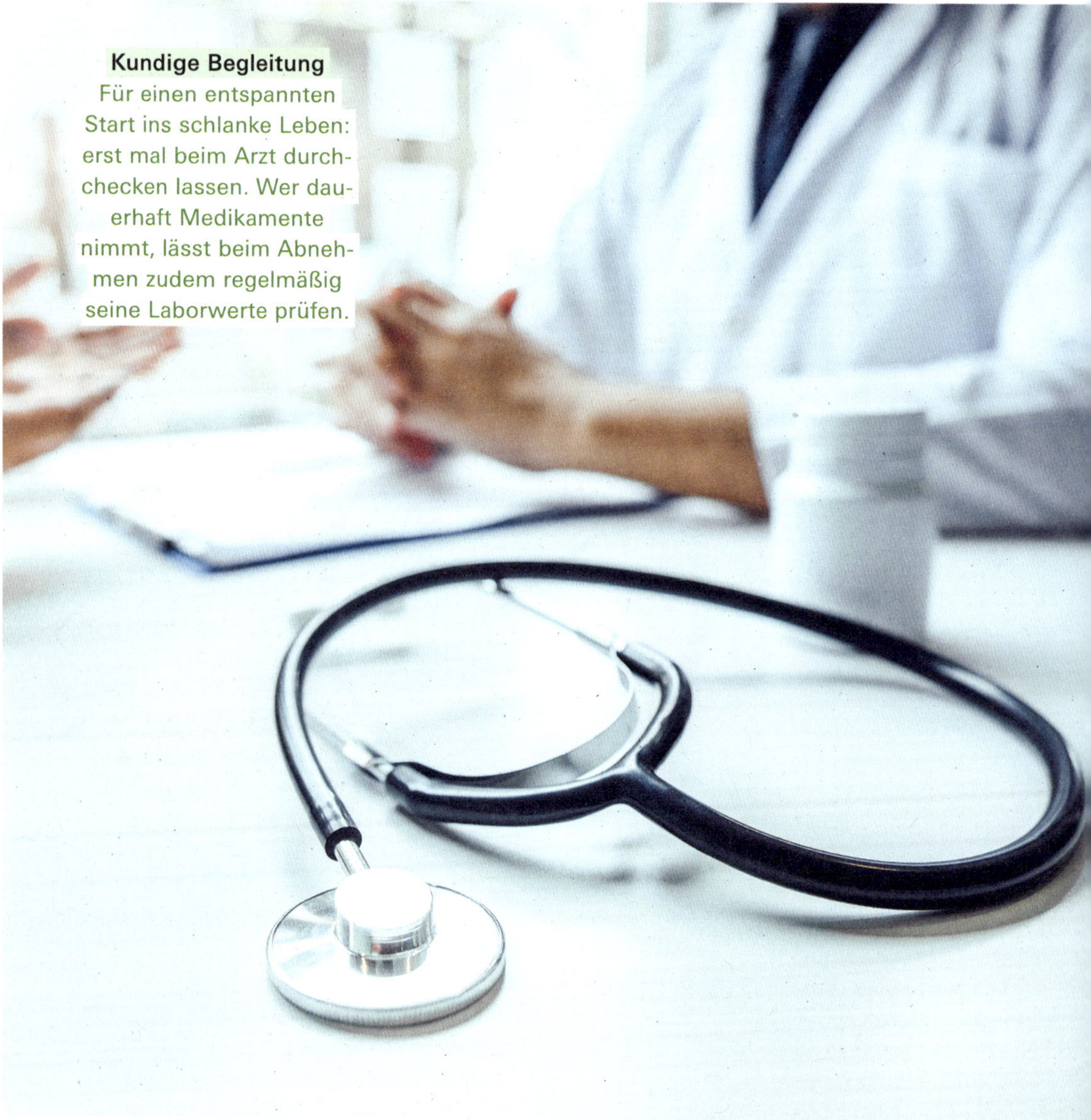

Kundige Begleitung
Für einen entspannten Start ins schlanke Leben: erst mal beim Arzt durchchecken lassen. Wer dauerhaft Medikamente nimmt, lässt beim Abnehmen zudem regelmäßig seine Laborwerte prüfen.

VOR DEM START: AB ZUM ARZT!

Für gesunde Menschen sind Esspausen kein Problem, sondern der beste Weg zu mehr Wohlbefinden. Wie fit man jedoch wirklich ist, kommt erst durch einen medizinischen Check-up ans Licht. Heißt die Diagnose „perfekt gesund", kann der neue Essrhythmus starten. Falls nicht, sollte der Arzt das letzte Wort haben.

Runder Bauch? Nicht immer sind Bier und Bratwurst schuld, wenn der Bauch sich wölbt. Oft stecken ein veränderter Stoffwechsel, eine Erkrankung oder Nebenwirkungen eines Medikaments hinter einer fülligen Körpermitte (siehe S. 190/191).

Lange gut gelebt? Lagert der Körper überschüssiges Fett in der Leber ab und verfettet diese dadurch, kann das lange unbemerkt bleiben. Ein Test der Leber-Blutwerte ist also wichtig. Oft kann der Arzt die vergrößerte Leber auch ertasten. Spätestens beim Ultraschall wird sichtbar, ob das Organ betroffen ist.

Geisterhafte Extra-Pfunde? Sofort zum Arzt gehen heißt die Devise, wenn der Zeiger der Waage von Mal zu Mal scheinbar grundlos immer weiterwandert! Dann könnte die Schilddrüse zu wenige Hormone bilden. Der Arzt überprüft das und verschreibt – falls nötig – ein Medikament.

Esspausen gegen Spätschäden: Wer weiß, dass er unter Diabetes Typ 2, entzündlich-rheumatischen Erkrankungen, Ekzemen, Asthma oder unter einem geschwächten Immunsystem leidet, profitiert besonders von Fastenzeiten. Wichtig: Besser nicht auf eigene Faust loslegen! Spezialisierte Fachärzte helfen bei der Entscheidung, welche Form der Esspausen mit der vorliegenden Erkrankung harmoniert.

Weniger Pillen: Regelmäßige, kurze Hungerperioden wirken positiv auf den Blutzuckerspiegel und das Herz-Kreislauf-System. Zeigt sich das auch an den Laborwerten, reduziert der Arzt die Dosis der Medikamente. Also: Werte regelmäßig beim Arzt prüfen lassen. Für Betroffene, die mit Insulin behandelt werden, sowie Patienten mit Bluthochdruck ist ärztliche Begleitung dringend geboten.

Achtung: Lange Esspausen sind für manche Personengruppen nicht geeignet! Dazu zählen Kinder und Jugendliche unter 18 Jahren sowie Schwangere und Stillende. Auch Menschen, die ohnehin sehr dünn sind, an Depressionen, Alkohol- oder Drogensucht leiden oder zu Essstörungen neigen, sollten davon Abstand nehmen.

ZIRKADIAN: DER RHYTHMUS, BEI DEM JEDER MIT MUSS

Ein bisschen erschöpft, irgendwie trübselig oder etwas schlapp, so fühlen wir uns häufig. Wir schreiben es den Ansprüchen von Familie und Beruf zu – oder ganz allgemein der schnellen Taktung unserer Zeit. Die Wissenschaft liefert uns jedoch eine andere Erklärung. Sie hat herausgefunden, dass unser Körper mehr verlangt als Ruhepausen, Nährstoffe und Bewegung, um uns schlank und beschwingt durchs Leben zu lotsen. Aber was genau soll das sein?

Körperfunktionen schwanken

Gesunder Lebensstil, sagen Experten, ist eine Frage des Timings. Sie meinen damit den zirkadianen Rhythmus, die Fähigkeit unseres Körpers, seine vielfältigen Aufgaben rund um die Uhr, also innerhalb von 24 Stunden, zu koordinieren.

Ein Beispiel? Bei tagaktiven Säugetieren, zu denen wir Menschen nun einmal gehören, steigt vor dem Aufwachen die Körpertemperatur. Bereits etwa zwei Stunden, bevor wir die Augen aufschlagen, macht sich unser Gehirn zum Aufstehen bereit. Das tut es, indem es Botenstoffe aussendet, die uns auf den Tag vorbereiten.

Werden wir jedoch weit vor der gewohnten Zeit geweckt, fühlen wir uns müde und zerschlagen. Warum? Weil der Körper mit seinen Aufräumarbeiten und den Vorbereitungen auf den Tag noch nicht fertig war. Übrigens: Wie die Körpertemperatur schwanken im Laufe eines Tages auch Muskelspannung, Herzfrequenz und Atem sowie Nieren- und Leberfunktion genauso wie die Konzentrationsfähigkeit des Gehirns.

Wie wir wirklich ticken

Das Zeitmanagement des Körpers gehorcht dem Naturgesetz von Tag und Nacht und den unermüdlich tickenden Uhren in seinem Inneren. Gesteuert werden diese von unseren Erbinformationen. „Uhren-Gene" regulieren unser Leben, zum Beispiel die von ihren Entdeckern „Period" und „Timeless" getauften. Sie bestimmen, dass wir tagsüber aktiv sind und abends müde werden. Entsprechend ordnen sie unseren Stoffwechsel und steuern die Verwertung von Nährstoffen. Bei manchen Menschen hinken die inneren Uhren der tatsächlichen etwas hinterher – wer zum Chronotyp „Eule" gehört, kommt morgens nicht aus dem Bett und bleibt nachts länger wach. Bei den „Lerchen" gehen die inneren Uhren dagegen vor: Sie stehen früh auf und gehen zeitig zu Bett.

Körpergewicht und innere Uhren

Über Botenstoffe wie Melatonin und Kortisol teilen uns unsere inneren Uhren mit, wann es Zeit ist aufzustehen, zu essen und wieder schlafen zu gehen. Sie halten uns fit und gut gelaunt – vorausgesetzt, wir stören die Taktung unserer klugen Biologie nicht.

Studien an Menschen und Tieren zeigen, dass Zeitpunkt und Häufigkeit des Essens mit über das Körpergewicht bestimmen. Eindringlich mahnen Experten deshalb einen Lebensstil an, der den natürlichen Rhythmus des Körpers berücksichtigt. Anstatt mit Kalorien zu knausern ist es einfacher, nur tagsüber zu essen – und nicht spätabends oder nachts. US-Experten prägten den Begriff „Time-restricted eating" – zeitlich begrenztes Essen.

Als Biologen unsere inneren Zeitgeber Anfang der 1970er-Jahre entdeckten, ahnten sie noch nicht, wie riesig deren Einfluss auf unser Körpergewicht ist. Heute wissen Forscher: Nur wenn unsere Zellen richtig ticken, wir im zirkadianen Rhythmus leben, bleiben wir schlank und gesund.

Zwischen Mangel und Überfluss

Unser Fett hockt nicht einfach still an Bauch und Hüften. Es ist eng an unsere inneren Uhren gekoppelt – und im Laufe des Tages sowie in der Nacht an lebhaften Stoffwechselprozessen beteiligt. Ein biologischer Kippschalter regelt dabei den Mangel und den Überfluss an Nährstoffen. Ob wir eine Mahlzeit genießen oder sich der Verdauungstrakt ausruht – es sind urzeitliche Mechanismen, die dabei anspringen und das Anwachsen und Schrumpfen unserer Vorräte steuern.

Zurück zur Natur – unserer Natur!

Dauersnacken und nächtliches Essen sind deshalb mit einem höheren Risiko für Fettleibigkeit und Diabetes verbunden, weil beides die Koordination unserer Organe stört. Auch wer ständig die Nacht zum Tag macht, kickt das Räderwerk der Zeitgeber aus seiner Balance. Zuerst verursacht ein solcher Lebensstil womöglich Schlaflosigkeit. Dann überschwemmen Fette und Zucker das Blut, weil Verdauungsorgane wie Leber und Bauchspeicheldrüse zur falschen Zeit arbeiten müssen und deshalb ihre Aufgaben fehlerhaft erledigen. Ergebnis: Der Körper verwertet die Nahrung schlechter und lagert größere Mengen Fett ein.

Nochmals in aller Klarheit: Hier geht es nicht um eine Diät, sondern um die Wiederentdeckung der natürlichen Lebensweise, für die wir gemacht sind. Dieser Weg zu einem schlanken, kraftvollen Körper steht im Einklang mit unserem biologischen Ursprung und ist entwicklungsgeschichtlich älter als Mensch und Tier.

SCHWACH WERDEN?

DIESE UNWIDERSTEHLICHE LUST auf Essen ist eine echte Herausforderung. Doch wer dem Verlangen immer wieder erliegt, macht es nur noch stärker.

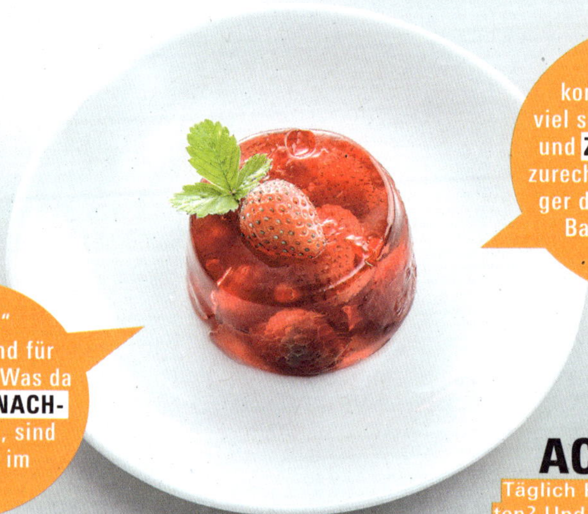

Unser Gehirn kommt nicht gut mit viel schnell Verdaulichem und **ZUCKERHALTIGEM** zurecht. Also besser weniger davon essen und mit Ballaststoffreichem kombinieren.

„Cravings" sind kein Grund für Schuldgefühle. Was da immer wieder **NACHSCHUB** ordert, sind Botenstoffe im Gehirn.

ACHTUNG!

Täglich Hunger auf Süßigkeiten? Und obendrein der Drang, häufig Wasser zu lassen? Ab zum Arzt! Es könnte ein Zeichen für Diabetes sein.

MANCHMAL SITZT IN UNSEREM KOPF dieser Quälgeist. Kaum haben wir eine Mahlzeit beendet, quatscht er uns schon wieder voll, verlangt nach Schokolade oder schreit nach Chips. So fühlt es sich jedenfalls an. „Cravings" (von engl. „to crave" = verlangen) sind wie ein Jucken der Seele. Man möchte sich tief im Innern kratzen, damit es endlich aufhört. Doch jedes Mal, wenn wir dem Drang nachgeben, wird er stärker und kommt schneller wieder. Er prägt Gewohnheiten und triggert bei empfänglichen Menschen den Heißhunger immer stärker.

STARK BLEIBEN!

AUSWEGE AUS DER BEGIERDE zu finden, ist kein Kinderspiel. Ein wichtiger Punkt sind geregelte Mahlzeiten – ein anderer: sich selbst zu überlisten.

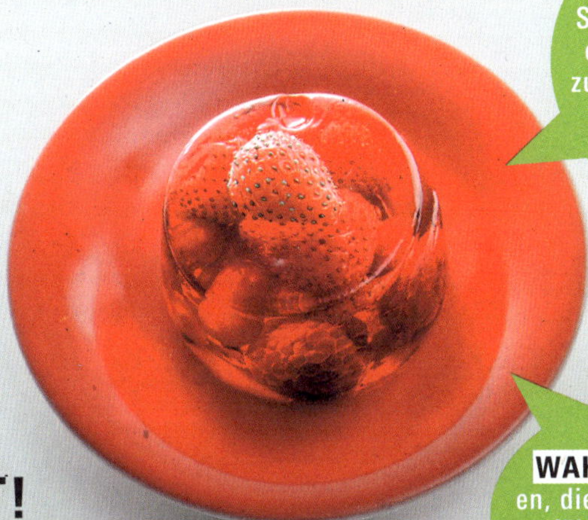

Wollen Sie sich etwas gönnen, legen Sie sich schon im Voraus eine **PORTION** zurecht, zum Beispiel fünf Gummibärchen, zwei Schokokekse oder ein Stück Kuchen.

Alles eine Frage der **WAHRNEHMUNG**: Leckereien, die uns nicht ins Auge fallen, gefährden unsere Abnehmpläne weniger als Dinge, die wir ständig im Blick haben.

PERFEKT!

Verlockungen möglichst gut verstecken – oder verstauen. Liegen Bonbons im hintersten oberen Küchenfach, überlegt man sich das Naschen zweimal.

AUS DEN AUGEN, AUS DEM SINN. Dagegen, dass uns ständig das Wasser im Mund zusammenläuft, schützen wir uns am besten durch geregelte Mahlzeiten mit viel Vollkorn, Hülsenfrüchten und frischem Gemüse. Sie stabilisieren den Blutzuckerspiegel. Außerdem hilft es, Verlockungen aus dem Weg zu räumen. Motto: Was ich nicht sehe, will ich auch nicht essen. Legen wir die Keksdose weg, lassen wir die Gummibärchen im Schrank! Widerstehen wir dem Verlangen, wird es geringer. Nach einigen Monaten hat sich das Gehirn umgewöhnt.

KRÄUTER: WÜRZIG UND BITTER

MIT LEICHTEN BITTERNOTEN stimulieren sie die Verdauungssäfte und verhelfen uns zu einem rascheren Sättigungsgefühl. Kräuter fördern die Fettverbrennung und helfen beim Abnehmen.

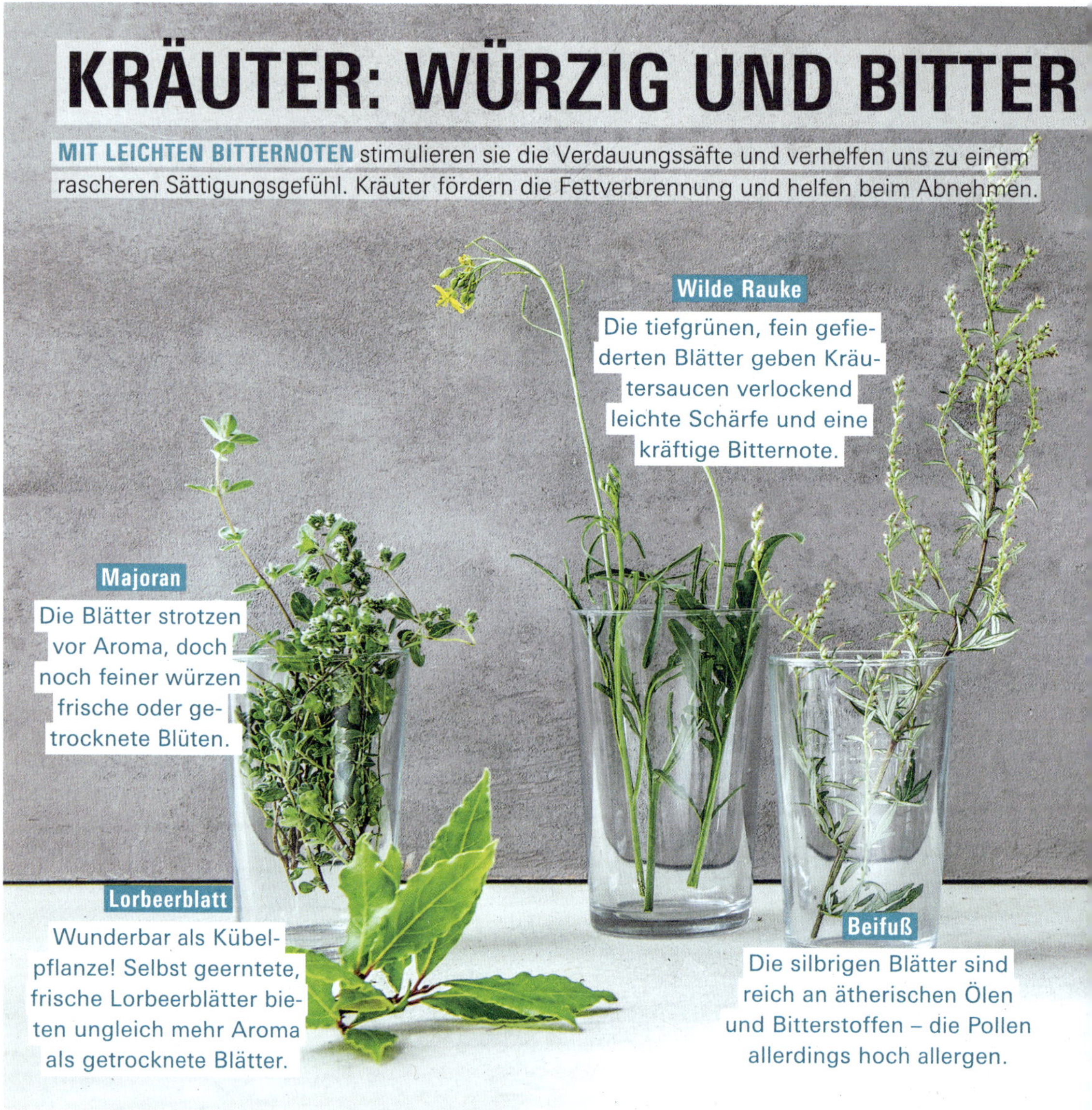

Wilde Rauke

Die tiefgrünen, fein gefiederten Blätter geben Kräutersaucen verlockend leichte Schärfe und eine kräftige Bitternote.

Majoran

Die Blätter strotzen vor Aroma, doch noch feiner würzen frische oder getrocknete Blüten.

Lorbeerblatt

Wunderbar als Kübelpflanze! Selbst geerntete, frische Lorbeerblätter bieten ungleich mehr Aroma als getrocknete Blätter.

Beifuß

Die silbrigen Blätter sind reich an ätherischen Ölen und Bitterstoffen – die Pollen allerdings hoch allergen.

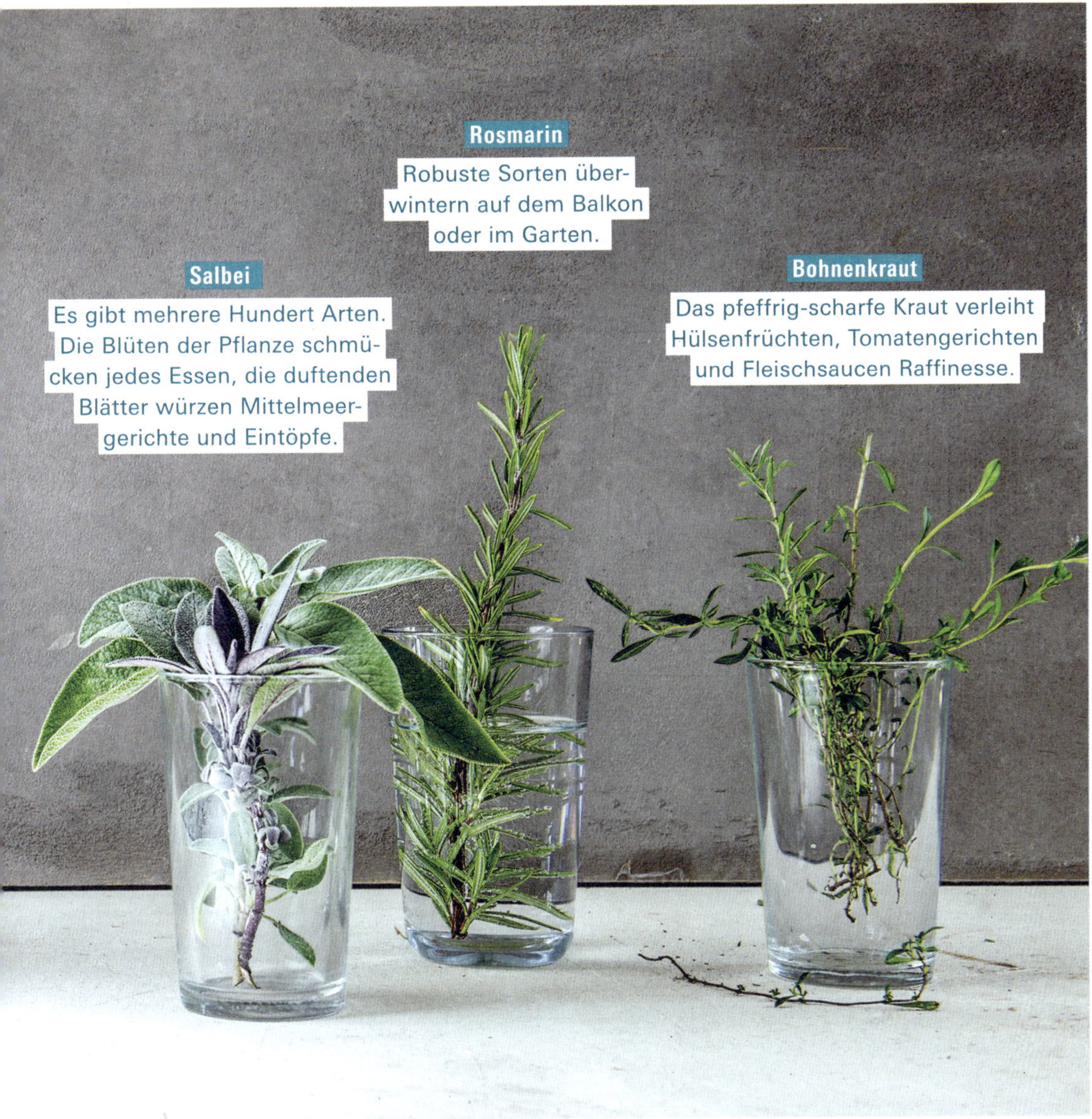
Rosmarin
Robuste Sorten überwintern auf dem Balkon oder im Garten.
Salbei
Es gibt mehrere Hundert Arten. Die Blüten der Pflanze schmücken jedes Essen, die duftenden Blätter würzen Mittelmeergerichte und Eintöpfe.
Bohnenkraut
Das pfeffrig-scharfe Kraut verleiht Hülsenfrüchten, Tomatengerichten und Fleischsaucen Raffinesse.

EINKAUFEN MIT KÖPFCHEN

Um in Bestform zu bleiben, braucht unser Körper nicht nur Energie, sondern auch ein paar Dutzend Aufbau- und Schutzstoffe. Abwechslungsreiches Essen ist entscheidend für einen optimalen Stoffwechsel und die Erneuerung unserer Zellen. Der erste Schritt: die richtigen Lebensmittel zur richtigen Zeit in der richtigen Menge einkaufen. Denn was wir in den Einkaufswagen legen, bestimmt am Ende darüber, was und wie viel davon in unseren Mägen landet.

Saisonal oder gelagert?

Wer zum Abnehmen weniger, aber dafür gut essen will, kauft Waren mit vollem Aroma und Nährwert. Die bekommen qualitätsbewusste Käufer vor allem dann, wenn die einheimische Ernte auf ihrem Höhepunkt ist. Was gerade Saison hat und aus heimischem Freilandanbau stammt, liefert das größte Angebot an Biostoffen.

Ist die sommerliche Erntezeit vorbei, empfiehlt es sich, Kohl- und Rübensorten auf den Einkaufszettel zu setzen. Diese bieten selbst dann wertvolle Inhaltsstoffe, wenn sie schon ein paar Monate im Kühllager verbracht haben. Obstfans bedienen sich in der kalten Jahreszeit vor allem an heimischen Apfelsorten und der dann erhältlichen Vielfalt an Zitrusfrüchten.

Tiefkühlware und Konserven

Haltbar gemachtes Obst und Gemüse ist aus unseren Einkaufskörben nicht wegzudenken. Zum Glück ist Tiefkühlware (TK) genauso reich an Vitaminen und Mineralstoffen wie Frisches. Schwieriger einzuschätzen sind TK-Zubereitungen. Hier hilft nur ein Blick auf die Verpackung. Auch in Konserven bleiben trotz des Sterilisierens erstaunlich viele Nährstoffe erhalten.

Hülsenfrüchte und Kartoffeln

Wer längere Esspausen ohne Hunger überstehen möchte, sollte verstärkt auf Hülsenfrüchte setzen. Konserven mit vorgegarten Erbsen, Bohnen, Linsen oder Kichererbsen minimieren den Zeitaufwand beim Kochen. Industrielle Verfahren schonen die eiweißreichen Hülsenfrüchte mindestens so sehr, wie wir es zu Hause können. Das ganze Jahr über erhältlich sind Kartoffeln. Wer einen Wochenvorrat kauft, sollte die Knollen dunkel, luftig und kühl (zwischen 4 und 10 Grad) lagern. Liegen sie zu lange und zu hell, keimen sie und bilden giftige grüne Stellen. Besser mehrmals kleinere Mengen nachkaufen. Noch ein Tipp: Wer länger nichts gegessen hat, neigt zu Spontankäufen. Lieber kurz nach einer Mahlzeit losgehen und gelassen auswählen.

VORRAT

SCHNELLE NOTRATION für alle, die spät und hungrig nach Hause kommen und etwas Magenfüllendes zu essen brauchen.

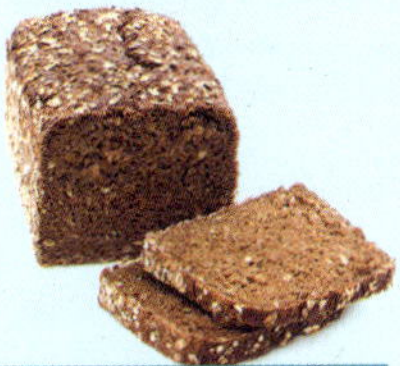

Roggenvollkornbrot

Scheibenweise einfrieren und im Toaster auftauen, reichlich Ballaststoffe, B-Vitamine und Zink.

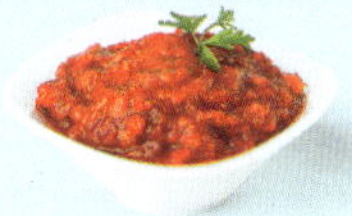

Ajvar

Mus aus Paprika, teilweise auch Auberginen, wenig Öl, Essig, Knoblauch, Salz und Zucker.

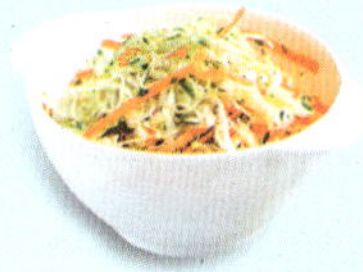

Krautsalat

Öliges Dressing gut abtropfen lassen und mit Kräutern aufpeppen. Enthält viel Vitamin C.

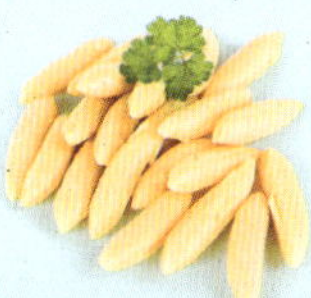

Gnocchi/Schupfnudeln

Die Teigwaren aus dem Kühlregal enthalten unverdauliche Stärke, die nachhaltig sättigt.

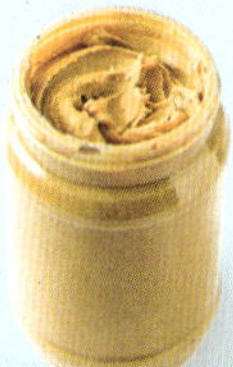

Erdnussmus

Brotaufstrich, bindet Suppen, Saucen und Dips. Enthält viel Magnesium, Zink und Kalium.

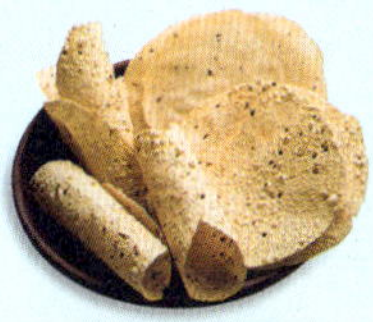

Papadam

Indische Linsenfladen aus dem Asiamarkt, punkten mit 21 % Protein und 19 % Ballaststoffen.

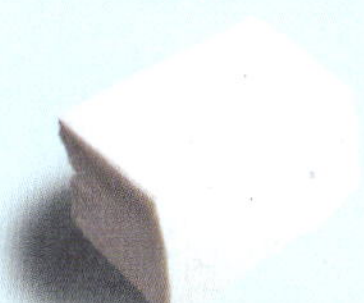

Seidentofu

Für Dips, Dressings und Desserts, gute Quelle für Protein, Kalium und Magnesium.

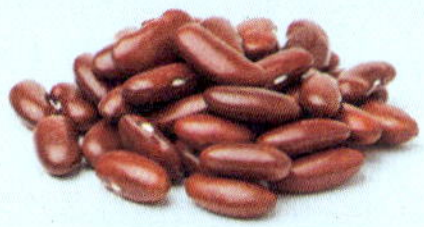

Kidneybohnen

100 g enthalten: 9 g Eiweiß, 9 g Ballaststoffe (30 % des Tagesbedarfs), viel Folsäure und Zink.

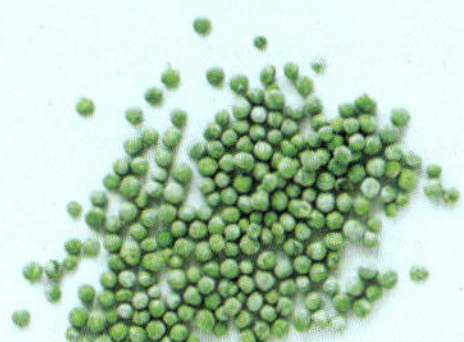

Tiefkühlerbsen

Frisches Topping für Salate, Suppen und Pastasaucen, 5 % Ballaststoffe, viel Folsäure.

SCHNELLER KICK?

WERBUNG FÜR SNACKS ist bei uns allgegenwärtig. Ständig sind wir in Versuchung, spontan etwas zu essen – und können es dann gar nicht richtig genießen.

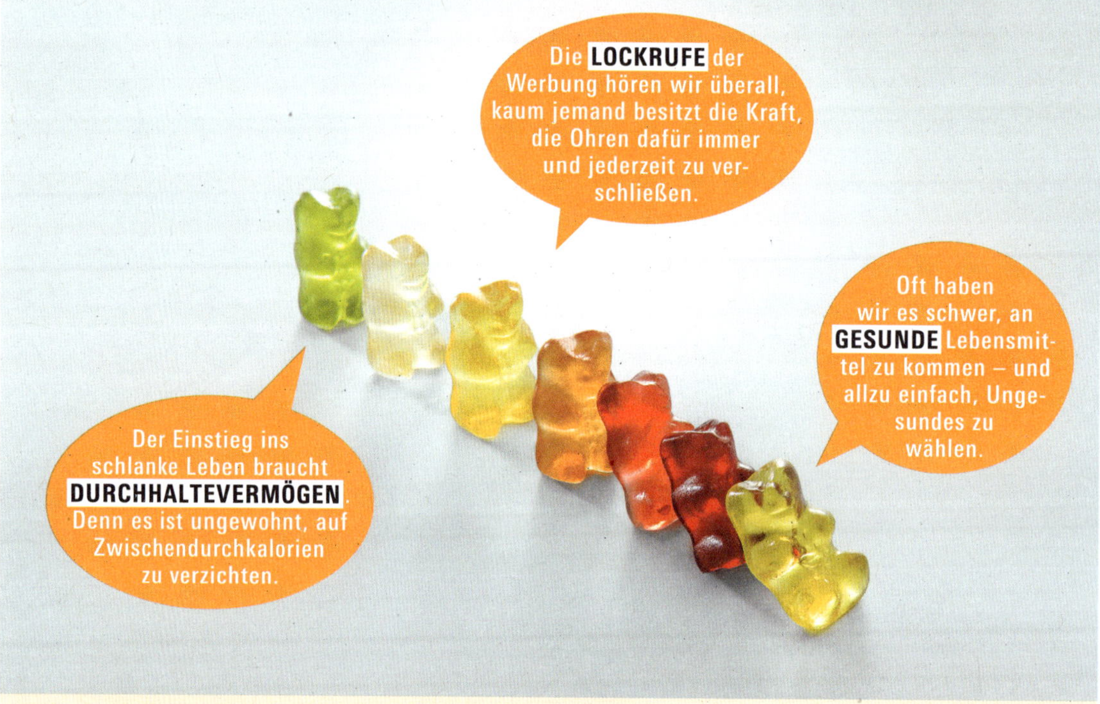
Die LOCKRUFE der Werbung hören wir überall, kaum jemand besitzt die Kraft, die Ohren dafür immer und jederzeit zu verschließen.
Oft haben wir es schwer, an GESUNDE Lebensmittel zu kommen – und allzu einfach, Ungesundes zu wählen.
Der Einstieg ins schlanke Leben braucht DURCHHALTEVERMÖGEN. Denn es ist ungewohnt, auf Zwischendurchkalorien zu verzichten.

ZUM ERSTEN MAL IN DER GESCHICHTE isst ein Teil der Menschheit nicht nur, um satt zu werden, sondern wird permanent zum spontanen Essen aufgefordert. Lebensmittel mit reichlich Zucker, Fett und Salz sind 24 Stunden am Tag an jeder Ecke verfügbar. Und wir? Entscheiden uns allzu gern für den schnellen Genuss, statt für das, was langfristig besser für uns ist. Konsumieren unbedacht und ärgern uns dann. Klar ist: Ein allzeit voller Bauch macht nicht glücklich. Doch neue, figurfreundliche Gewohnheiten brauchen Zeit, Geduld und Hartnäckigkeit.

GROSSE PRÄMIE!

REIZEN BEWUSST ZU WIDERSTEHEN ist nicht einfach – verschafft uns jedoch umso größere Glücksgefühle, wenn wir es schaffen.

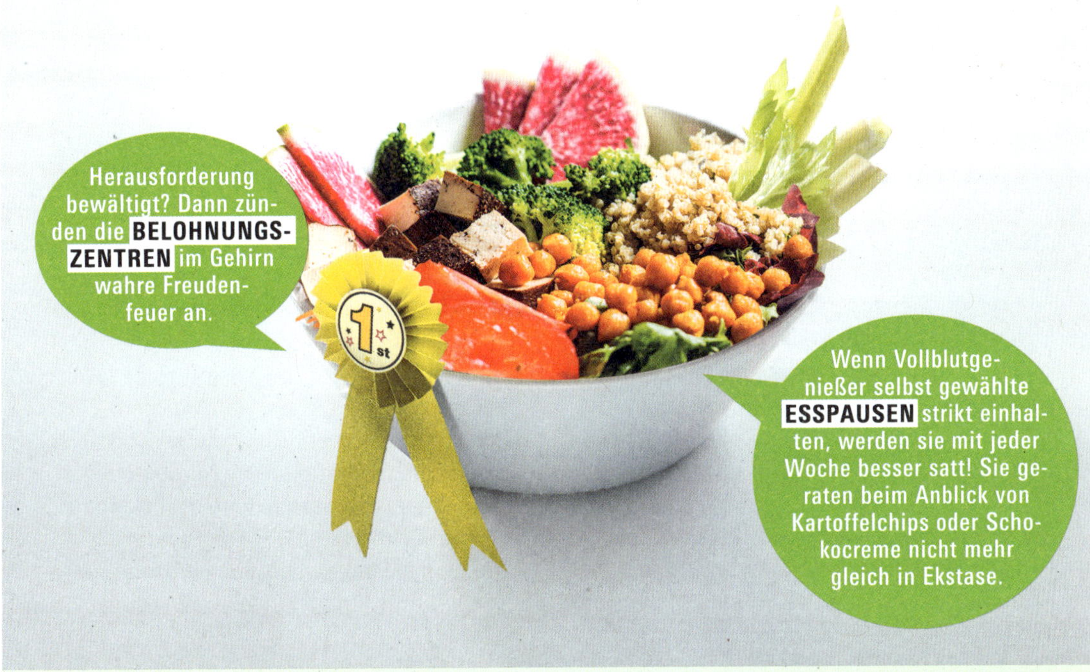
Herausforderung bewältigt? Dann zünden die **BELOHNUNGSZENTREN** im Gehirn wahre Freudenfeuer an.
1 st
Wenn Vollblutgenießer selbst gewählte **ESSPAUSEN** strikt einhalten, werden sie mit jeder Woche besser satt! Sie geraten beim Anblick von Kartoffelchips oder Schokocreme nicht mehr gleich in Ekstase.

REGELMÄSSIGER, FREIWILLIGER VERZICHT bringt unseren Appetit wieder auf Normalmaß und macht Lust auf gesunde Mahlzeiten. Phasen ohne Nahrung erinnern unsere Gehirnzellen daran, dass wir viel seltener essen müssen, als uns die Werbung weismachen will.

Wunderbar, wenn wir Bonbons, Eis oder Döner wieder maßvoll und ohne schlechtes Gewissen genießen können. Es fühlt sich einfach gut an, die eigenen Hungergefühle unter Kontrolle zu haben. Darin liegt einer der großen Vorzüge von klaren Esspausen.

HUNGER – WAS UNS UNSER KÖRPER DAMIT SAGEN WILL

Kaum ein anderes Signal, das unser Körper sendet, hat heute einen so schlechten Ruf wie das Verlangen nach Nahrung. Dabei gehört Hunger zum Besten, was uns die Evolution zu unserem Schutz mitgab.

Ist Hunger bedrohlich?

Ist ihr Magen mal kurz leer, schrillen bei manchen Menschen förmlich die Alarmglocken. Dabei ist Hunger kein Drama – sofern er sich bei der nächsten Mahlzeit wieder stillen lässt. Der Wechsel zwischen Hunger und Sättigung, seit Anbeginn ständiger Begleiter von Mensch und Tier, hält uns fit. Bleibt der Magen öfter mal leer, leben wir sogar länger. Wer sich darüber klar geworden ist, kann beim nächsten Hungersignal zu sich selbst sagen: „Ja, ich bin hungrig. Aber das macht nichts. Ich kann bis zur nächsten Mahlzeit warten."

Keine Sorge: Anfangs geht es vielen so, dass sie in Esspausen unruhig werden. Oft ist das Gefühl nur ungewohnt, weil wir früher vorbeugend gegessen haben. Freiwillige Esspausen können sogar ein bisschen „high" machen: Körpereigene Botenstoffe erzeugen in Zeiten ohne Nahrung ein angenehmes, leicht aktiviertes Gefühl. Darin liegt vielleicht sogar ein Risiko von Esspausen: Menschen mit entsprechender Veranlagung könnten diesen Zustand etwas zu sehr mögen und sich in eine Magersucht hineinfasten. Also: Vorsicht und beim ersten Anzeichen zum Arzt gehen!

Ist Hunger also notwendig?

Ja. Ohne das uralte biologische Signal, das uns zum Essen ruft und uns motiviert, Nahrung zu besorgen, wären wir vielleicht längst ausgestorben. Bis vor etwa 100 Jahren musste man auch hierzulande noch damit rechnen, in Krisenzeiten zu verhungern. In guten Zeiten sorgt der Hunger dagegen dafür, dass wir eine Fettreserve bilden, damit der Körper folgende Perioden ohne Nahrung übersteht.

In unserer Wohlstandsgesellschaft kehrt sich dieses Prinzip um: Wir geben vagen Hungergefühlen nach, legen kaum noch Pausen ein und werden dicker, als uns lieb ist. Eine relativ junge Variante zeigt sich im Heißhunger – einem Fehlsignal, das erst durch die Fülle industriell bearbeiteter, hoch verfeinerter Lebensmittel entstanden ist.

Ist Magenknurren ein Zeichen für Hunger?

Nein, nur für Leere. Speiseröhre, Magen und Darm arbeiten in wellenförmigen Bewegungen. Dabei schieben sie den Nahrungsbrei stetig voran und entziehen ihm mithilfe der Verdauungssäfte die Nährstoffe. Ist der Magen leer, nehmen die Bewegungen der Magenwände zu. Sie sind es, die die Geräusche verursachen. Hunger entsteht jedoch auf diese Weise nicht, denn den verspüren auch Menschen, denen der Magen operativ entfernt wurde.

Ist Hunger schädlich für die Abwehrkräfte?

Manchen plagt die Sorge, dass stundenlange Esspausen den Körper derart schwächen, dass ihn anschließend jeder herumfliegende Krankheitskeim erwischt. Diese Sorge ist jedoch unbegründet. Im Gegenteil: Hungerphasen wirken aktivierend auf unser Immunsystem. Der Körper schüttet dann vorsichtshalber vermehrt Stoffe aus, die Krankmacher abwehren. Das Faszinierende: Diese Funktion des Immunsystems hängt direkt davon ab, wie viel wir essen. Anders formuliert: Hungrige Immunwächter wachen besser als übermäßig satte.

Vermindert Hunger die geistige Leistungsfähigkeit?

Auch die Befürchtung, dass uns Esspausen womöglich im Job schaden, ist wohl unberechtigt. Bei einer Befragung klagten nur 3 Prozent der Betroffenen über reduzierte Konzentrationsfähigkeit in Esspausen. Es kann jedoch gut sein, dass selbst bei dieser Minderheit die Erwartungshaltung eine wichtige Rolle spielt: Wer daran glaubt, dass Hunger seinem Denkvermögen schadet, kann sich wahrscheinlich tatsächlich schlechter konzentrieren als Menschen, die auf die eigene Leistungsfähigkeit vertrauen. Jedenfalls erzählten die meisten Kurzzeit-Fastenden, sie fühlten sich im Beruf aktiver und leistungsfähiger als vorher.

Ist Hunger letztlich eine Frage der Einstellung?

Wahrscheinlich ist das so. Auf Hunger reagiert jeder etwas anders. Viele, die sich zum ersten Mal konsequent an Esspausen halten, stellen fest, dass sie weder Opfer von beißender Gier noch von Schwächeanfällen werden. Sie erleben, dass der Hunger zwar irgendwann kommt, dass er aber auch wieder verschwindet. Man kann ihn regelrecht erziehen. Dann zeigt er sich immer pünktlicher zu den gewählten Essenszeiten.

Auch der Gedanke „Bald kann ich wieder essen, was ich will!" verändert die Einstellung zum eigenen Hunger. Was sind schon ein paar Stunden Verzicht gegen neue kulinarische Freiräume? Die lassen sich bei der nächsten Mahlzeit wieder unbeschwert ausleben – ganz ohne nervige Regeln und schlechtes Gewissen.

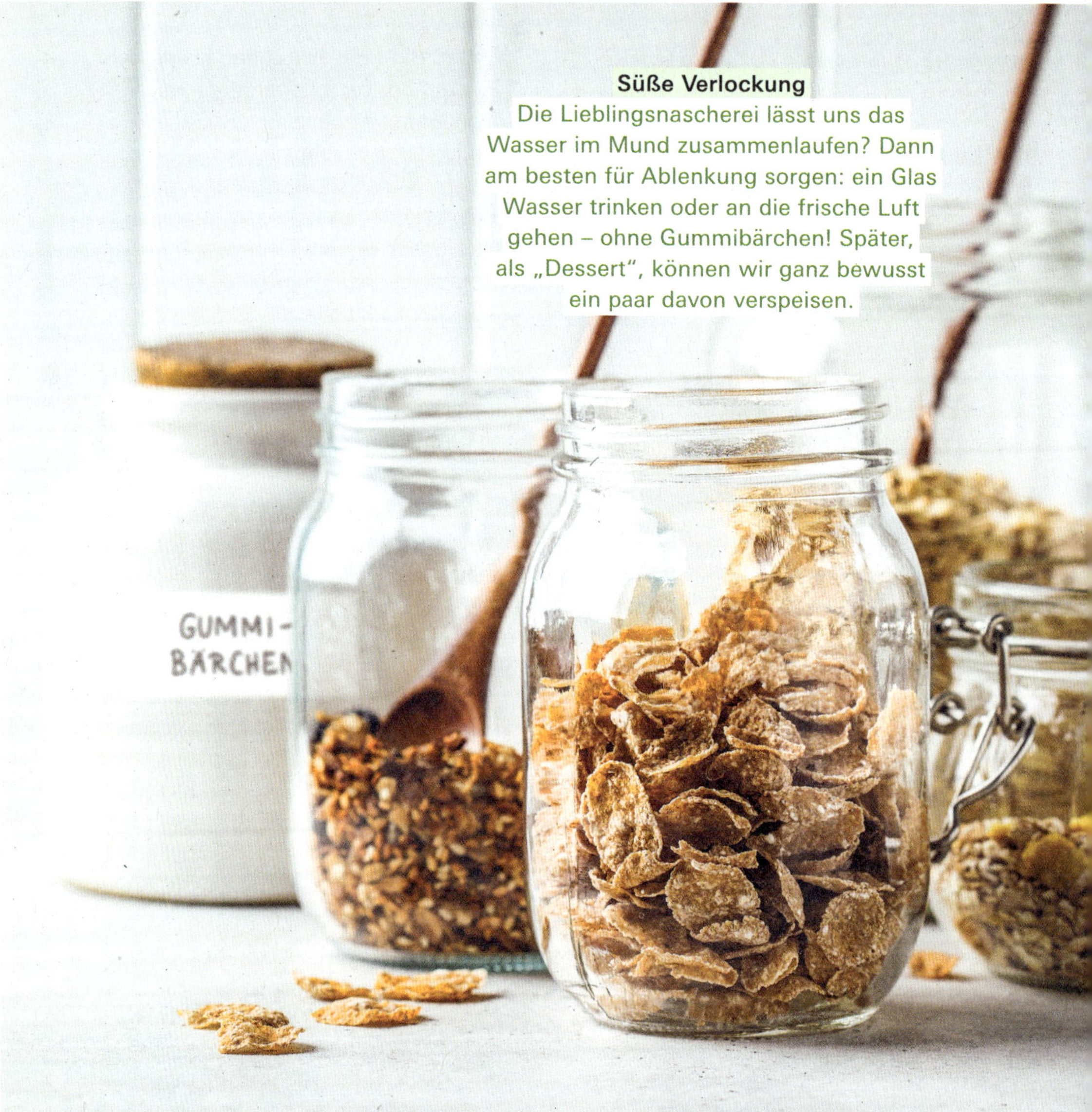

Süße Verlockung

Die Lieblingsnascherei lässt uns das Wasser im Mund zusammenlaufen? Dann am besten für Ablenkung sorgen: ein Glas Wasser trinken oder an die frische Luft gehen – ohne Gummibärchen! Später, als „Dessert“, können wir ganz bewusst ein paar davon verspeisen.

TISCHLEIN, DECK DICH – ABER NICHT ZU OFT!

Wie schaffe ich es, für ein paar Stunden nichts zu mir zu nehmen? Keinen noch so kleinen Snack, keinen Softdrink oder Smoothie, geschweige denn Alkohol. Versuchungen abzuwehren, ist oft gar nicht so einfach. Dazu brauchen vor allem begeisterte Esser etwas Disziplin. Wer seine Esspausen regelmäßig durchhalten will, kann zudem ein paar klare Regeln brauchen. Hier sind sie.

Nie, weil es dasteht! Hübsch arrangiert warten in vielen Büros und Wohnzimmern Süßigkeiten wie Kekse, Bonbons oder Schokoriegel nur darauf, vernascht zu werden. Schaffen Sie Verlockungen besser aus dem Blickfeld. Hier gilt: Aus den Augen, aus dem Sinn! Selbst wenn man genau weiß, was drunter ist, hilft es schon, ein Tuch oder eine Serviette über die Verführer zu legen, um kalorienfrei davonzukommen.

Nie zum Zeit totschlagen! Essen können wir heute jederzeit und überall. Wir tun es besonders gern, wenn wir uns langweilen, weil wir warten müssen. Schnell haben wir an der Bushaltestelle einen Burger verdrückt, uns ein Eis auf dem Bahnsteig organisiert. Angebote gibt es schließlich an jeder Ecke. Was tun? Umdrehen und wegsehen! Und sich auf die nächste gute Mahlzeit freuen.

Nie im Vorübergehen! Auf der Straße zu essen, galt früher als Ausweis schlechter Erziehung. Heute gehört der Anblick mümmelnder Mitmenschen zum Alltag – vor allem in der Nähe von Bäckereien, Imbissbuden und Schnellrestaurants. Wenn es in deren Nähe betörend zu duften beginnt, am besten gleich die Straßenseite wechseln. Denn Düfte ziehen magisch an.

Nie beim Fahren! Besonders groß ist die Versuchung, sich langweilige Autofahrten durch Knabbern zu verschönern. Vielfahrer bunkern nicht selten ein paar Tausend Kalorien in Griffweite. Am besten alles vor dem Start auslagern! Stattdessen für längere Reisen gesunden Proviant einpacken, für die Mahlzeit einen schönen Picknickplatz wählen, hinsetzen und entspannt genießen.

Nie vor der Glotze! Geräte wie Smartphone, Tablet, Fernseher und Spielkonsole haben etwas gemeinsam – egal ob wir uns von ihnen berieseln lassen oder selbst aktiv sind: Sie wecken Knabberlust. Geben wir ihr nach, merken wir kaum, wie sich unser Magen füllt. Besser: in Esspausen am Bildschirm kalorienfrei bleiben und so der eigenen Figur einen Gefallen tun!

ZU HAUSE FRÜHSTÜCKEN?

RAUS AUS DEM BETT und frühstücken, doch leider fehlt die Zeit oder der Hunger. Der kommt nach dem Verlassen des Hauses – eine „Snackattacke“ droht.

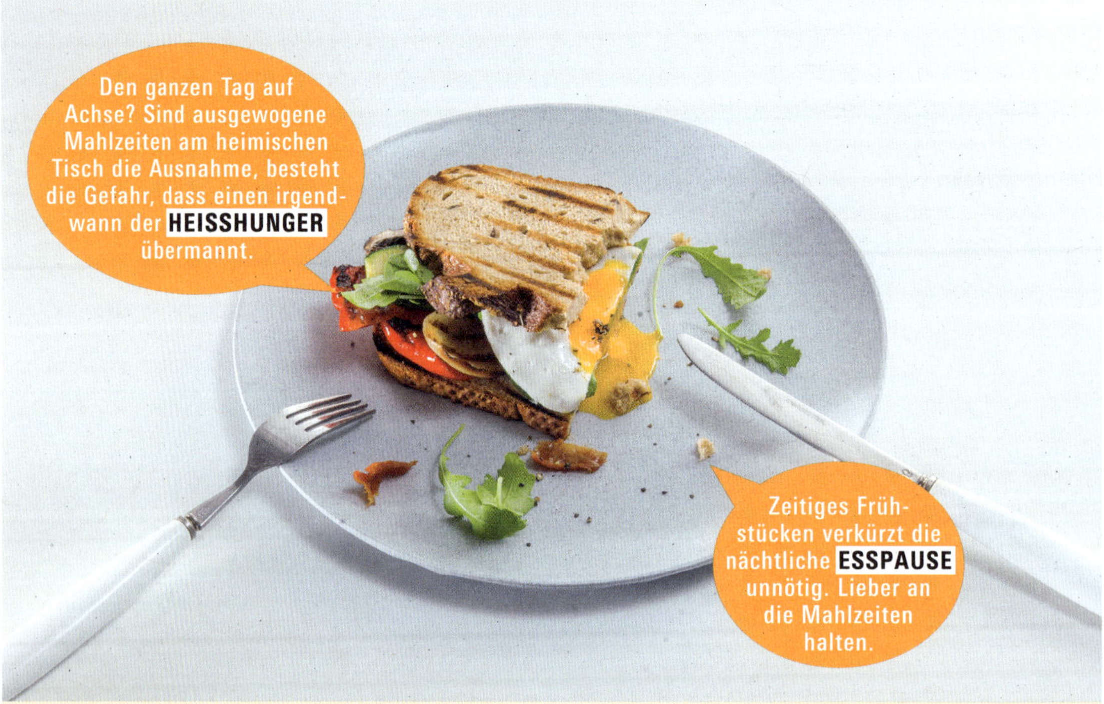

Den ganzen Tag auf Achse? Sind ausgewogene Mahlzeiten am heimischen Tisch die Ausnahme, besteht die Gefahr, dass einen irgendwann der **HEISSHUNGER** übermannt.

Zeitiges Frühstücken verkürzt die nächtliche **ESSPAUSE** unnötig. Lieber an die Mahlzeiten halten.

NACH DEM AUFSTEHEN FRÜHSTÜCKEN? Allein bei dem Gedanken befällt so manchen das Morgengrauen. Dem einen ist es noch zu dunkel, der andere ist morgens gestresst, wieder andere wollen den Kalorienüberschuss vom Vorabend einsparen! Reicht dann auch im Büro die Zeit nur für einen Kaffee im Stehen, bahnt sich Unheil an: Ungeplante und schlecht getaktete Esspausen erhöhen das Risiko für „Fressattacken“: Fällt irgendwann während des Tages die Leistungskurve steil ab, scheucht uns der Hunger an die Imbissbude oder zum Bäcker.

UNTERWEGS FRÜHSTÜCKEN!

LÖSUNG FÜR FRÜHSTÜCKSMUFFEL und Vielbeschäftigte: Power-Mahlzeiten mit ins Büro nehmen, sich darauf freuen und dann genießen.

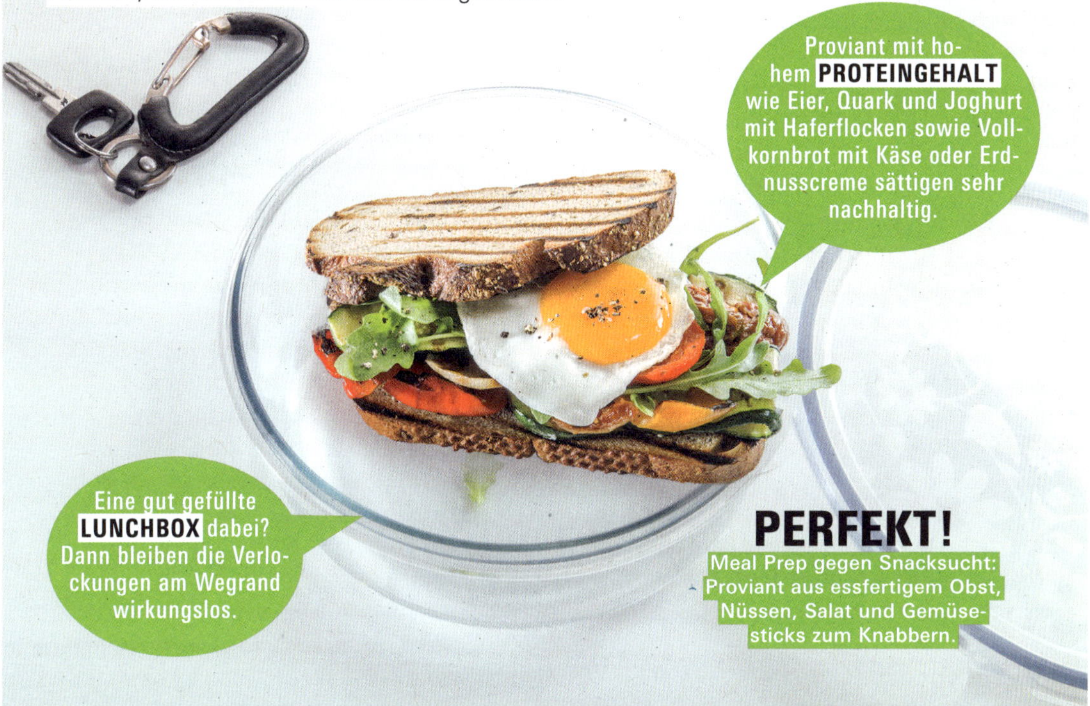

Proviant mit hohem **PROTEINGEHALT** wie Eier, Quark und Joghurt mit Haferflocken sowie Vollkornbrot mit Käse oder Erdnusscreme sättigen sehr nachhaltig.

Eine gut gefüllte **LUNCHBOX** dabei? Dann bleiben die Verlockungen am Wegrand wirkungslos.

PERFEKT!

Meal Prep gegen Snacksucht: Proviant aus essfertigem Obst, Nüssen, Salat und Gemüsesticks zum Knabbern.

GEGEN MANCHE ESSGEWOHNHEITEN ist Widerstand zwecklos: Gemäß unserer inneren Uhr sind wir Lerche oder Eule. Einer wacht mit knurrendem Magen auf und geht gleich in die Küche, ein anderer kriegt vor 10 Uhr keinen Bissen herunter. Für beide gilt: Wer nicht bei einem Snack enden will, geht an langen Arbeitstagen nicht ohne Proviant aus dem Haus, den er zu einer festgelegten Zeit verspeist. Langzeit-Fitness ideal verspricht übrigens eine Mischung aus langsamen Kohlenhydraten, Magen füllenden Ballaststoffen und etwas Protein.

VORKOCHEN UND GENIESSEN

Egal ob in der Kantine, im Restaurant oder im Kühlregal des Supermarktes – überall stoßen wir auf gekühlte Fertigprodukte. Die Technologie dahinter nennen Experten „Cook and Chill", also: Kochen und Kühlen. Was diese Speisen haltbar macht, ist nicht Chemie, sondern Temperatur. Nach dem Kochen werden sie auf unter 4 Grad heruntergekühlt, um zu verhindern, dass sich Krankheitskeime vermehren. So lassen sie sich mehrere Tage aufbewahren.

Selfmade-Convenience

Wer seinem persönlichen Geschmack und Qualitätsbewusstsein auch in der Mittagspause folgen möchte, kann sein eigenes „Cook and Chill" praktizieren. Vorteil: Selbst gekochte Gerichte verlieren deutlich weniger Nährstoffe, sehen besser aus und schmecken einfach frischer.

Bequem selbst machen

Ohne großen Aufwand kann sich jeder einen Vorrat an leckeren Gerichten zulegen. Der Trick besteht darin, beim regulären Kochen die Mengen zu verdoppeln oder zu verdreifachen und den Überhang für den Vorrat abzuzweigen. Geeignet sind Schmorgerichte, Suppen, Eintöpfe, Saucen, Kompott, Fruchtmus, Grießbrei und Pudding. Der anfängliche Mehraufwand zahlt sich spätestens in der nächsten arbeitsreichen Woche aus, wenn im Handumdrehen etwas Leckeres auf dem Tisch steht.

Behälter dicht verschließen

Zusätzlich zur üblichen Küchenausstattung braucht man nur dicht schließende Behälter, in die man die Speisen heiß einfüllt. Bestens eignen sich sogenannte Twist-off-Gläser, wie man sie von sauren Gurken und Konfitüre kennt, sowie flache Vorratsboxen mit Deckeln. Wichtig ist, Platz im Kühlschrank zu haben. Bei Geräten, die nur in Stufen regulierbar sind, mit einem Thermometer nachmessen, damit es den Vorräten nicht zu warm wird.

Kontrolle ist besser

Sind nach dem Abkühlen alle Gefäße dicht verschlossen, kommen die Behälter in den Kühlschrank. Bei 0 bis 3 Grad hält sich der Inhalt mindestens zwei Wochen in perfektem Zustand. Bei 6 bis 8 Grad gelagert sollte er vorsichtshalber innerhalb einer Woche gegessen werden. Sieht der Inhalt jedoch unverändert gut aus und riecht angenehm, kann man ihn auch später essen. Achtung: Ist der Deckel locker oder wölbt sich, ist der Inhalt dagegen verdorben.

COOK AND CHILL – SCHRITT FÜR SCHRITT

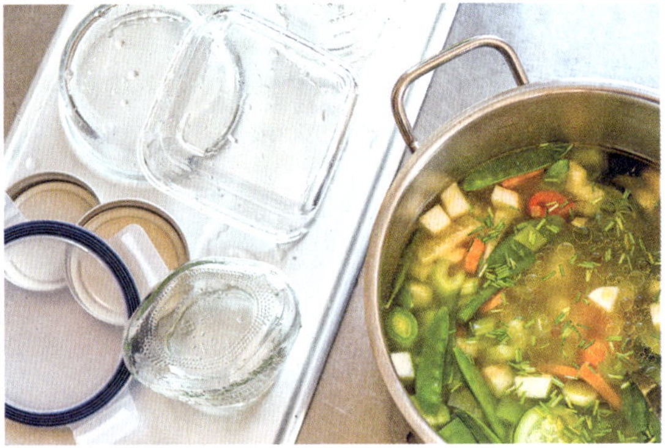

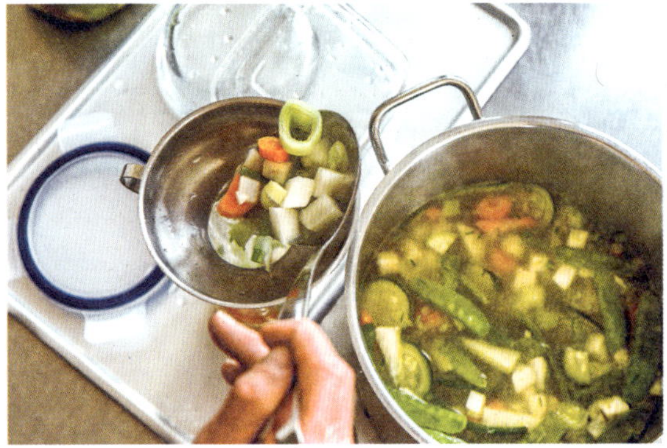

1. Kochen Gerichte nach eigenem Rezept zubereiten, knapp garen, eventuell etwas flüssiger machen als sonst. Behälter kochend heiß ausspülen und kopfüber abtropfen lassen.

2. Einfüllen Das Gericht mindestens 3 Minuten kochen, die Behälter siedend heiß bis knapp unter den Rand füllen. Ränder perfekt sauber halten, Einmachtrichter verwenden.

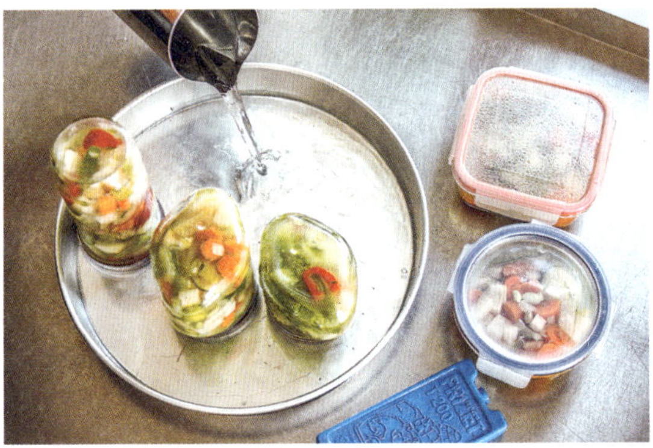

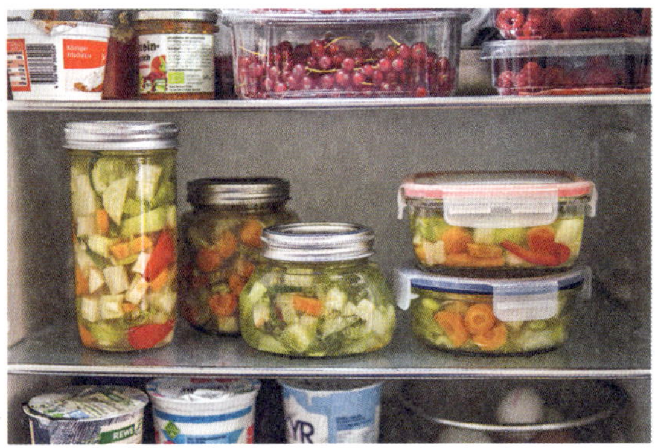

3. Abkühlen lassen Behälter fest verschließen, kurz stürzen, damit ein Vakuum entsteht. Zum schnellen Abkühlen in kaltes Wasser stellen. Eventuell Eisakkus dazulegen.

4. Kontrollieren Prüfen, ob nach dem Abkühlen alle Gefäße dicht verschlossen sind, dann in den Kühlschrank stellen. Vor dem Essen jedes Gericht noch einmal gründlich erhitzen.

GEMÜSE ZUM MITNEHMEN

Was schmeckt am besten zum mitgebrachten Butterbrot? Frisches Knabbergemüse! Es hilft, satt zu werden und liefert wichtige Nährstoffe, aber zum Glück keine nennenswerte Menge an Kalorien.

Ein weiterer Pluspunkt: Das kräftige Kauen regt die Durchblutung des Gehirns an und steigert so das Konzentrationsvermögen. Also: am besten täglich eine Portion einpacken und zur Arbeit mitnehmen.

Möhren

Gut zu wissen: Tief orange sind die Rüben, wenn sie viel Betacarotin enthalten. Der Farbstoff wird vom Körper nach Bedarf in Vitamin A umgewandelt und unterstützt unter anderem die Sehkraft. Wer Möhren jedoch einfach so knabbert, nimmt kein Betacarotin auf. Wer mehr will als einen Magenfüller, zerkleinert sie und gibt ein paar Tropfen Öl hinzu. Nur so kommt der Körper an nennenswerte Mengen des Vitamins.

Zum Mitnehmen: Möhren schälen und reiben. Mit etwas Zitronensaft und Öl in eine fest schließende Dose geben.

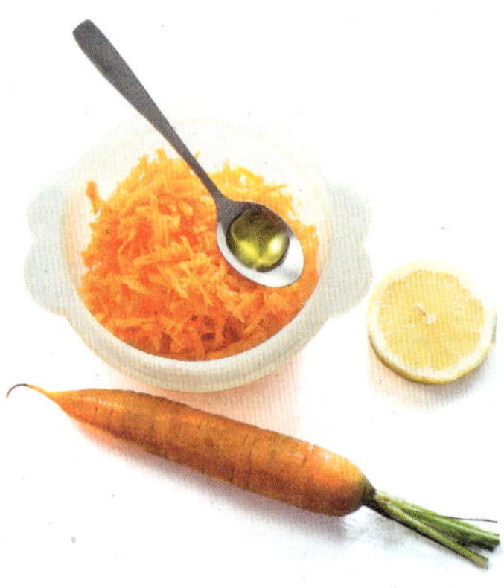

Paprikaschoten

Gut zu wissen: Die Schoten punkten mit ihrem hohen Vitamin-C-Gehalt. Vor allem vollreife rote Exemplare eignen sich gut zum Rohessen. Vielarbeiter mit empfindlichem Magen entfernen die harte Haut der Paprikaschoten mit einem Sparschäler. Eine 150 Gramm schwere Frucht liefert nur 42 Kalorien, aber 5 Gramm Ballaststoffe, 6 Mineralstoffe und 5 Vitamine.

Zum Mitnehmen: Die Schoten vierteln, Stielansatz und Kerne herausschneiden, Fruchtfleisch abspülen und platzsparend in einen Frischhaltebeutel stecken.

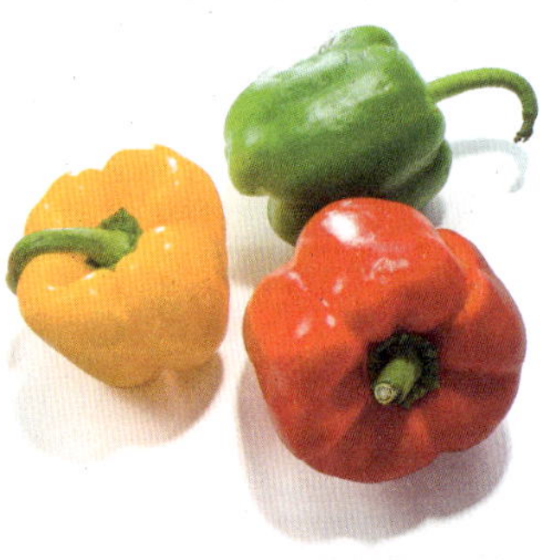

Salatgurken

Gut zu wissen: Gurken liefern zwar nicht besonders große Vitaminmengen, aber gemessen am geringen Kaloriengehalt sind sie beachtlich. Das Light-Gemüse besteht zu 97 Prozent aus Wasser und liefert bei nur etwa 60 Kalorien pro Pfund recht viele Mineralstoffe, insbesondere Kalium, das als Gegenspieler von Kochsalz den Blutdruck senkt (siehe S. 66/67). Außerdem steckt in Gurken ein bisschen Eisen, Zink und Fluor.

Zum Mitnehmen: Gurke gründlich waschen und ungeschält einpacken. Erst kurz vor dem Essen in mundgerechte Stücke schneiden.

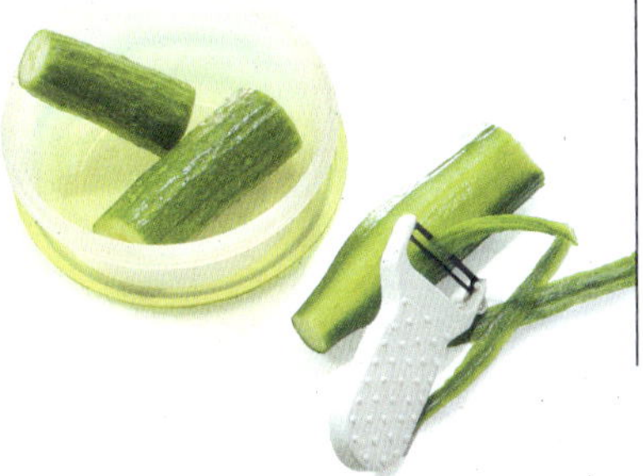

Sauerkraut

Gut zu wissen: Das günstige milchsaure Gemüse enthält fast doppelt so viel Vitamin C wie durchschnittliche Äpfel, dabei aber nur ein Drittel der Kalorien und keinen Zucker. Sauerkraut unterstützt das Mikrobiom (siehe S. 114/115) und liefert damit eine gute Basis für die Immunabwehr des Körpers. Die reichlich enthaltenen Ballaststoffe helfen beim Sattwerden. Aber: Nur frisches Sauerkraut schmeckt roh, Dosenware nicht.

Zum Mitnehmen: Die Tagesration in eine fest schließende Dose packen.

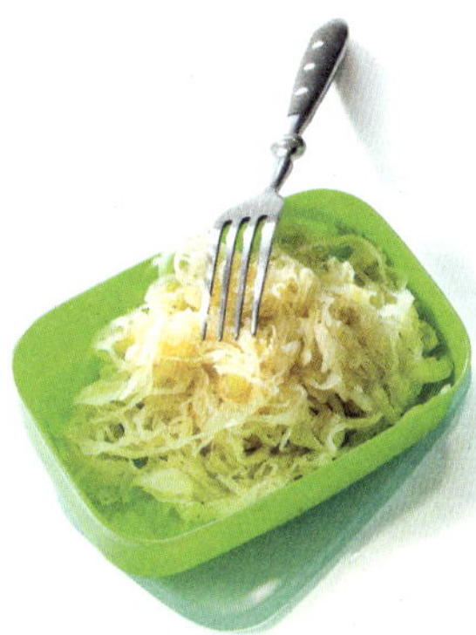

Stangensellerie

Gut zu wissen: Die hellgrünen Bündel liefern reichlich Vitamine und ätherische Öle, die dem Gemüse nicht nur seinen intensiven Geschmack verleihen, sondern auch den Stoffwechsel anregen. Gut für Gestresste mit hohem Blutdruck: Staudensellerie enthält einen Wirkstoff, der die Muskeln der Blutgefäße entspannt und auf diese Weise hilft, den Blutdruck zu regulieren.

Zum Mitnehmen: Einzelne Stangen waschen, unansehnliche Stellen abschneiden, zähe Fäden von unten nach oben abziehen. Stangen dann halbieren und in einen Frischhaltebeutel verpacken.

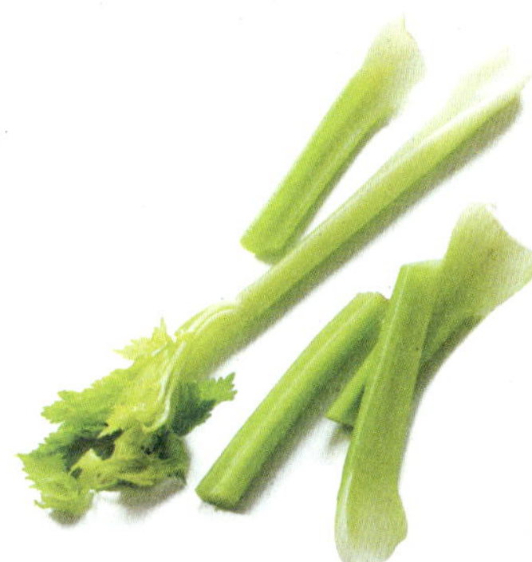

Unbeschwert genießen, satt werden und dabei langsam, aber sicher abnehmen – das ist das Ziel. Der Weg dahin beginnt bei der Auswahl hochwertiger Lebensmittel. Dank fundierter Informationen und guter Planung kaufen wir davon nur so viel, wie wir brauchen. Das Wichtigste aber: Auch beim Abnehmen sollen Qualität und köstliche Vielfalt im Mittelpunkt stehen.

WAS?

GUTES KAUFEN UND ZUBEREITEN

MYTHEN ENTZAUBERT: NEUE EINSICHTEN DER FORSCHUNG

Nie zuvor waren wir ernährungsbewusster als heute. Wir haben Zugang zu einer riesigen Menge an Lebensmitteln und können uns aussuchen, was wir essen wollen – und was nicht. Trotz dieser Auswahl ist es nicht so leicht, sich ausgewogen und abwechslungsreich zu ernähren. Hinzu kommt, dass uns Snacks und „Convenience-Food" auf Schritt und Tritt begleiten, wir uns kaum noch Zeit zum Essen nehmen. Kein Wunder, dass Übergewicht auf dem besten Weg ist, Volkskrankheit Nummer eins zu werden.

Was macht uns dick?

Unsere Lebensmittel, sagen Forscher, sind in hohem Maß „insulinogen" geworden. Sie meinen damit, dass viele Produkte im Körper das Speicherhormon Insulin freisetzen, weil sie überreichliche Mengen an Zucker und Stärke, aber wenige Ballaststoffe liefern. Die Folgen: Unser Appetit läuft aus dem Ruder, wir nehmen zu.

Vor allem im vergangenen Jahrzehnt haben Veränderungen bei Anbau und Verarbeitung unserer Lebensmittel solche Wirkungen ausgelöst und beschleunigt. Vor den Effekten warnten Forscher schon in den 1970er-Jahren: Überschüssige Fettreserven würden den Stoffwechsel stressen, chronische Entzündungen anfeuern, den Blutdruck erhöhen und die Gelenke belasten. Damals wurden ihre Empfehlungen überhört und überstimmt. Als größten Risikofaktor für ernährungsbedingte Erkrankungen bezeichnete man gesättigte Fettsäuren. Heute ist klar, dass die von ihnen ausgehende Gefahr übertrieben wurde. Wer anstelle von Fett mehr raffinierte Kohlenhydrate isst, verbessert seine Laborwerte nur in wenigen Fällen, denn der Körper verwandelt überschüssige Kohlenhydrate in gesättigte Fettsäuren.

Lernen auf der Marsmission

Auch der richtige Umgang mit Salz war Ende des vorigen Jahrhunderts ein zentrales Thema, wenn es um die Ernährung ging. Seit den 1970er-Jahren stritten Wissenschaftler und Interessengruppen darüber, ob die weißen Kristalle tatsächlich eine so schädliche Wirkung entfalten, dass wir den Salzstreuer verbannen müssten – oder ob der Einfluss von Salz nicht doch zu gering ist, als dass wir ihm die Schuld an Krankheiten geben könnten, die aus Übergewicht und hohem Blutdruck resultieren.

Die Debatte hat sich beruhigt, seit ein internationales Forscherteam während einer simulierten Marsmission den Salzhaushalt des Körpers unter streng kontrollierten Bedingungen untersuchte. Die Forscher überwachten sowohl das Essen der Versuchspersonen als auch ihren Flüssigkeitshaushalt – mit teils spektakulären Ergebnissen. Anders als erwartet, schwankte der Salzgehalt im Urin der Testpersonen enorm. Auf der Suche nach der Ursache entdeckten die Mediziner, dass der menschliche Körper einen Teil des Kochsalzes speichert und erst verzögert wieder abgibt. Er verwahrt das Salz über Wochen und sogar Monate in Haut und Muskeln – ursprünglich wohl als Reserve für schlechte, salzarme Zeiten.

Gesalzen, aber nicht giftig

Wie sich zeigte, reden unsere Gene ein entscheidendes Wörtchen mit, wenn es darum geht, wie wir auf Salz reagieren. So vermag nur etwa jeder zweite Betroffene seinen Blutdruck zu senken, indem er weniger Salz isst. Gesunde Menschen können also entspannt weitersalzen. Wer jedoch abnehmen will, sollte nicht zu oft in die Chipstüte greifen. Anders, als man früher dachte, verursacht übermäßige Salzzufuhr nicht in erster Linie Durst. Sie wirkt als eine Art Geschmacksverstärker, regt den Appetit an und kann so Übergewicht fördern.

Nährstoffe wirken individuell

Vielleicht die wichtigste Erkenntnis der vergangenen Jahre: Lebensmittel und ihre Nährstoffe wirken auf Menschen unterschiedlich. So regelt unser Erbgut, ob wir aus demselben Essen viel oder wenig Eisen aufnehmen. Auch die Reaktion auf Koffein ist typbedingt. Bei einigen Menschen verpufft die anregende Wirkung schnell, bei anderen erst nach Stunden.

Fettpolster sind kein Schicksal

Nicht nur übermäßiges Essen und Bewegungsmangel lösen Übergewicht aus. Eine Rolle spielen auch geerbte Veranlagungen. Bekannt sind bislang mehr als 100 Genvarianten, die unser Körpergewicht in der einen oder anderen Richtung beeinflussen. Bevor wir deshalb jedoch in Resignation versinken: Nur sehr wenige Menschen sind übermächtigen Dickmachergenen hilflos ausgeliefert. Alle anderen können diese durch ihr Verhalten beeinflussen. Fachleute nennen diesen nützlichen Anpassungsmechanismus an die Umweltbedingungen Epigenetik. Schalten wir zum Beispiel durch allzu ausdauerndes Schlemmen einige günstige Gene stumm, lassen sich diese durch Esspausen, geringe Energiezufuhr und Sport wieder aktivieren. Dann funktionieren Fett- oder Zuckerstoffwechsel nach einer Weile wieder besser und unterstützen uns sogar beim Abnehmen. Das Motto könnte also lauten: Nur nicht aufgeben!

REGELN FOLGEN?

TRADITIONELLE DIÄTEN SCHREIBEN genau vor, was man essen darf und was nicht – detaillierte Speisepläne und verbotene Lebensmittel inklusive.

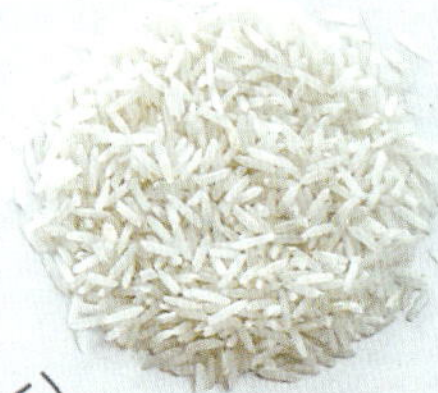

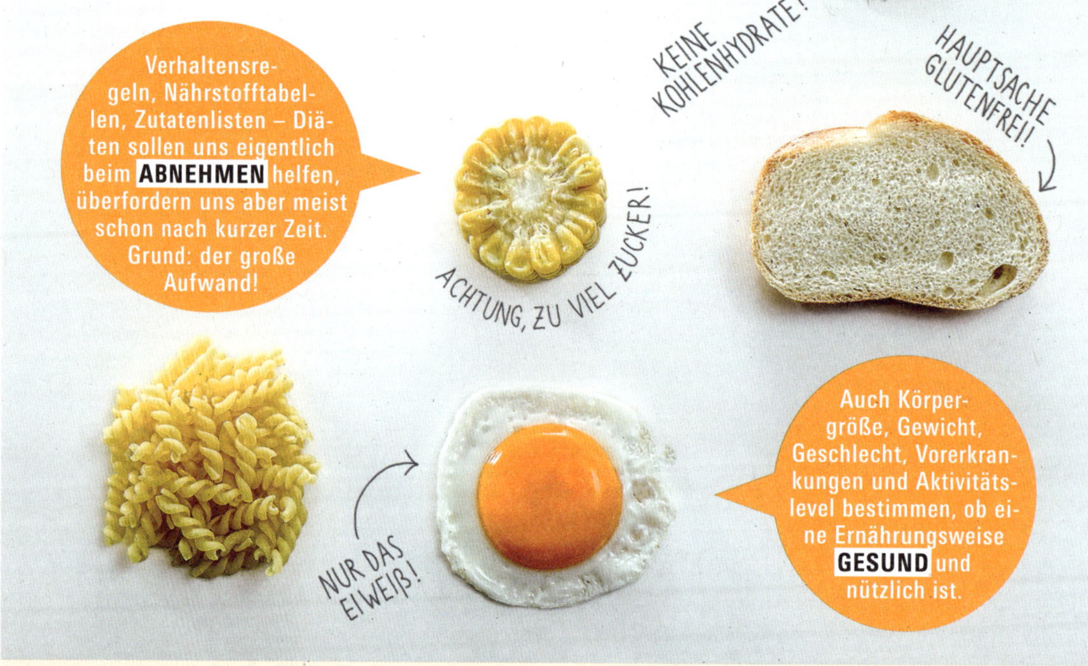
KEINE KOHLENHYDRATE!
HAUPTSACHE GLUTENFREI!
ACHTUNG, ZU VIEL ZUCKER!
NUR DAS EIWEIß!

Verhaltensregeln, Nährstofftabellen, Zutatenlisten – Diäten sollen uns eigentlich beim **ABNEHMEN** helfen, überfordern uns aber meist schon nach kurzer Zeit. Grund: der große Aufwand!

Auch Körpergröße, Gewicht, Geschlecht, Vorerkrankungen und Aktivitätslevel bestimmen, ob eine Ernährungsweise **GESUND** und nützlich ist.

WAS AUF DEN TELLER KOMMT, entscheidet bei vielen Menschen die jeweils aktuelle Diät. In dieser Zeit gibt es mehr Kohlenhydrate, Fett oder Eiweiß. Oder weniger – je nachdem, was der Erfinder des Konzepts für wichtig hält. Doch was für manchen gut ist, passt nicht für alle. Jeder Mensch reagiert unterschiedlich auf die gleiche Nahrung und ein ähnliches Maß an Bewegung – das haben Untersuchungen gezeigt. Besser als die Ernährung streng zu steuern, ist es deshalb herauszufinden, welcher Weg langfristig der richtige ist.

SELBST ENTSCHEIDEN!

ESSEN, WAS EINEM SCHMECKT und trotzdem abnehmen. Geht nicht? Geht doch! Vorausgesetzt, man hält sich an Mahlzeiten und macht dazwischen Pause.

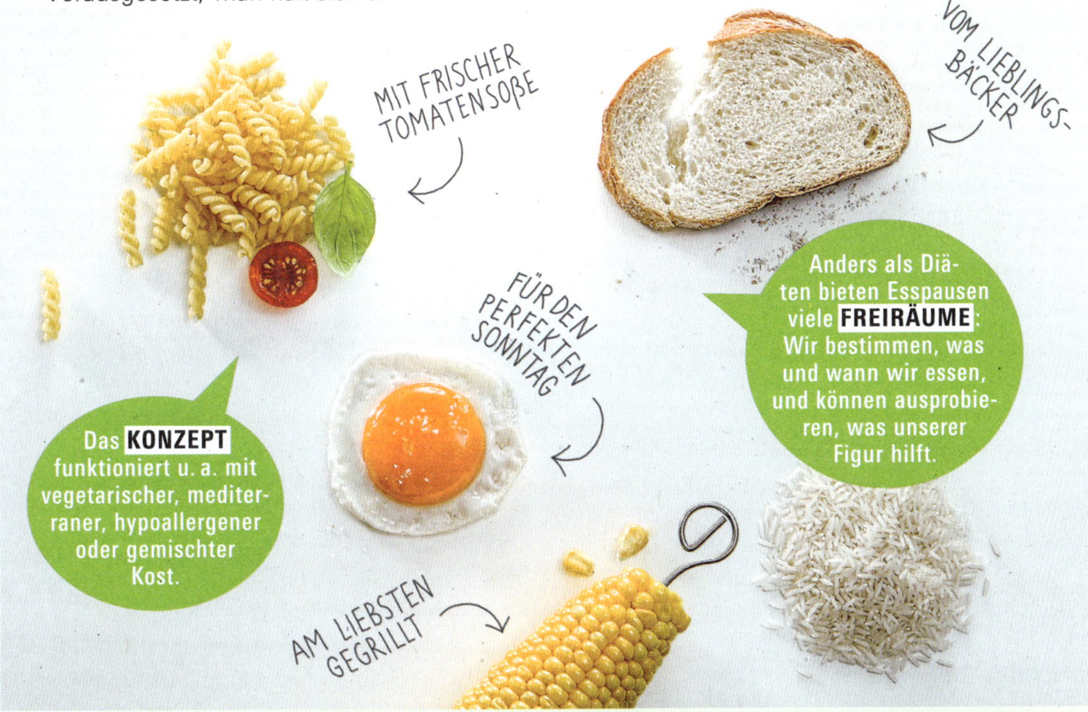

Anders als Diäten bieten Esspausen viele **FREIRÄUME**: Wir bestimmen, was und wann wir essen, und können ausprobieren, was unserer Figur hilft.

Das **KONZEPT** funktioniert u. a. mit vegetarischer, mediterraner, hypoallergener oder gemischter Kost.

KLAR: ICH MÖCHTE ABNEHMEN. Aber nicht mein ganzes Leben auf den Kopf stellen! Den einen, allein selig machenden Weg zum Wohlfühlgewicht gibt es nicht. Wie man seinen Teller füllt, das richtet sich nach Vorlieben, Einkaufsmöglichkeiten, Geldbeutel und Umfeld. Wer Kuchen liebt, einer krankheitsbedingten Diät folgt oder bestimmte Lebensmittel verabscheut, kann trotzdem jederzeit mit regelmäßigen Esspausen beginnen. Auch Allergien, Unverträglichkeiten oder besondere Veranlagungen sind da keine Hürden.

WARUM SALZ UND KALIUM EIN TOLLES TEAM SIND

Salz ist lebenswichtig – und hat dennoch einen schlechten Ruf. Viele Menschen essen betont salzarm, weil das früher oft empfohlen wurde (siehe S. 63). Ratsam ist das jedoch längst nicht für jeden. Hochbetagte, die ohnehin wenig essen, kommen dann in Sachen Salz oft zu kurz und ihr Kreislauf leidet. Ohne die weißen Kristalle, im Fachjargon Natriumchlorid genannt, würde der Transport von Wasser und Nährstoffen im Körper zusammenbrechen, die Nerven hätten Mühe, Signale zu übertragen, und die Muskeln würden schwächer. Damit sich andererseits nicht zu viel Salz im Körper ansammelt, werden eventuelle Überschüsse bei gesunden Menschen über die Nieren ausgeschieden.

Gemeinsam sind sie stark

Unser Körper braucht Kochsalz, um genügend Wasser zu binden – aber auch Kalium, um überschüssige Flüssigkeit wieder loszuwerden. Gemeinsam arbeiten die beiden Mineralstoffe daran, den Wasserhaushalt des Körpers auszubalancieren. Als Partner und Gegenspieler wachen sie über Muskeln, Herzfunktion und Blutdruck.

Kalium für den Kreislauf

Ein Risiko scheint in einer zu knappen Versorgung mit Kalium zu liegen. Den täglichen Bedarf an diesem wichtigen, aber wenig populären Mineralstoff schätzen Experten auf etwa 4 Gramm. Schon diese Menge Kalium kann bei Menschen, deren Blutdruck zu hoch ist, regulierend wirken und das Risiko für einen Schlaganfall reduzieren. Wer oft auswärts isst und dabei reichlich Salz auf den Teller bekommt, kann mit frischem Gemüse aus der eigenen Küche und Früchten der Saison einen Ausgleich schaffen.

In Esspausen auf Salzzufuhr achten

Hat man länger nichts gegessen und kommt dann beim Sport richtig ins Schwitzen, droht Gefahr – vor allem, wenn man literweise Leitungswasser trinkt, um den Magen zu füllen und den Hunger zu dämpfen. Schwemmt der Körper mit der Flüssigkeit immer mehr Kochsalz aus, kann der Blutdruck absacken. Sportler nennen das „sich trocken trinken". Ideal als Vorsichtsmaßnahme gegen Kreislaufschwäche in Esspausen sind Brühen mit einer Prise Salz.

KALIUM

DIE BESTEN LIEFERANTEN: Der Mineralstoff hilft dem Körper, einen Überhang an Salz auszugleichen.

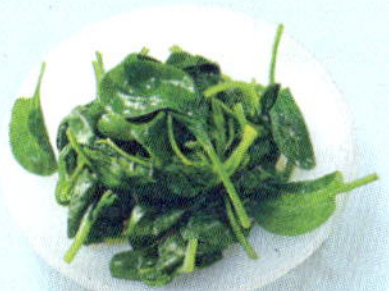

Spinat
150-g-Portion:
800 mg Kalium
39 Kalorien

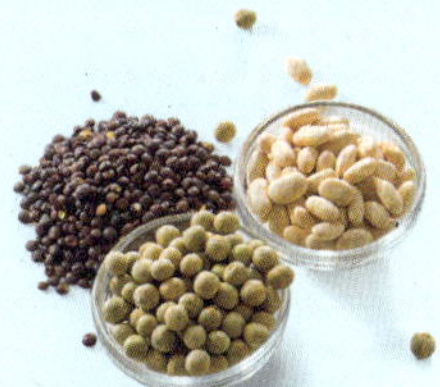

Hülsenfrüchte
70-g-Portion:
590–935 mg Kalium
200–240 Kalorien

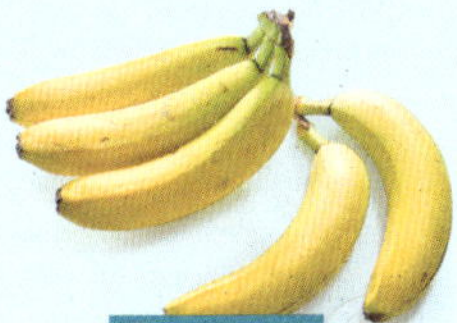

Bananen
150-g-Portion:
550 mg Kalium
135 Kalorien

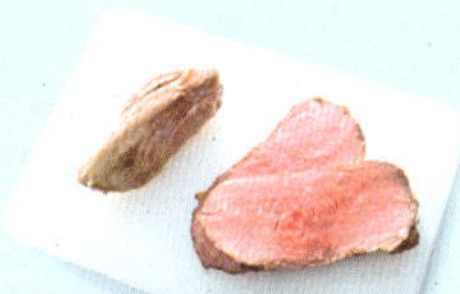

Schweinefleisch
150-g-Portion:
440–520 mg Kalium
160 Kalorien

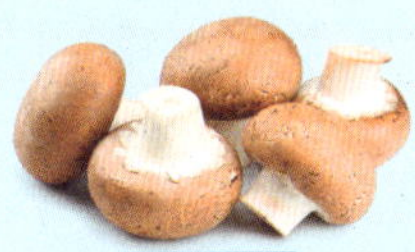

Pilze
150-g-Portion:
490–580 mg Kalium
30–55 Kalorien

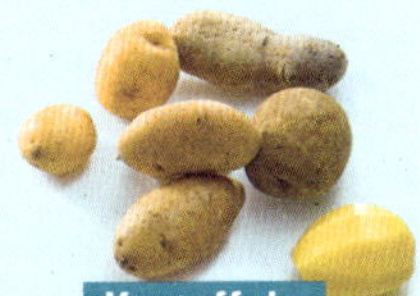

Kartoffeln
150-g-Portion:
570 mg Kalium
114 Kalorien

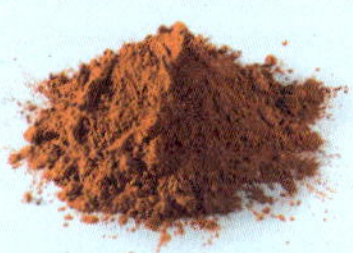

Kakaopulver
10-g-Portion:
365 mg Kalium
39 Kalorien

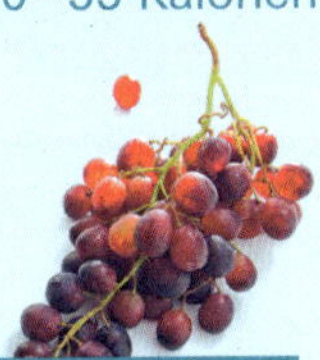

Weintrauben
100-g-Portion:
200 mg Kalium
72 Kalorien

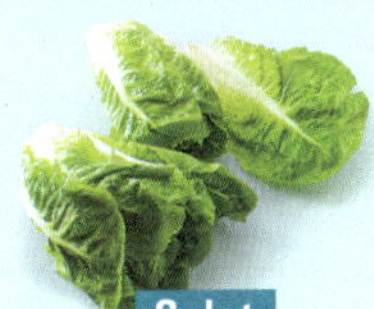

Salat
50-g-Portion:
300 mg Kalium
14 Kalorien

KALORIEN SPAREN?

RICHTWERTE FÜR DIE TÄGLICHE ENERGIEZUFUHR nutzen dem Einzelnen wenig. Viel wichtiger ist es, sich wirklich satt zu essen.

Wie viel Energie der Körper aus einem Lebensmittel tatsächlich bezieht, lässt sich in keiner **TABELLE** finden.

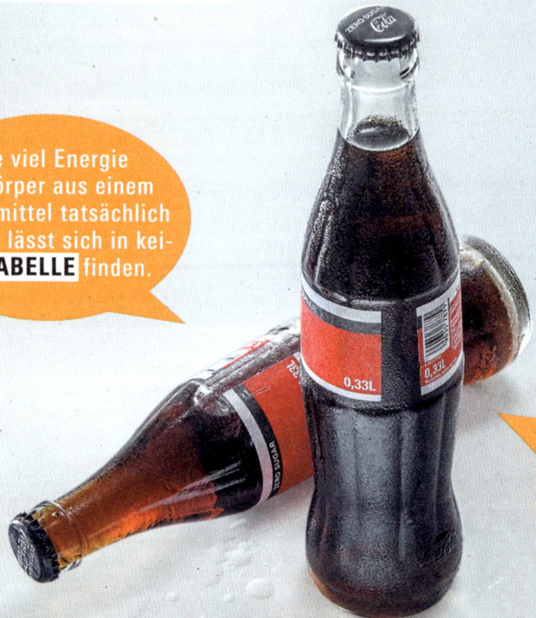

ACHTUNG!

Viele industriell verarbeitete Lebensmittel und solche mit viel Weißmehl oder Zucker wie Tiefkühlpizza oder Cola decken zwar den Energiebedarf – machen aber nicht auf Dauer satt.

Kalorienreiche Nahrungsmittel wie etwa Nüsse können sogar beim **ABNEHMEN** helfen, weil der Körper einen Teil der Nährstoffe gar nicht aufnimmt, sondern einfach wieder ausscheidet.

SEIT 100 JAHREN ermahnen uns Experten, weniger Kalorien zu uns zu nehmen, wenn wir allzu runde Bäuche loswerden wollen. Doch das dauernde Zählen führt zu einem permanenten inneren Zwiespalt: Auf der einen Seite wollen wir unser Essen wie alle anderen genießen – auf der anderen jedoch unser Gewicht bis aufs Gramm kontrollieren. Inzwischen weiß man: So funktioniert Schlankwerden nicht. Wie viel Energie der Körper aus einem Lebensmittel gewinnt und wie er sie verwendet, hängt sehr stark von der individuellen Veranlagung ab.

KALORIEN VERBRAUCHEN!

DEN STOFFWECHSEL ANFEUERN, damit er mehr Energie umsetzt – wer Hanteln stemmt, scharf isst und kalt duscht, ist auf dem richtigen Weg!

Wer regelmäßig die **MUSKELN** trainiert, verbraucht mehr Energie.

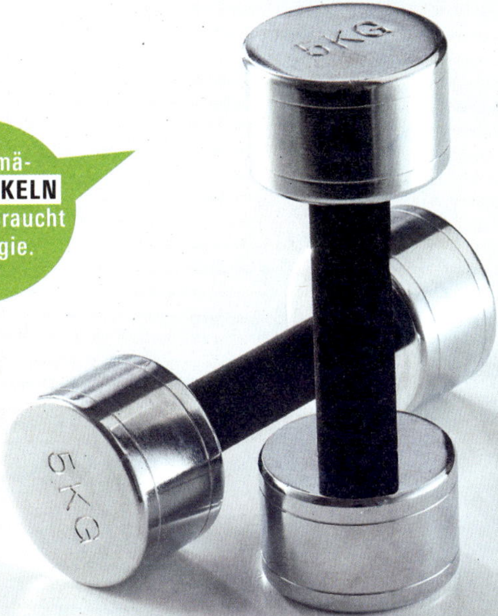

Scharfe Gewürze wie Pfeffer, Chili und Ingwer setzen die körpereigene **HEIZUNG** in Gang. Auch Gänsehaut steigert den Energieverbrauch: Setzen Sie Kältereize, indem Sie kalt duschen oder im kalten See schwimmen.

PERFEKT!

Wie Studien belegen, fördert auch ausreichender Schlaf den Kalorienverbrauch, weil dann der Stoffwechsel aktiver ist.

WÄRE ES NICHT WUNDERBAR, könnten wir unsere Fettzellen dazu bewegen, überzählige Kalorien zu verbrennen? Dann könnten wir uns endlich wieder satt essen! Forscher sagen: Da geht was! Gönnen wir unserem Magen zwischen den Mahlzeiten eindeutige Pausen, gehen wir auch bei eiskaltem Wetter an die frische Luft und würzen wir unser Essen häufiger scharf! Dann wandelt sich ein Teil der weißen in aktive braune Fettzellen um. Die lagern überschüssige Energie nicht, sondern verbrennen sie – als kleine biologische Heizkraftwerke.

ENERGYDRINK?

WACHMACHER AUS DER DOSE sollen viel beschäftigten Menschen Flügel verleihen. In Wirklichkeit fördern sie vor allem den Fettansatz.

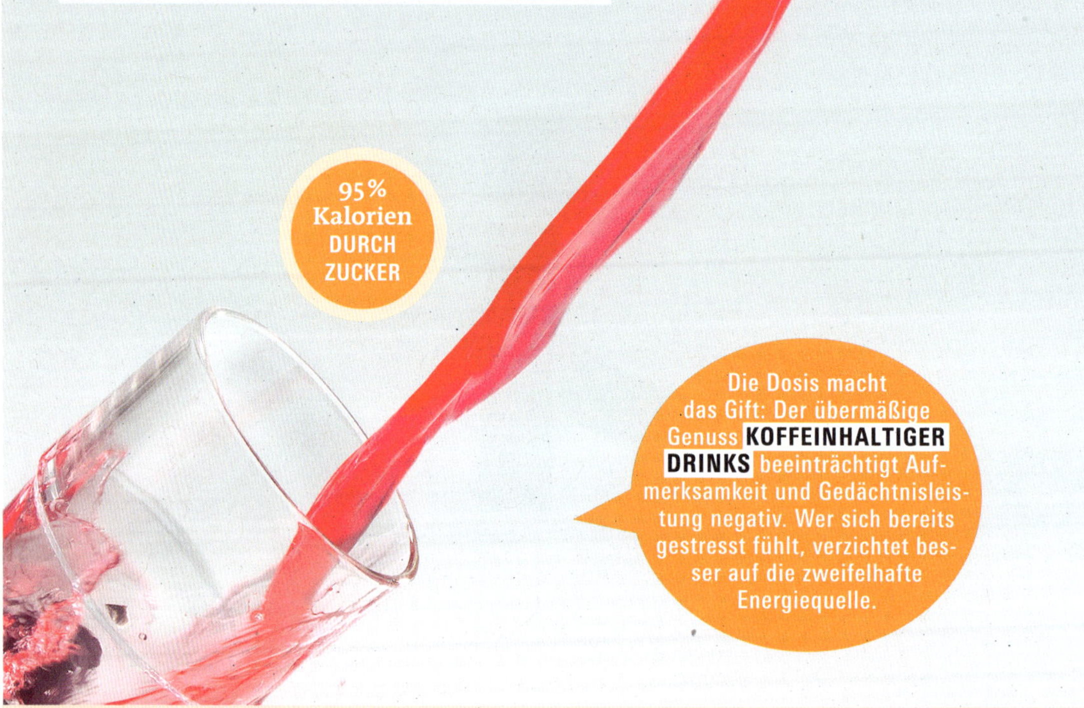

95% Kalorien DURCH ZUCKER

Die Dosis macht das Gift: Der übermäßige Genuss **KOFFEINHALTIGER DRINKS** beeinträchtigt Aufmerksamkeit und Gedächtnisleistung negativ. Wer sich bereits gestresst fühlt, verzichtet besser auf die zweifelhafte Energiequelle.

ALS WAHRE WUNDERMITTEL BEWORBEN, enthalten Energydrinks vor allem Zucker und Koffein. Erlahmen die geistigen Kräfte, helfen sie deshalb auch nicht besser als eine oder zwei Tassen Kaffee – sind aber Dickmacher. Experten warnen zudem davor, pro Tag mehr als zwei Dosen à 250 Milliliter zu trinken, da empfindliche Menschen Herzrhythmusstörungen bekommen könnten. Überdies weiß derzeit niemand, wie die Mixturen aus angeblich anregenden Stoffen, Pflanzenextrakten und künstlichen Vitaminen im Körper reagieren.

SALBEITEE!

SUD AUS DER HEILPFLANZE: kalorienfrei und gut für die grauen Zellen. Salbeitee bringt das Gedächtnis auf Trab. Klingt unwahrscheinlich, ist aber wissenschaftlich erwiesen.

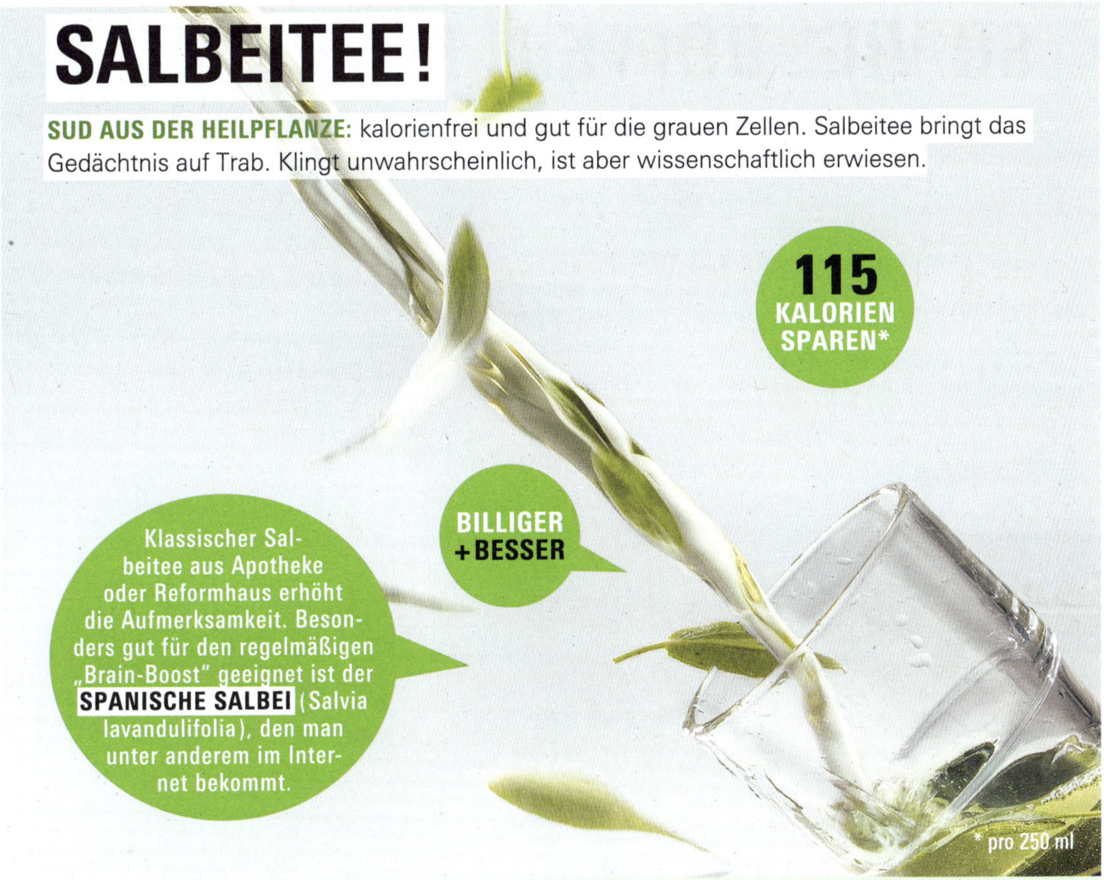

115 KALORIEN SPAREN*

BILLIGER + BESSER

Klassischer Salbeitee aus Apotheke oder Reformhaus erhöht die Aufmerksamkeit. Besonders gut für den regelmäßigen „Brain-Boost" geeignet ist der **SPANISCHE SALBEI** (Salvia lavandulifolia), den man unter anderem im Internet bekommt.

* pro 250 ml

DIE SACHE IST NICHT GANZ NEU: Schon mittelalterliche Ärzte verordneten ihren Patienten Salbei für ein gutes Erinnerungsvermögen. Forscher wiesen inzwischen mit umfassenden neuropsychologischen Tests nach, dass Salbei-Extrakt bei gesunden Erwachsenen tatsächlich das Gedächtnis stärkt und die Stimmung aufhellt. Neben anderen Stoffen ist wahrscheinlich das ätherische Öl Cineol für die Wirkung verantwortlich. Zusätzliche Argumente für das Getränk sind dessen entzündungshemmende Eigenschaften und die Wirkung als Antioxidans.

SO VIEL KOFFEIN IST DRIN

ALLTAGSDROGE: Ab und zu kann uns Koffein als Wachmacher dienen, doch mehr als 300 Milligramm am Tag sind nicht zu empfehlen.

Konsequenter Verzicht auf Koffein, kombiniert mit einem Rückzug von der Reizflut des Alltags ist eine erste Hilfe gegen Stress und Erschöpfung. Das heißt: am Wochenende PC, Telefon und Fernseher besser abschalten und möglichst lange schlafen.

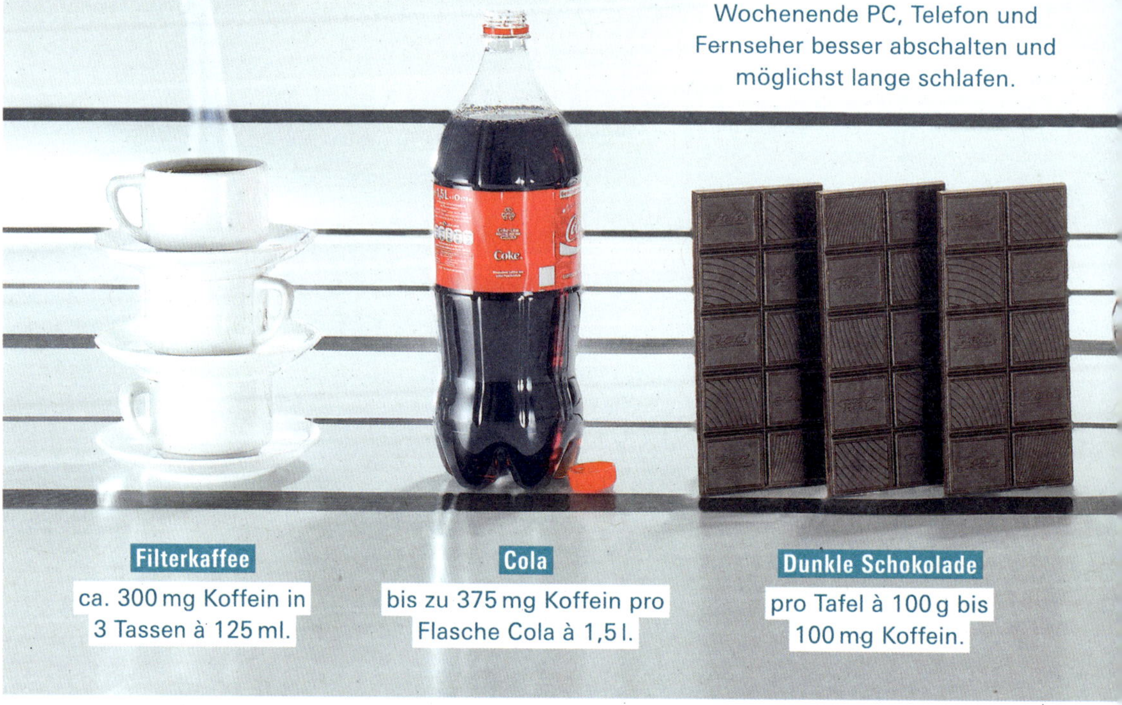

Filterkaffee
ca. 300 mg Koffein in 3 Tassen à 125 ml.

Cola
bis zu 375 mg Koffein pro Flasche Cola à 1,5 l.

Dunkle Schokolade
pro Tafel à 100 g bis 100 mg Koffein.

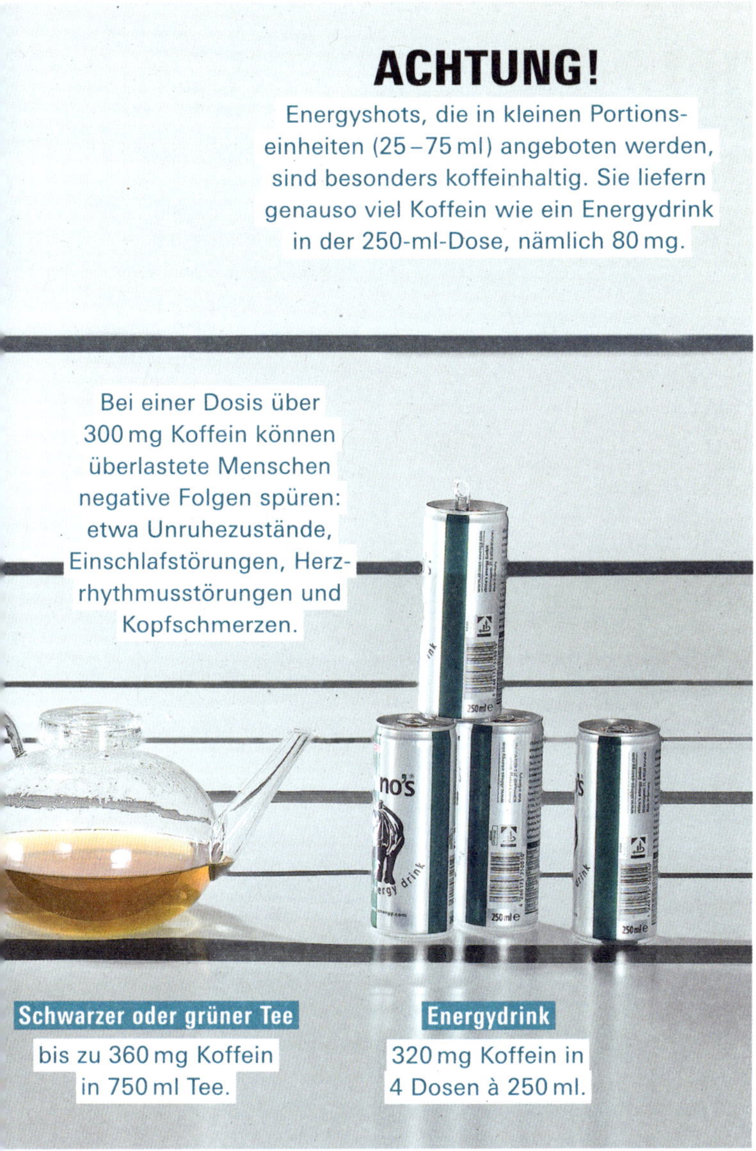

ACHTUNG!

Energyshots, die in kleinen Portionseinheiten (25–75 ml) angeboten werden, sind besonders koffeinhaltig. Sie liefern genauso viel Koffein wie ein Energydrink in der 250-ml-Dose, nämlich 80 mg.

Bei einer Dosis über 300 mg Koffein können überlastete Menschen negative Folgen spüren: etwa Unruhezustände, Einschlafstörungen, Herzrhythmusstörungen und Kopfschmerzen.

Schwarzer oder grüner Tee

bis zu 360 mg Koffein in 750 ml Tee.

Energydrink

320 mg Koffein in 4 Dosen à 250 ml.

KEIN TAG OHNE? Koffein soll im Alltag die Müdigkeit bezwingen und das Leistungsvermögen steigern. Wer es jedoch mit dem Konsum der stimulierenden Substanz übertreibt, bewirkt genau das Gegenteil. Ist die Dosis zu groß, verstärkt und verlängert der Wachmacher die Wirkung von Stresshormonen. Weil er das Schlafbedürfnis reduziert und den Schlaf leichter macht, verhindert er die notwendige Erholung. Schlimmer noch: Schlafmangel stört den Energiestoffwechsel, verstärkt den Hunger und fördert die Gewichtszunahme.

Wie anregend Koffein tatsächlich wirkt, das ist von Mensch zu Mensch unterschiedlich. Bei einigen von uns baut die Leber den belebenden Wirkstoff sehr schnell ab, bei anderen sehr langsam. Energydrinks wirken bei gleichem Koffeingehalt oft stärker als eine Tasse Kaffee.

GEHALTVOLL?

FALSCHMELDUNGEN AUS DEM BAUCH lassen uns mehr essen, als wir bräuchten. Sind wir dann doch endlich satt, war es bereits zu viel des Guten.

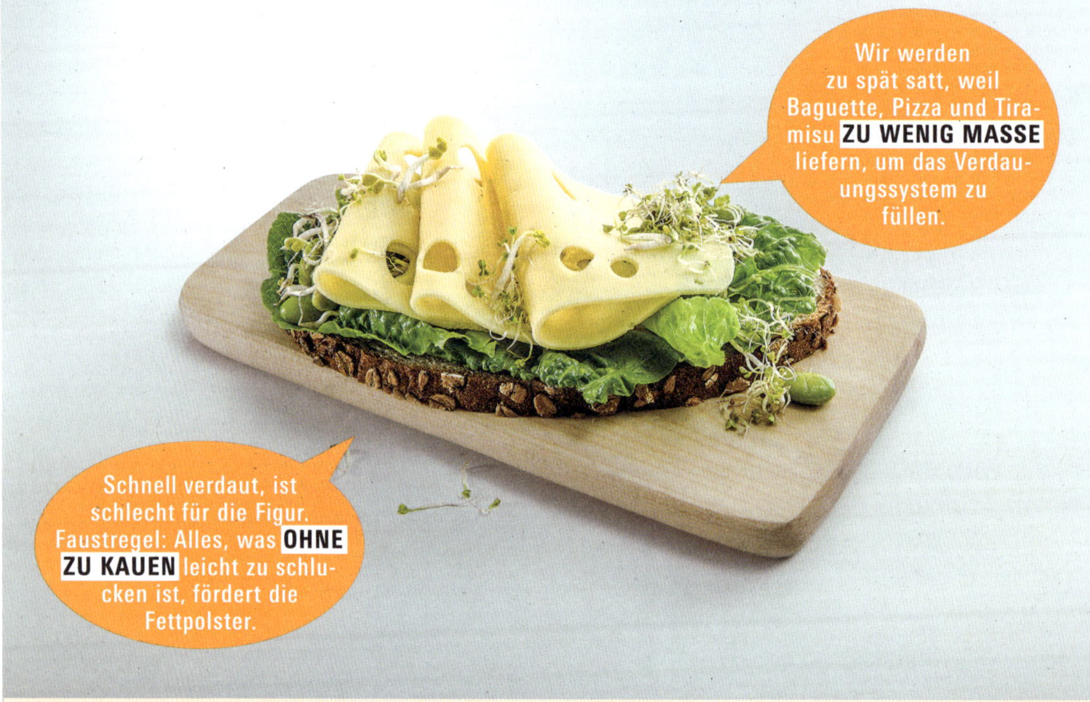
Wir werden zu spät satt, weil Baguette, Pizza und Tiramisu ZU WENIG MASSE liefern, um das Verdauungssystem zu füllen.
Schnell verdaut, ist schlecht für die Figur. Faustregel: Alles, was OHNE ZU KAUEN leicht zu schlucken ist, fördert die Fettpolster.

UNSERE URALTE BIOLOGIE hat uns mit einem prächtigen Stoppsignal gegen ausufernden Appetit versorgt: dem Gefühl, satt zu sein. Doch heute bringen wir es fertig, diesen archaischen Mechanismus auszuhebeln. Moderne, hoch verarbeitete Lebensmittel setzen die bewährten Signale außer Kraft. Vieles, was wir essen, füllt zwar den Energiepool, nicht aber Magen und Darm! Wir lieben Reichhaltiges, Weiches und Cremiges, das aufgrund vieler Kohlenhydrate schnell verdaut wird. So merkt unser Körper nicht mehr rechtzeitig, wann es genug ist.

MAGEN VOLL!

DIE NATÜRLICHE ART, SATT ZU WERDEN: viel pflanzliche Kost auf den Speiseplan setzen, gut kauen und auf Stoppsignale des Körpers hören.

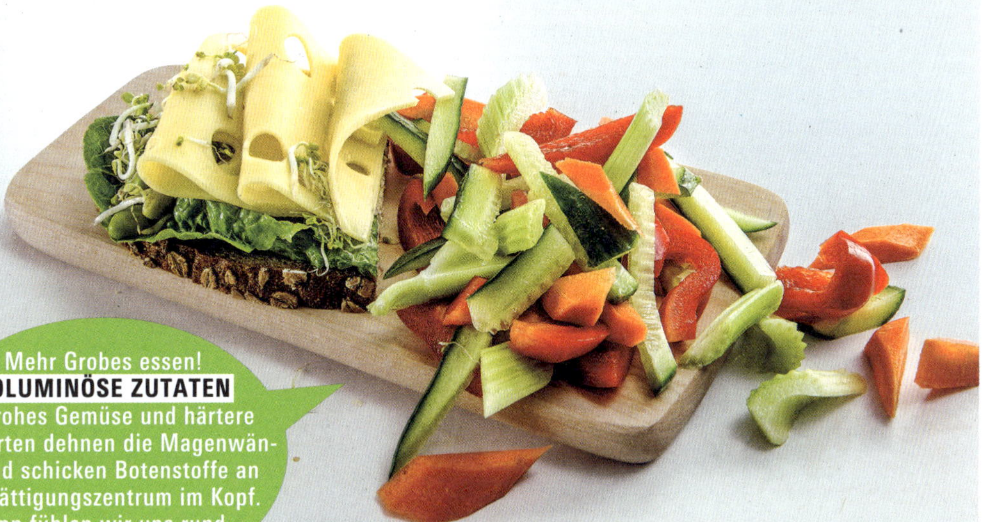

Mehr Grobes essen! **VOLUMINÖSE ZUTATEN** wie rohes Gemüse und härtere Obstsorten dehnen die Magenwände und schicken Botenstoffe an das Sättigungszentrum im Kopf. Dann fühlen wir uns rundum zufrieden.

SEIT MILLIONEN JAHREN ist der menschliche Magen auf eher grobe Kost wie Blätter, Früchte, Knollen und Körner eingestellt. Deshalb gehen noch heute rund 70 Prozent unseres Sättigungsgefühls auf einen gut gefüllten Verdauungstrakt zurück. Der Grund liegt in der harten Zellstruktur der Pflanzen, die wie eine Barriere wirken. Sie sorgt dafür, dass die Energie liefernden Nährstoffe nur langsam in die Blutbahn gelangen und den Blutzuckerspiegel für Stunden stabil halten. Der physische Hunger kehrt erst zurück, wenn die Vorräte verbraucht sind.

NÜSSE UND KERNE

Wegen ihres hohen Fettgehaltes galten sie lange als Dickmacher – ein Irrtum, wie die Forschung der vergangenen Jahre zeigt: In kleinen Mengen verzehrt, steigern Nuss- und Samenkerne das Körpergewicht keineswegs. Eventuell helfen sie sogar, es zu senken.

Über die Gründe lässt sich spekulieren: Vielleicht weil zum Beispiel Nusskerne vom Körper nicht vollständig verwertet werden, weil sie sehr satt machen oder den Fettstoffwechsel günstig beeinflussen.

Nüsse und Kerne unterstützen durch ihren Gehalt an Spurenelementen und Pflanzenstoffen wie Polyphenole die Gesundheit unserer Blutgefäße. Auch Herz und Kreislauf profitieren.

Haselnüsse

Bio-Fakten: Botanisch gesehen gehören Haselnüsse zu den wenigen echten Nüssen, weil sie eine vollständig verholzte Schale (Perikarp) besitzen.
Vorzüge: Ihr Geschmack ist unvergleichlich. Das feine Aroma stammt von der Substanz Filberton. Rösten vergrößert deren Menge um 600 bis 800 Prozent.

Gourmet-Tipp: Ganze Nüsse kaufen und im Backofen bei 190 Grad auf dem Blech in 5 bis 10 Minuten hell anrösten.

Nährstoffe:
Kalorien: 664
Protein: 16 g
Fett: 63 g
Ballaststoffe: 8 g

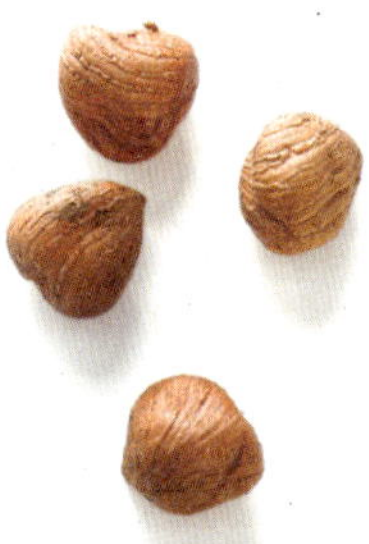

Walnüsse

Bio-Fakten: Angebaut werden die meisten Walnüsse in den USA. Besonders wohlschmeckend sind Walnüsse aus Frankreich.

Vorzüge: Der Gehalt an lebenswichtiger Linolensäure ist mit 9 Gramm pro 100 Gramm sehr hoch und übertrifft alle anderen Nusssorten.

Gourmet-Tipp: Immer frisch kaufen. Vorräte kühlen, eventuell einfrieren, weil die reichlich enthaltenen ungesättigten Fettsäuren leicht ranzig werden.

Nährstoffe:
Kalorien: 723
Protein: 16 g
Fett: 70 g
Ballaststoffe: 5 g

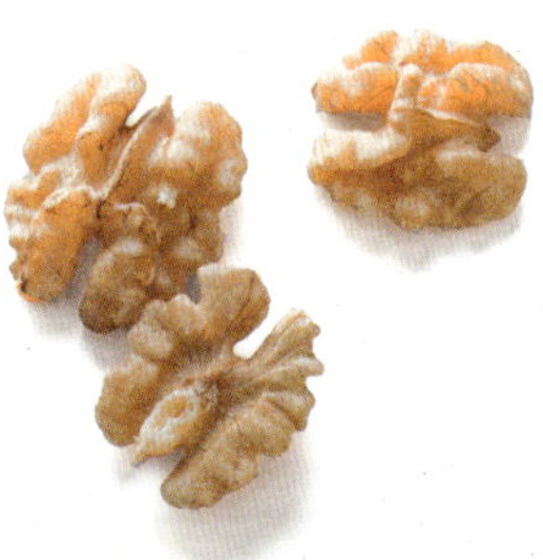

Mandeln

Bio-Fakten: Die bittere wilde Variante enthält das giftige Amygdalin. Bittermandelextrakte werden zum Aromatisieren genutzt.

Vorzüge: Süße Mandeln liefern mit knapp 20 Prozent ungefähr so viel Eiweiß wie Mozzarellakäse, die braune Haut steuert eine erhebliche Menge an Ballaststoffen bei, rund 10 Prozent.

Gourmet-Tipp: Mitsamt der braunen Schale bei 180 Grad im Ofen hell rösten.

Nährstoffe:
Kalorien: 611
Protein: 24 g
Fett: 53 g
Ballaststoffe: 11 g

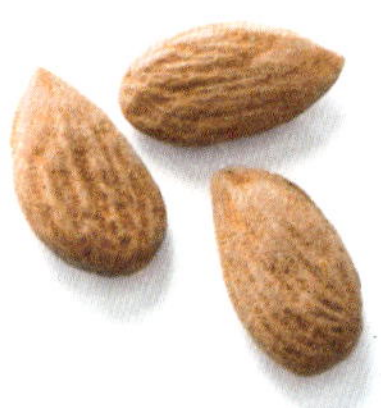

Erdnüsse

Bio-Fakten: Eigentlich sind Erdnüsse Hülsenfrüchte, werden jedoch zu den Nüssen gezählt. Meist gibt es sie geröstet, denn das Erhitzen macht sie länger haltbar und beseitigt Bitterstoffe.

Vorzüge: Erdnüsse bieten viel pflanzliches Protein – gut für alle, die wenig oder gar kein Fleisch essen.

Gourmet-Tipp: Zum Knabbern ungeschälte Erdnüsse kaufen. Sie enthalten kein zusätzliches Fett, und der Aufwand beim Schälen bremst den Appetit.

Nährstoffe:
Kalorien: 599
Protein: 29 g
Fett: 48 g
Ballaststoffe: 12 g

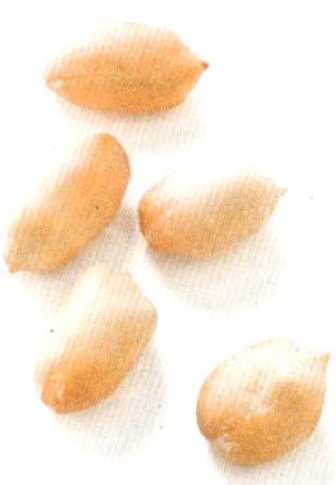

Kürbiskerne

Bio-Fakten: Kürbiskerne werden bereits auf dem Feld aus Ölkürbissen geholt. Deren Fruchtfleisch bleibt als Dünger zurück.

Vorzüge: Die intensiv grünen Samen enthalten reichlich bioaktive Pflanzenstoffe, die günstig auf Fettstoffwechsel und Hormonhaushalt wirken.

Gourmet-Tipp: Kürbiskerne im Kühlschrank aufbewahren. So bleibt ihr feines Aroma ein Jahr erhalten.

Nährstoffe:
Kalorien: 581
Protein: 35 g
Fett: 46 g
Ballaststoffe: 9 g

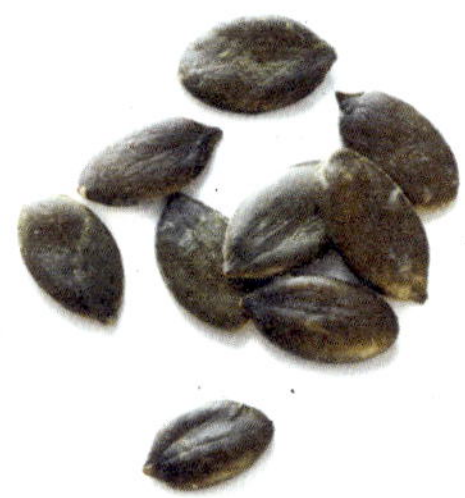

Sonnenblumenkerne

Bio-Fakten: Auf einer einzigen Blüte der für Speisezwecke angebauten Sonnenblumen wachsen 1 000 bis 1 500 der hellgrauen Nüsschen.

Vorzüge: Die preiswerten Kerne liefern bis zu 27 Prozent hochwertiges Protein und eine große Portion nervenstärkendes Lecithin.

Gourmet-Tipp: Sonnenblumenkerne erst ganz zum Schluss über das Müsli streuen und dann bewusst genießen.

Nährstoffe:
Kalorien: 491
Protein: 26 g
Fett: 26 g
Ballaststoffe: 6 g

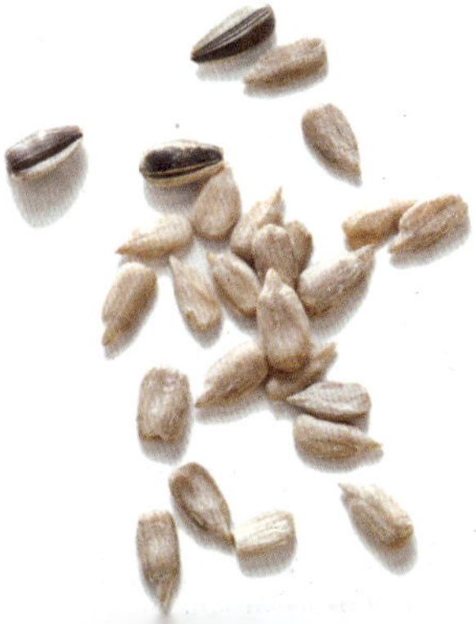

Cashewnüsse

Bio-Fakten: Cashewbäume gehören zur Familie der Sumachgewächse, deshalb vertragen Nussallergiker die Kerne meist gut.

Vorzüge: Sie sind reich an Phytosterolen, die die Aufnahme von Cholesterin im Darm bremsen und so helfen, den Cholesterinspiegel zu senken.

Gourmet-Tipp: Fürs Müsli anstelle gerösteter und gesalzener Cashews rohe Kerne im Asiamarkt kaufen und im Backofen selbst rösten.

Nährstoffe:
Kalorien: 598
Protein: 21 g
Fett: 47 g
Ballaststoffe: 3 g

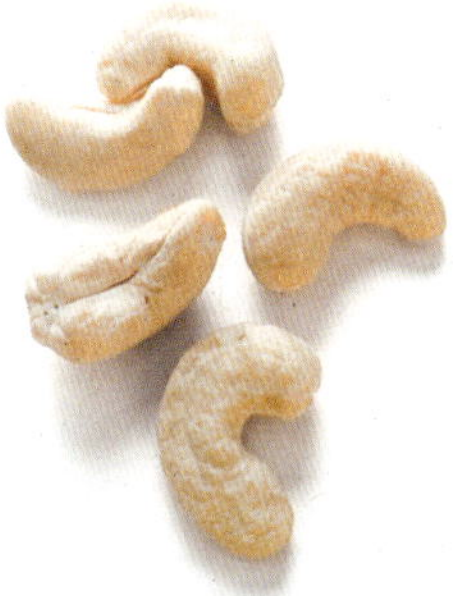

Macadamianüsse

Bio-Fakten: Ihre Schale widersteht üblichen Nussknackern, deshalb kommen die runden Nüsse nur geschält in den Handel.

Vorzüge: Ihr einzigartiger Geschmack lässt vergessen, dass sie bis zu über 70 Prozent aus Fett bestehen und die kalorienreichsten aller Nüsse sind.

Gourmet-Tipp: Leicht geröstet, schmecken Macadamianüsse noch intensiver. Dann reichen zwei oder drei gehackte Kerne, um ein Müsli zu veredeln.

Nährstoffe:
Kalorien: 719
Protein: 8 g
Fett: 73 g
Ballaststoffe: 11 g

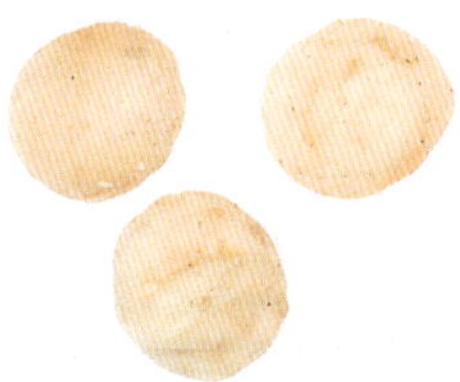

Paranüsse

Bio-Fakten: Die in Südamerika wild wachsende „Brasilnuss“ zählt zu den Kapselfrüchten und ist deshalb für Hasel- und Walnussallergiker verträglich.

Vorzüge: Vom immunstärkenden Spurenelement Selen enthalten sie mit 103 Mikrogramm pro 100 Gramm mehr als alle anderen Nusssorten.

Gourmet-Tipp: Der buttrige Geschmack von gehackten und in der Pfanne angerösteten Paranüssen passt gut zu vegetarischen und veganen Gemüsegerichten.

Nährstoffe:
Kalorien: 697
Protein: 16 g
Fett: 68 g
Ballaststoffe: 5 g

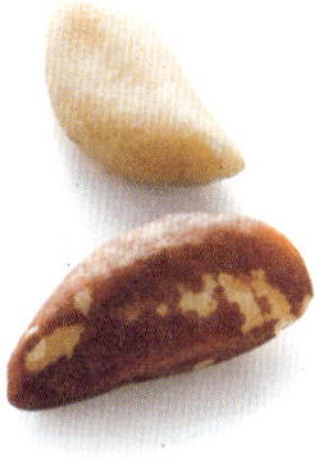

Pekannüsse

Bio-Fakten: Der Pekannussbaum gehört zur Familie der Walnussgewächse (Juglandaceae), deshalb Vorsicht bei Walnussallergie!

Vorzüge: Das Fruchtfleisch der Pekannüsse ist weicher als das anderer Nüsse. Ihre Schale ist dünn, sodass sich die Pekannuss ohne Nussknacker öffnen lässt.

Gourmet-Tipp: Schmecken sie bitter, sind sie ranzig. Die Nusskerne gekühlt aufbewahren und schnell verbrauchen. Mit Schale halten sie sich mehrere Monate.

Nährstoffe:
Kalorien: 717
Protein: 10 g
Fett: 72 g
Ballaststoffe: 9 g

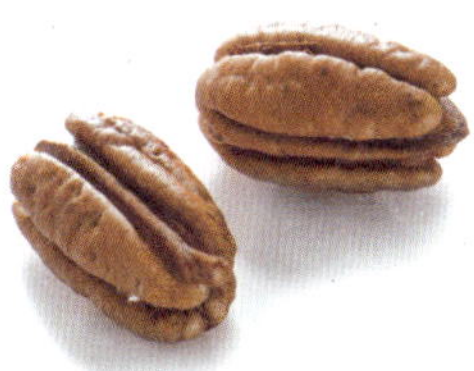

Kokosnüsse

Bio-Fakten: Eine Kokospalme kann 30 Meter hoch werden und pro Jahr bis zu 150 Nüsse tragen.

Vorzüge: Trotz des hohen Gehalts an gesättigten Fettsäuren scheint die Kokosnuss den Fettstoffwechsel nicht negativ zu beeinflussen. Eine Studie besagt sogar, dass sie helfen kann, Bauchfett zu reduzieren.

Gourmet-Tipp: Ganze Nüsse kaufen, Fruchtfleisch portionsweise einfrieren.

Nährstoffe:
Kalorien: 378
Protein: 4 g
Fett: 36 g
Ballaststoffe: 9 g

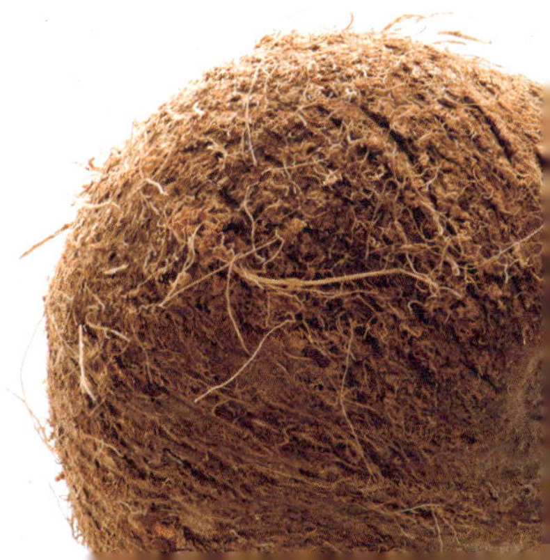

SCHLEMMERFILET?

FISCH MIT KNUSPERKRUSTE: seit 50 Jahren weit oben in der Gunst der Verbraucher, doch für das Mittagessen im Büro ist das Industrieprodukt nicht der Renner.

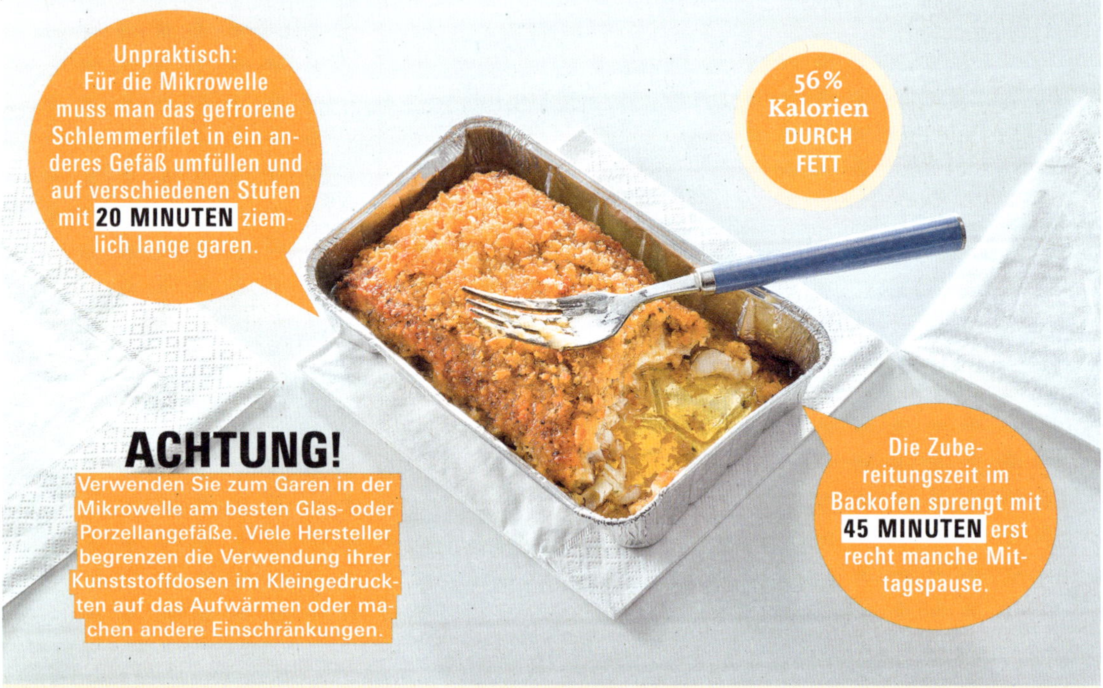

Unpraktisch: Für die Mikrowelle muss man das gefrorene Schlemmerfilet in ein anderes Gefäß umfüllen und auf verschiedenen Stufen mit **20 MINUTEN** ziemlich lange garen.

56 % Kalorien DURCH FETT

ACHTUNG!

Verwenden Sie zum Garen in der Mikrowelle am besten Glas- oder Porzellangefäße. Viele Hersteller begrenzen die Verwendung ihrer Kunststoffdosen im Kleingedruckten auf das Aufwärmen oder machen andere Einschränkungen.

Die Zubereitungszeit im Backofen sprengt mit **45 MINUTEN** erst recht manche Mittagspause.

ALASKA-SEELACHS „À LA BORDELAISE" – das war 1969 eines der ersten Fertiggerichte in Deutschland und wurde bald zum Renner. Dabei ist der tiefgekühlte Block für einen Normalesser eigentlich zu groß, lässt sich aber erst nach dem Garen teilen. Bevor sie einen Teil wegwerfen, verdrücken viele eine unnötig große Portion. Je nach Hersteller enthalten Schlemmerfilets zudem unterschiedlich viele Kalorien. Unabhängig von der Geschmacksrichtung fehlt es für ein ausgewogenes Hauptgericht schließlich an Gemüse und einer sättigenden Beilage.

GOURMETESSEN!

FISCH MIT BEILAGE: Fischfilet und Gemüse gefroren in eine Dose legen, ein paar Tropfen Öl dazu – fertig ist das Mittagessen für die Mikrowelle.

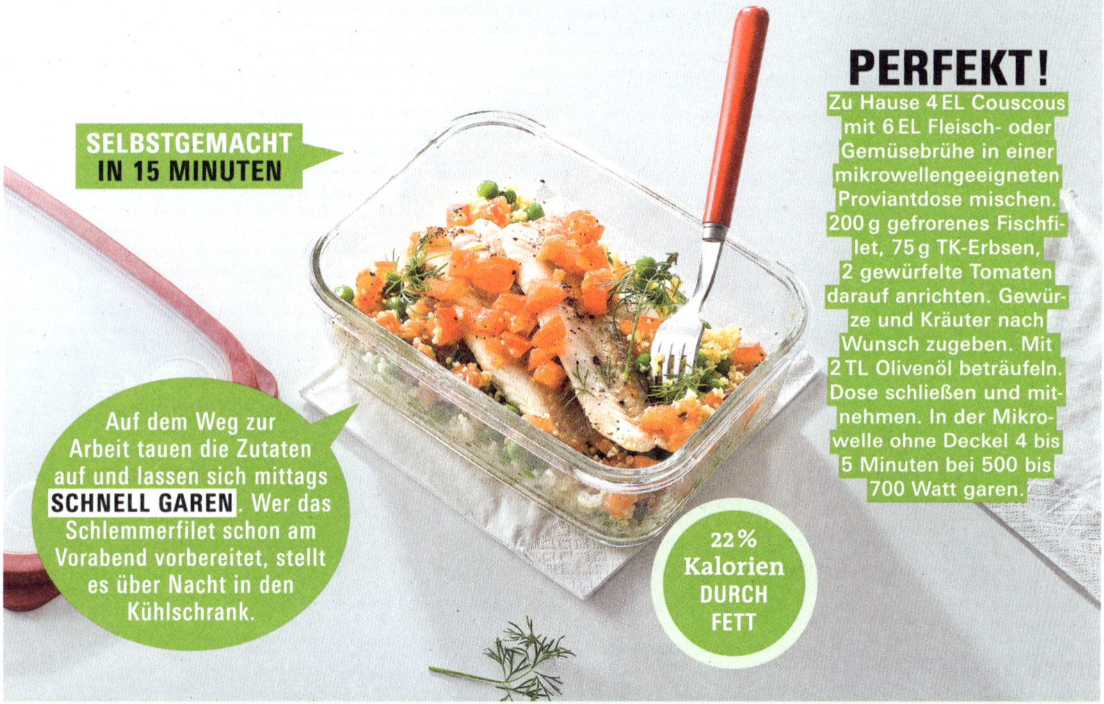

SELBSTGEMACHT IN 15 MINUTEN

PERFEKT!

Zu Hause 4 EL Couscous mit 6 EL Fleisch- oder Gemüsebrühe in einer mikrowellengeeigneten Proviantdose mischen. 200 g gefrorenes Fischfilet, 75 g TK-Erbsen, 2 gewürfelte Tomaten darauf anrichten. Gewürze und Kräuter nach Wunsch zugeben. Mit 2 TL Olivenöl beträufeln. Dose schließen und mitnehmen. In der Mikrowelle ohne Deckel 4 bis 5 Minuten bei 500 bis 700 Watt garen.

Auf dem Weg zur Arbeit tauen die Zutaten auf und lassen sich mittags **SCHNELL GAREN**. Wer das Schlemmerfilet schon am Vorabend vorbereitet, stellt es über Nacht in den Kühlschrank.

22 % Kalorien DURCH FETT

LEICHT UND BEKÖMMLICH: Mittags in der Teeküche bleibt keine Zeit für große Kochaktionen. Wer dennoch schnell etwas Warmes und Gesundes essen möchte, bringt sich seine Mahlzeit in einer Gefrierdose von zu Hause mit. Das bedeutet mit etwas Übung nicht mehr als 10 bis 15 Minuten Zeitaufwand am Morgen. Später in der Mittagspause fällt nur noch die Garzeit an. Bereits nach ein paar Minuten in der Mikrowelle steht eine ausreichend große, frisch gekochte Mahlzeit auf dem Tisch: appetitlich, ausgewogen und fettarm.

SCHARFER TREND: CHILI HEIZT DEN STOFFWECHSEL AN

Immer mehr Deutsche sind Feuer und Flamme für scharf gewürztes Essen. Forscher erheben dagegen keine Einwände: Sie haben schon vor langer Zeit herausgefunden, dass Chili den Kreislauf animiert und die Durchblutung fördert. Dahinter steckt ihr scharfer Inhaltsstoff, das Capsaicin. Dieses Alkaloid ruft einen Hitzereiz hervor und fördert die Durchblutung. Folglich brennen chilischarfe Gerichte nicht nur im Mund – sie erwärmen den Körper tatsächlich (Thermogenese). Bei einem scharfen Essen treten einem nicht zufällig irgendwann Schweißperlen auf die Stirn. Ist es so weit, senkt Capsaicin die Körpertemperatur wieder, indem es die Hautgefäße erweitert.

Fein dosieren und genießen

Beim ersten Probieren fließen nicht selten Tränen – Gewürze, in denen Chilis enthalten sind, können extrem scharf sein. Zum Vergleich: 100 Gramm handelsübliches Paprikapulver enthalten 5 bis 250 Milligramm Capsaicin – je nachdem, ob es sich um milden Delikatesspaprika oder scharfen Rosenpaprika handelt. Dagegen können Chilischoten die 100-fache Menge der scharfen Substanz aufweisen, die – im Übermaß genossen – zu regelrechten Verbrennungen führen kann. Fein dosiert jedoch regt sie das Geschmacksempfinden an und macht die Zunge keineswegs taub, sondern besonders sensibel.

Fakt: Chilis fördern die Gesundheit

Aufgrund seiner vielfältigen Wirkungen ist Chili zu einem beliebten medizinischen Forschungsobjekt geworden. Forscher zweifeln inzwischen nicht mehr an seinen entzündungshemmenden und antioxidativen Eigenschaften. Weil der scharfe Inhaltsstoff Capsaicin obendrein unsere Körpertemperatur erhöht und wir dadurch automatisch etwas mehr Energie verbrauchen, könnte die Gewohnheit, scharf zu essen, auf lange Sicht sogar dazu beitragen, ein paar Pfunde zu verlieren.

Zwar sollte sich niemand, der sein Gewicht deutlich reduzieren möchte, allein auf die Schärfe der roten, grünen oder gelben Schoten verlassen. Wer jedoch während längerer Esspausen zum Frösteln neigt, dem verhilft das scharfe Gewürz zu mehr innerer Wärme.

CHILI

SCHARFE SCHOTEN: Ob pur oder als Bestandteil von Gewürzmischungen – Chili bringt so richtig Feuer in unser Leben.

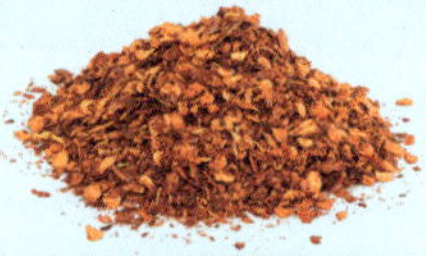

Gemahlener Chili

Für das hellrote Pulver werden rote Chilischoten verarbeitet. Je nach Sorte und Herkunft variiert die Schärfe des Pulvers.

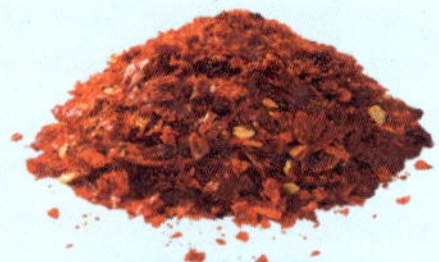

Pul Biber

Die Mischung aus Chili- und Paprikaflocken, Salz und Öl steht in türkischen Restaurants häufig zum Nachwürzen auf dem Tisch.

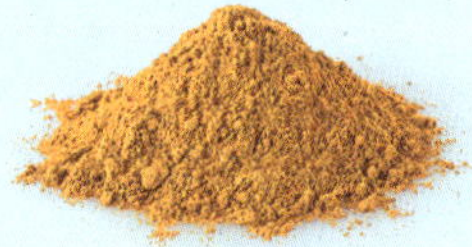

Curry

In die Gewürzmischung gehören rund 10 bis 15 Gewürze. Kurkuma sorgt für die gelbe Farbe, Chili für die Schärfe.

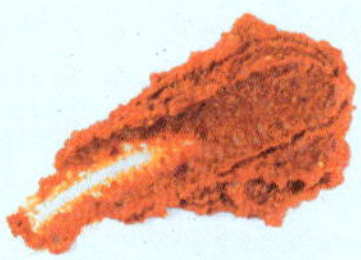

Sambal Oelek

Fernöstliche Paste aus scharfen roten Chilis. Es gibt auch milde braune Sambals aus gerösteten Schoten und z. B. Zwiebeln.

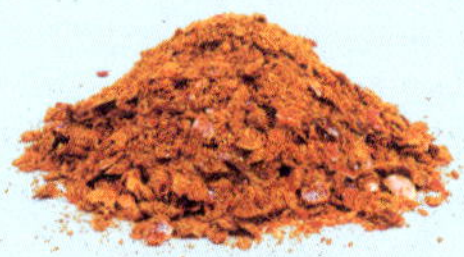

Harissa

In Nordafrika wird die Paste aus Chilis, Knoblauch, Gewürzen und Olivenöl selbst gemischt, bei uns gibt es Fertigprodukte.

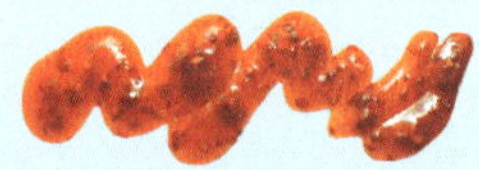

Amerikanische Chilisaucen

Die Mischungen aus Tomatenpüree, Essig, Chili u. a. Gewürzen variieren in Geschmack und Schärfe und ähneln oft Ketchup.

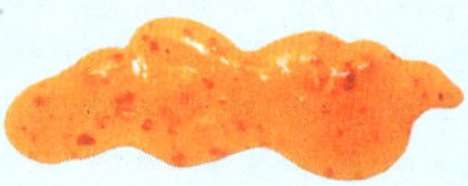

Asiatische Chilisaucen

Sie basieren meist auf Chilischoten, Essig und Knoblauch, schmecken oft süß und enthalten entsprechend viel Zucker.

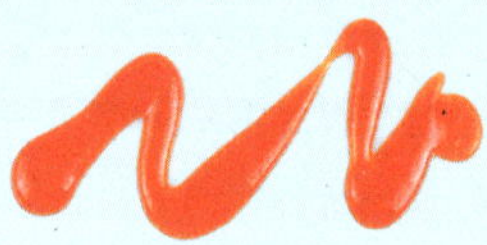

Tabascosauce

Das flüssige Markenprodukt aus Chilischoten, Essig und Salz reift über Jahre. Es ist extrem scharf und nur tropfenweise genießbar.

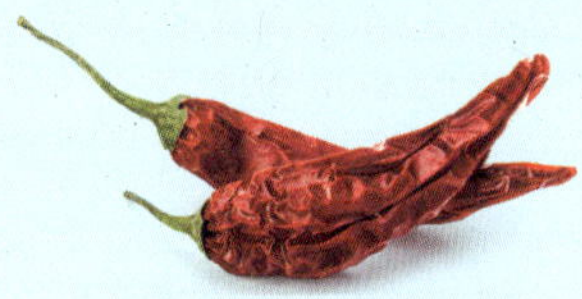

Getrocknete Schoten

Es gibt Tausende verschieden scharfe Sorten. Die bekanntesten: Cayenne, Jalapeño, Piment d'Espelette und Habanero.

NIPPEN?

EIN, ZWEI GLÄSCHEN WEIN werden wohl nicht schaden? Leider doch. Alkoholische Getränke enthalten viele Kalorien und verändern den Stoffwechsel.

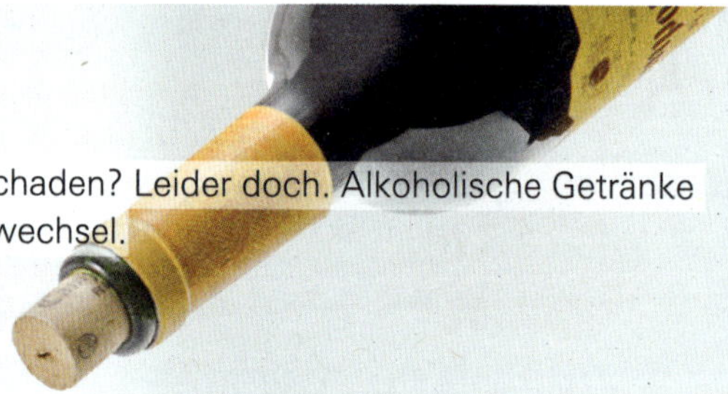

Für den Körper ist es bequem, Alkohol immer zuerst zu **VERBRENNEN**. Die Energie aus dem Essen geht derweil direkt in die Fettzellen – bevorzugt an Bauch und Hüften.

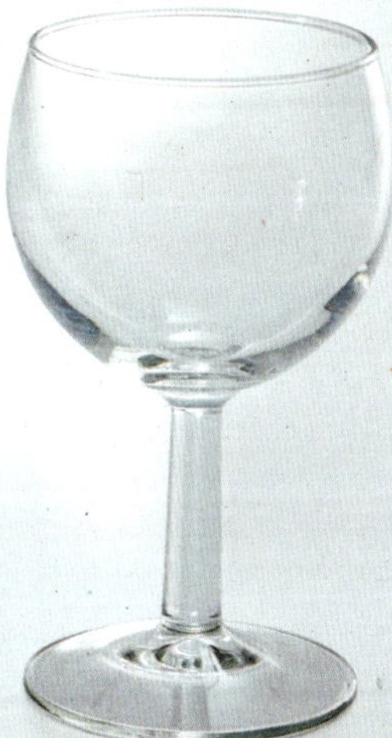

ACHTUNG!

Alkohol stoppt auch während ausgedehnter Esspausen die Fettverbrennung im Körper für mehrere Stunden und untergräbt so jeden guten Vorsatz.

Die **DOSIS** macht das Gift. Ab etwa 30 Gramm Alkohol steigt beim Durchschnittsmann der Blutdruck, bei Frauen bereits ab 20 Gramm Alkohol.

AUF WEIN, BIER UND SCHARFE DRINKS reagiert jeder anders. Wer jedoch nachhaltig abnehmen möchte, geht am besten jedem Tropfen aus dem Weg. Nach vier Wochen sollte das Maßband zeigen, ob sich die Abstinenz gelohnt hat. Wer nicht ganz verzichten will, verringert zumindest die Menge. Am besten vorher abmessen und bereitstellen. Oft ist es hilfreich, an bestimmten Orten, zu bestimmten Zeiten oder bei bestimmten Gelegenheiten nichts mehr zu trinken. Vielen hilft es auch, vor dem ersten Bier ihren Durst mit einem Glas Wasser zu löschen.

KIPPEN!

COOLE DRINKS SCHMECKEN auch ohne Promille. Enthalten sie zudem wenig Zucker, kann man sich schon mal ein paar davon genehmigen.

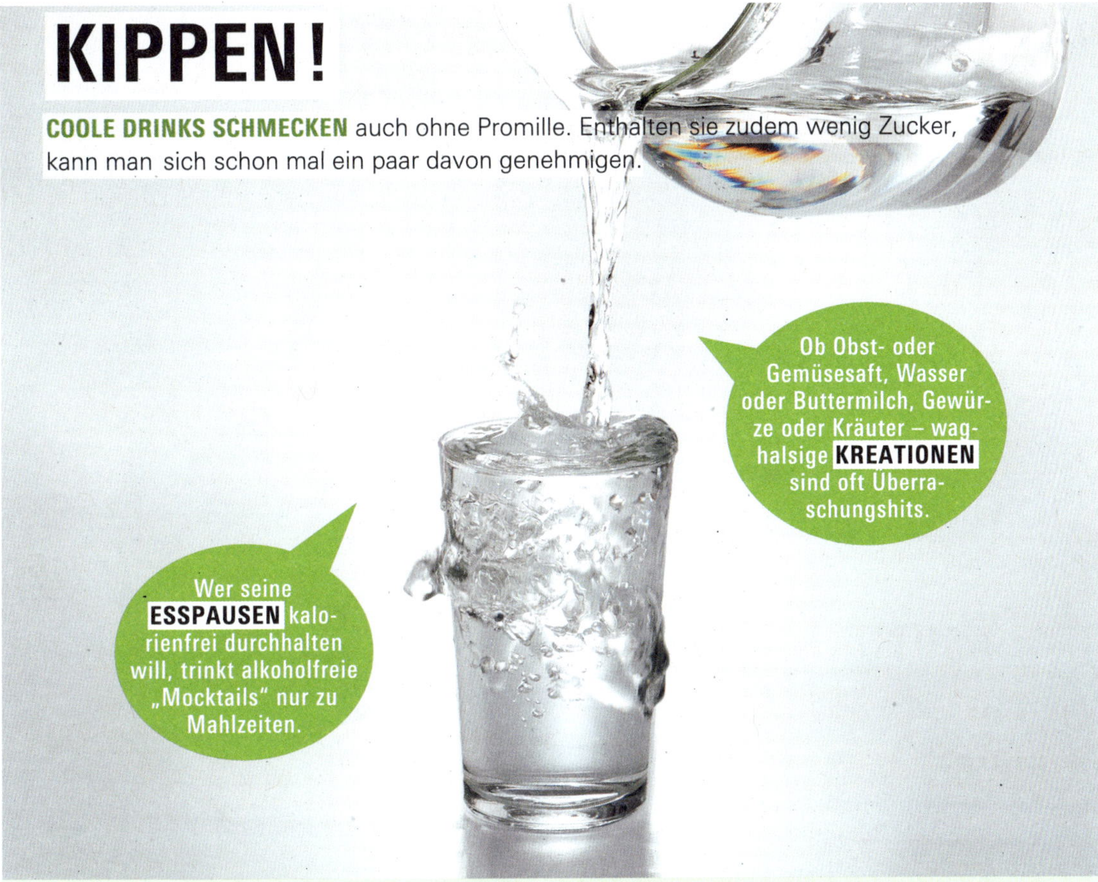

Ob Obst- oder Gemüsesaft, Wasser oder Buttermilch, Gewürze oder Kräuter – waghalsige **KREATIONEN** sind oft Überraschungshits.

Wer seine **ESSPAUSEN** kalorienfrei durchhalten will, trinkt alkoholfreie „Mocktails" nur zu Mahlzeiten.

GESCHÜTTELT ODER GERÜHRT? Soll der Drink fruchtig sein, cremig oder prickelnd? Das Mixen alkoholfreier Zutaten erfordert beim Ausprobieren vielleicht noch mehr Fantasie als gewöhnliche Cocktails mit Prozenten. Doch es lohnt sich, denn immer nur Leitungswasser, ob mit oder ohne Kohlensäure, ist nicht jedermanns Sache. Und bevor wir gar nichts trinken, gönnen wir uns als Aperitif zum Essen mal etwas Exotisches mit Saft und neuer Würze. Oder danach etwas Minzig-Herbes mit Tee oder Kefir. Hauptsache aromatisch und nicht süß.

SCHNELLES FÜR DIE LUNCHBOX

PROVIANT ZUM MITNEHMEN: Alle Salate sind für eine Portion bemessen und lassen sich in 10 Minuten zubereiten. Perfekt, um sich auf leichte Weise satt zu essen.

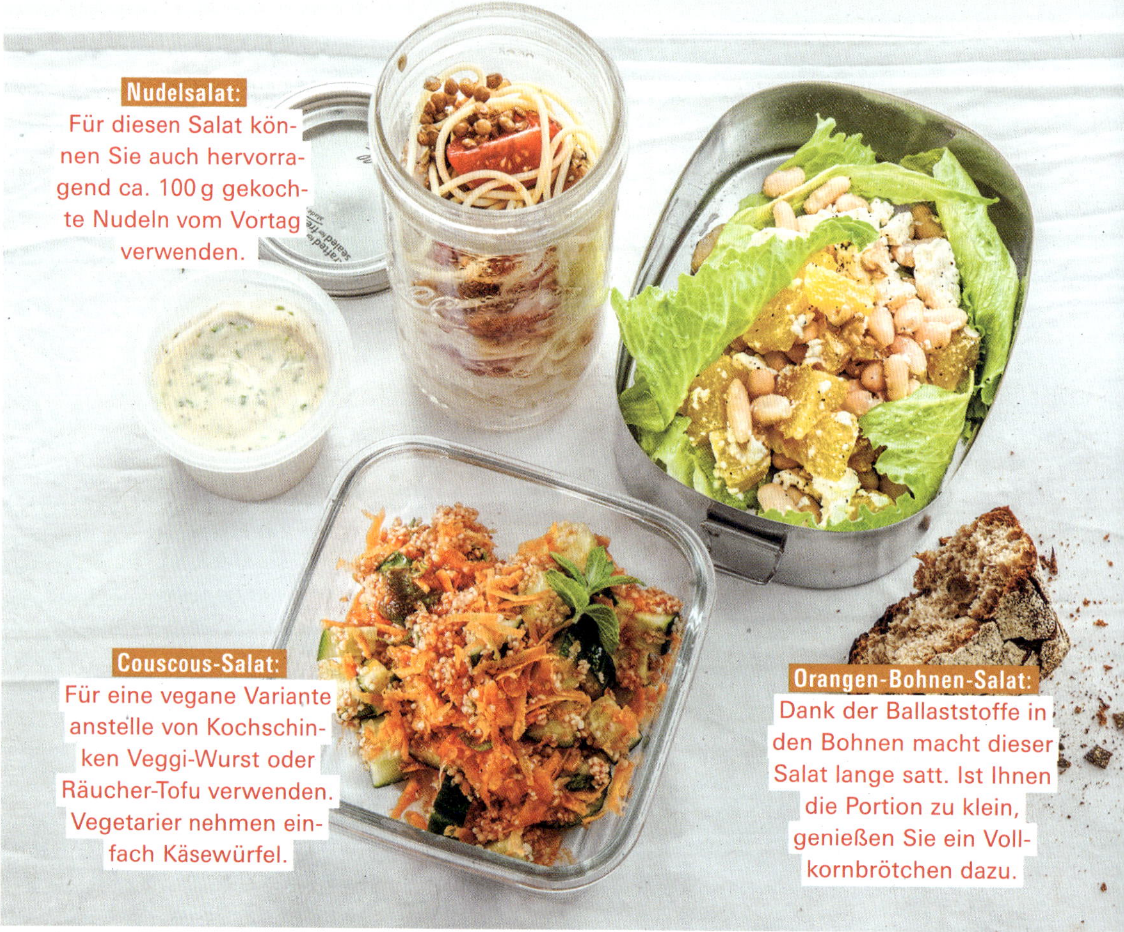

Nudelsalat:
Für diesen Salat können Sie auch hervorragend ca. 100 g gekochte Nudeln vom Vortag verwenden.

Couscous-Salat:
Für eine vegane Variante anstelle von Kochschinken Veggi-Wurst oder Räucher-Tofu verwenden. Vegetarier nehmen einfach Käsewürfel.

Orangen-Bohnen-Salat:
Dank der Ballaststoffe in den Bohnen macht dieser Salat lange satt. Ist Ihnen die Portion zu klein, genießen Sie ein Vollkornbrötchen dazu.

ORANGEN-BOHNEN-SALAT MIT WALNÜSSEN

Für 1 Portion:
1 Handvoll Eisbergsalat
2 EL Limettensaft
1 TL Walnussöl
Salz
Pfeffer
100 g weiße Bohnen, abgetropft
1 Orange
10 g Walnusskerne, gehackt
50 g Feta

Pro Portion: 447 kcal, 23 g F, 33 g KH, 7 g B, 20 g E

1 Den Eisbergsalat waschen, trocken schleudern und eine Lunchbox damit auslegen.
2 Für das Dressing, Limettensaft und Walnussöl in einer Schüssel vermengen und mit Salz und Pfeffer würzen. Die Bohnen zugeben.
3 Die Orange schälen, filetieren, würfeln unter die Bohnen heben und anschließend die Mischung auf dem Salatbett verteilen.
4 Mit Walnüssen bestreuen und den Feta darüber bröseln.

BUNTER COUSCOUS-SALAT

Für 1 Portion:
60 g Couscous
175 ml Gemüsesaft (Flasche oder Tetrapack)
½ Gurke
50 g magerer Kochschinken
1 Möhre
2 TL Olivenöl
1 TL Zitronensaft
1 kleine Handvoll Minzblätter
Salz

Pro Portion: 418 kcal, 9 g F, 56 g KH, 9 g B, 22 g E

1 Am Vorabend den Couscous mit dem Gemüsesaft in einem großen Schraubglas mischen.
2 Am nächsten Morgen die Gurke würfeln, den Kochschinken in Streifen schneiden und die Möhre waschen und grob raspeln. Anschließend das Gemüse unter den Couscous heben.
3 Olivenöl und Zitronensaft vermengen und den Couscous damit würzen. Die Minze grob hacken und auf den Salat geben. Erst kurz vor dem Verzehr unterheben und alles mit Salz abschmecken.

NUDELSALAT MIT LINSEN UND MAKRELE

Für 1 Portion:
75 g kurze Nudeln, z. B. Farfalle
1 TL Olivenöl
2 große Tomaten
2 EL braune oder grüne Linsen (selbst gekocht oder aus der Dose)
½ Dose Makrelenfilets (62,5 g)
3 EL Joghurt (3,8 % Fett)
1 EL Tiefkühlkräuter
1 TL Dijon-Senf
1 Prise Zucker
Salz
Pfeffer

Pro Portion: 568 kcal, 14 g F, 72 g KH, 9 g B, 30 g E

1 Nudeln in kochendem Salzwasser al dente garen, anschließend abgießen, mit dem Olivenöl vermengen und abkühlen lassen.
2 Die Tomaten grob würfeln. Zusammen mit den Linsen und den Makrelenfilets zu den Nudeln geben und alles vermengen.
3 Für das Dressing Joghurt, Kräuter und Senf in einem kleinen Schraubglas verrühren, mit Zucker, Salz und Pfeffer abschmecken, separat mitnehmen.

CALIFORNIA ROLLS?

AMERIKANISIERTE SUSHI-VERSIONEN sind populär – bringen aber bis zu achtmal mehr Fett zwischen die Stäbchen als die Klassiker aus Japan.

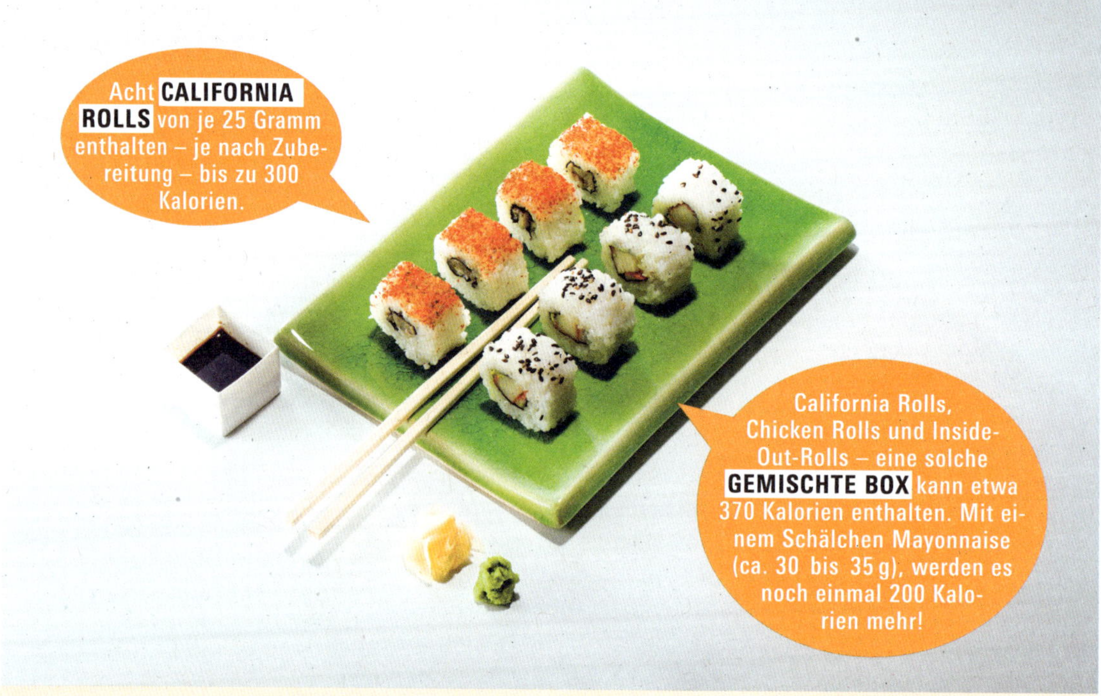
Acht CALIFORNIA ROLLS von je 25 Gramm enthalten – je nach Zubereitung – bis zu 300 Kalorien.
California Rolls, Chicken Rolls und Inside-Out-Rolls – eine solche GEMISCHTE BOX kann etwa 370 Kalorien enthalten. Mit einem Schälchen Mayonnaise (ca. 30 bis 35 g), werden es noch einmal 200 Kalorien mehr!

AUF ECHTE SUSHI-MEISTER dürfte es etwas befremdlich wirken, dass die runden Häppchen statt mit rohem Fisch und Gemüse auf Wunsch auch mit Avocado, Surimi, Frischkäse und Mayonnaise zubereitet werden. Auch frittierte oder mit Sesam bestreute Sushi gehören nicht in die japanische Küche. Bei den auch „Inside-Out-Rolls" genannten Neukreationen werden Fisch und Gemüse direkt vom Algenblatt umhüllt, während sich der Reis außen befindet. Der US-Einfluss macht sich nicht nur im Aussehen, sondern auch im erhöhten Fettgehalt bemerkbar.

MAKI-SUSHI!

DIE GESÜNDESTEN REISHÄPPCHEN sind immer noch mit rohem Fisch oder Gemüse gefüllt. Der große Vorzug der Originale: wenig Fett.

Acht **MAKI-SUSHI** mit Lachs und Gurke (je 20 g): insgesamt ca. 144 Kalorien.

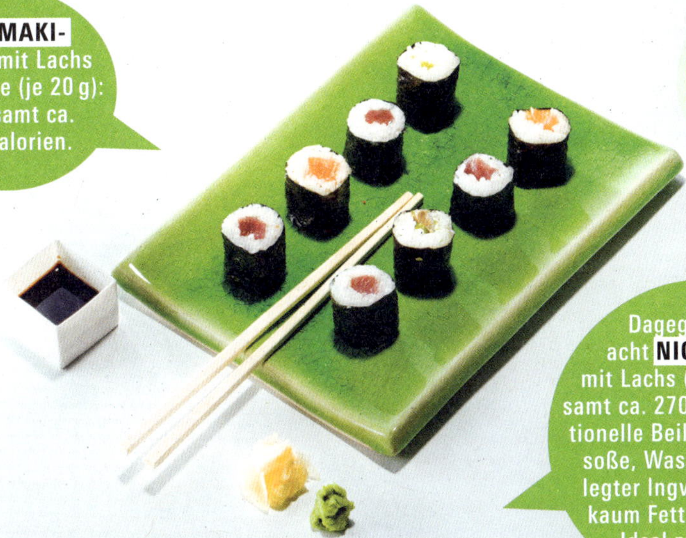

Top-quelle für **OMEGA-3-FETTSÄUREN**

Dagegen liefern acht **NIGIRI-SUSHI** mit Lachs (je 30 g) insgesamt ca. 270 Kalorien. Traditionelle Beilagen sind Sojasoße, Wasabi und eingelegter Ingwer. Sie liefern kaum Fett und Kalorien. Ideal zum Abnehmen!

DIE BEKANNTESTEN SUSHI heißen Maki. Fisch und Gemüse sind in Reis eingerollt – und dieser wiederum für gewöhnlich in Blätter von Nori-algen. Für Nigiri-Sushi wird der gekochte Klebreis dagegen zu einer fingerlangen Rolle geformt und anschließend mit Fisch, Shrimps oder gerolltem Eieromelette belegt. Alle Sushi-Sorten werden hierzulande mit einem intensiv schmeckenden Dip aus Sojasauce und scharfem Wasabi-Meerrettich gegessen. Übrigens: Klassische Sushi-Häppchen in Top-Qualität genießt man am besten in Spezialrestaurants.

NACH LUST?

UNVORBEREITET EINKAUFEN GEHEN führt oft dazu, dass wir am Ende mehr kaufen als wir brauchen – und dann auch mehr essen.

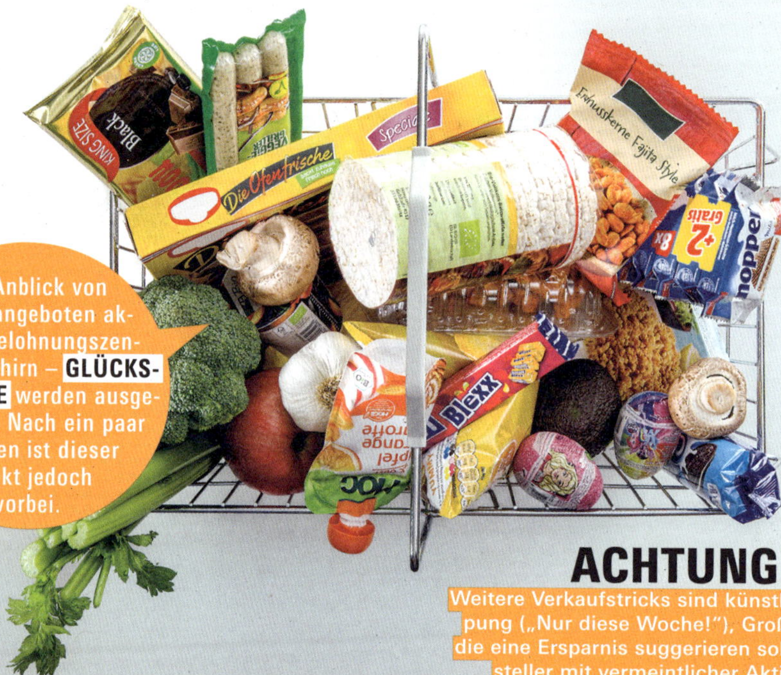

Der Anblick von Sonderangeboten aktiviert Belohnungszentren im Gehirn – **GLÜCKSHORMONE** werden ausgeschüttet. Nach ein paar Minuten ist dieser Effekt jedoch vorbei.

ACHTUNG!

Weitere Verkaufstricks sind künstliche Verknappung („Nur diese Woche!"), Großpackungen, die eine Ersparnis suggerieren sollen, und Aufsteller mit vermeintlicher Aktionsware.

WÜNSCHE, VERLANGEN UND SEHNSÜCHTE sind Teil der menschlichen Natur. Das nutzen Werbestrategen und investieren viel Geld und Gehirnschmalz, um uns zu Spontankäufen zu bewegen. Tief in unserem Gehirn verankert ist vor allem der Drang zuzuschlagen, wenn etwas günstig erscheint. Aber auch eine attraktive Aufmachung und prominente Platzierung im Regal ziehen uns magisch an. Besonders effektiv wirken Lockrufe, wenn wir müde oder hungrig sind. Wer nimmt sich dann schon Zeit, das Kleingedruckte auf der Verpackung zu lesen?

NACH LISTE!

KAUFEN, WAS MAN WIRKLICH BRAUCHT – das erfordert zwar ein bisschen Planung, geht einem aber schnell in Fleisch und Blut über.

Bestes Mittel gegen proppenvolle Einkaufstaschen: vor der Kasse noch mal **KONTROLLIEREN**. Was nicht auf der Liste steht, zurück ins Regal.

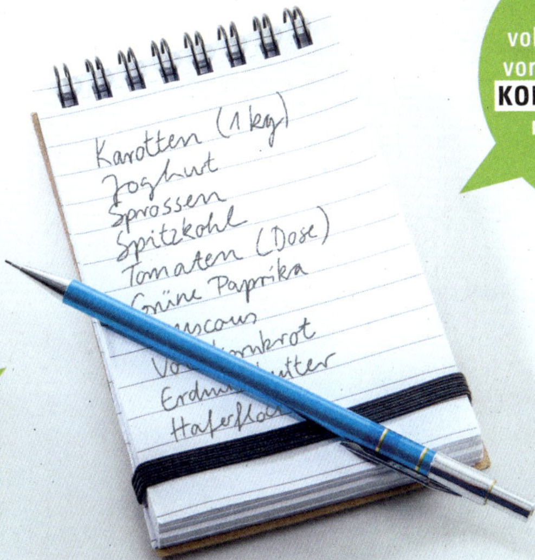

Die moderne Form des Einkaufszettels: **MOBILE APPS** – Es gibt sie sowohl für iOS als auch für Android.

UM DIE VERKAUFSSTRATEGEN der Supermärkte auszutricksen, hilft nur eins: in Ruhe vorher überlegen, was man braucht und in den nächsten Tagen essen möchte. Es klingt vielleicht etwas bürokratisch, aber den besten Schutz gegen unerwünschte Snackprodukte und nährstoffarme Fehlkäufe bietet ein gut durchdachter Einkaufszettel. Lebensmittel sind billig wie nie zuvor. Wer gern mit Genuss abnehmen möchte, sucht besser nicht nach Schnäppchen, sondern nach Qualität. Am besten für die Figur: halb so viel kaufen, doppelt so lecker essen!

FISCH: RAR UND WERTVOLL

Die Deutsche Gesellschaft für Ernährung (DGE) rät zu ein bis zwei Fischmahlzeiten pro Woche, doch Fisch ist kostbar geworden. Stagnierende und schwindende Wildfischbestände reichen nicht mehr aus, um den Bedarf zu decken. Inzwischen stammt über die Hälfte der weltweit verspeisten Fische aus Aquakulturen.

Auf umweltgerechte Fang- und ökologische Zuchtmethoden weisen eine Reihe von Gütesiegeln hin. Am bekanntesten ist das blaue MSC-Siegel (Marine Stewardship Council) für nachhaltigen Fischfang.

Lachs

Warenkunde: Über 90 Prozent der atlantischen Lachse wachsen in Farmen heran, meist in Norwegen, Schottland oder Irland. Um die beliebten Fische zu mästen, werden andere Fische als Mehl an sie verfüttert. Weil Fischmehl umstritten und teuer ist, mischen Futterhersteller zunehmend Pflanzliches in die Pellets, zum Beispiel Soja, Getreide und Pflanzenöl. Doch je veganer der Lachs gefüttert wird, desto geringer der Anteil wertvoller Omega-3-Fettsäuren und desto höher der Anteil der aus dem Pflanzenöl stammenden Omega-6-Fettsäuren im Fischfett.

Nährstoffe:
180 Kalorien, 11 g Fett
2,1 g Omega-3-Fettsäuren

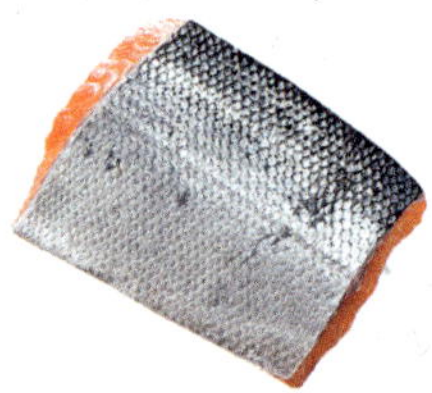

Seelachs

Warenkunde: Unter dem Handelsnamen Seelachs wird ein Fisch verkauft, der eigentlich Köhler (Pollachius virens) heißt. Er ist eng mit dem Dorsch, aber nicht mit dem Lachs verwandt. Sein Filet ist mager, lässt sich vielseitig zubereiten und schmeckt aromatisch. Kein Wunder, dass Seelachs hierzulande zu den Top 10 der beliebtesten Speisefische gehört. Die hellgrau schattierten Filets des großen Meeresfisches werden beim Garen heller. Sie eignen sich zum Braten, zum Backen im Ofen und zum Dünsten im Sud. Seelachs schmeckt auch geräuchert.

Nährstoffe:
100 Kalorien, 2 g Fett,
0,7 g Omega-3-Fettsäuren

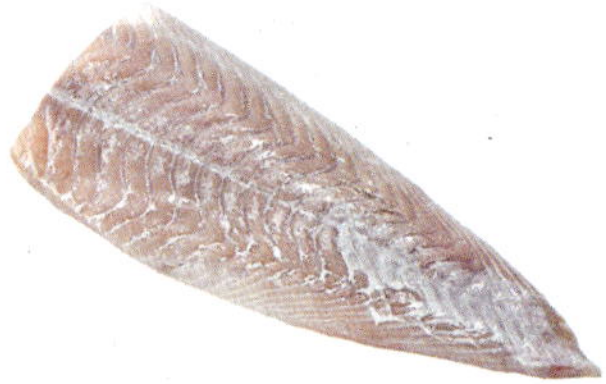

Hering

Warenkunde: Die meisten Arten, die bei uns auf den Tisch kommen, leben im Nordatlantik. Der Lieblingsfisch der Deutschen schmeckt gebraten, in saurer Marinade oder in Aspik und geräuchert als Bückling. Matjes sind junge, noch nicht geschlechtsreife Heringe, die in Salzlake gereift sind. Gefangen werden sie Ende Mai bis Anfang Juni, ihr Fettgehalt von über 15 Prozent macht sie besonders lecker. Beim Kauf frischer Heringe die kleinsten wählen, sie sind am schmackhaftesten.

Nährstoffe:
231 Kalorien, 17 g Fett
2,8 g Omega-3-Fettsäuren

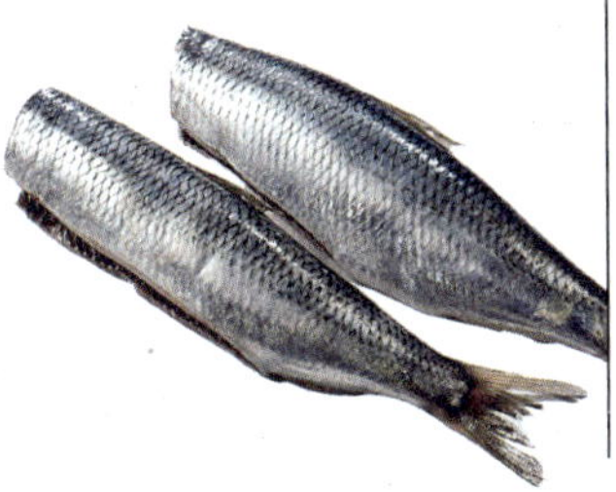

Makrele

Warenkunde: Dieses Mitglied der Familie der Thunfische besitzt ein eigenständiges intensives Aroma, das geräuchert besonders gut zur Geltung kommt. Wer milderen Geschmack lieber mag, püriert geräucherte Filets mit Joghurt, Senf und Kräutern und serviert diesen Dip zu Gemüse. Räuchermakrelen gut gekühlt lagern. Ganze frische Fische am besten im Backofen garen und mit Kräutern, Knoblauch, Chili und Tomaten sehr kräftig würzen. Besonders viel Fett und wertvolle Omega-3-Fettsäuren liefern fangfrische Makrelen im Herbst.

Nährstoffe:
181 Kalorien, 12 g Fett
1,9 g Omega-3-Fettsäuren

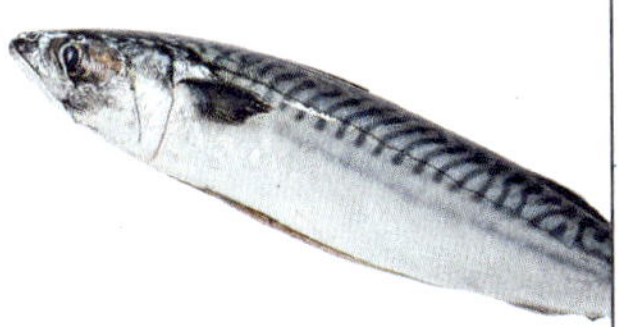

Forelle

Warenkunde: Bach- und Seeforellen leben wild in europäischen Gewässern, gezüchtet wird vor allem die schnell wachsende Regenbogenforelle. Forellen fressen am liebsten Fischmehl. Da sie keine Pflanzenkost vertragen, plädieren einige Forscher für Futter aus getrockneten Insekten. Zuchtforellen werden zu Lachsforellen, wenn sie über 1 500 Gramm wiegen und ihr Fleisch durch Farbpigmente im Futter rosafarben wird. Das grätenarme Fleisch schmeckt gebraten und „blau“ gekocht. Unübertroffen: frisch geräucherte Forelle.

Nährstoffe:
103 Kalorien, 3 g Fett
0,7 g Omega-3-Fettsäuren

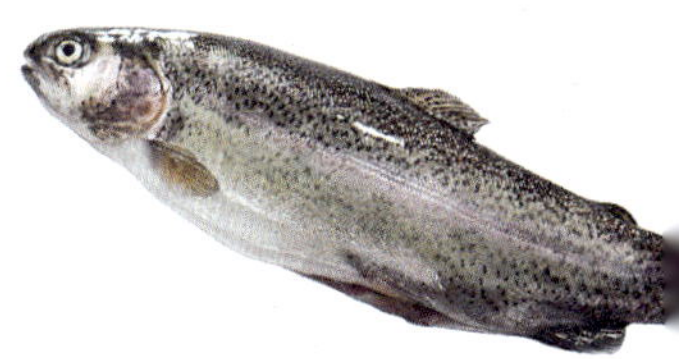

AUS DER WERBUNG?

GENUSS UND FITNESS FÜR WENIG GELD – mit Versprechen wie diesen wollen uns Marktstrategen für ihre Produkte begeistern. Doch die sind oft weder gesund noch günstig.

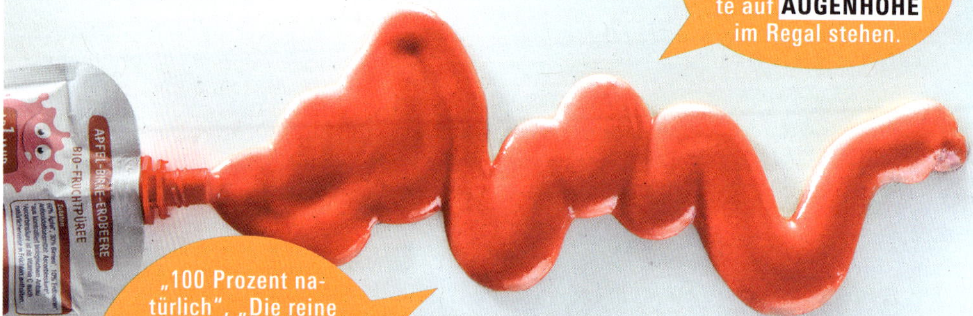

Hersteller zahlen dafür, dass ihre Produkte auf **AUGENHÖHE** im Regal stehen.

„100 Prozent natürlich", „Die reine Frucht" – mit solchen **VERSPRECHEN** werden energiereiche Smoothies und Snacks beworben – die dann meist direkt auf den Hüften landen.

ACHTUNG!

Gänge und Regale in Supermärkten sind so angeordnet, dass Kunden länger durch den Laden wandern sollen und mehr kaufen, als sie wollen.

HOCH VERARBEITETE PRODUKTE wie Obstpürees, Energieriegel oder Powerdrinks sparen uns viel Zeit und Mühe: Kaufen, öffnen, genießen. Doch bei der Verarbeitung der Zutaten geht viel Gesundes verloren. Und richtig günstig sind sie meist auch nicht – schließlich hat die Werbung dafür viel Geld gekostet. Das beste Geschäft machen wir deshalb meist, wenn wir Lebensmittel wählen, die nicht beworben werden: einfache, unverarbeitete Produkte, die gesund sind, wenig kosten und oft nahezu unsichtbar unten oder oben im Regal stehen.

AUS DER NATUR!

UNVERARBEITETE LEBENSMITTEL verringern die Gefahr, dass wir uns versteckte Dickmacher auf den Teller holen. Oft kosten sie zudem weniger.

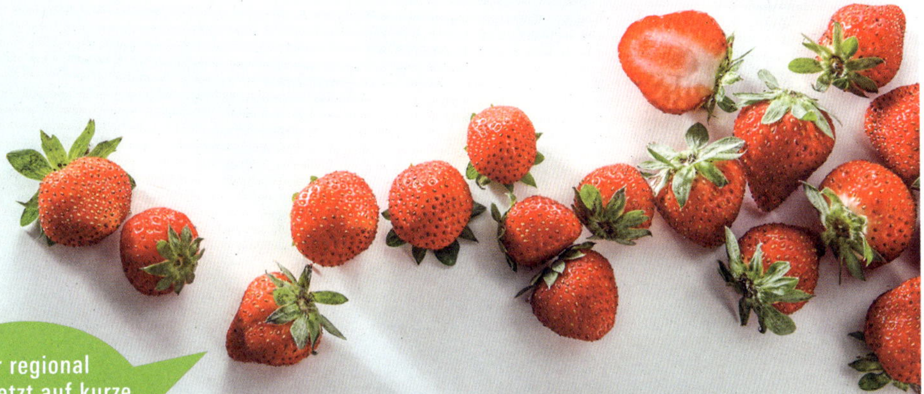

Wer regional kauft, setzt auf kurze **TRANSPORTWEGE** und tut so gleichzeitig etwas für Umwelt und Klima.

PERFEKT!

Im Winter liefern Südfrüchte wertvolle Nährstoffe. Sie haben eine bessere Ökobilanz als Obst aus beheizten Treibhäusern.

WER GESUND ABNEHMEN WILL, setzt auf Obst, Gemüse und Kräuter aus der Region. Saisonal und frisch geerntet liefern sie Tausende von Substanzen, die uns helfen, unseren Körper in Schuss zu halten. Immer mehr Studien zeigen, dass unverarbeitete Naturprodukte ganze Netzwerke aus Biostoffen besitzen, die unseren Appetit bremsen und uns vor Wohlstandskrankheiten schützen. In unserem Klassiker „Die Nebenbei-Diät. Das Kochbuch" finden Sie viele Anregungen, wie Sie Ihre Mahlzeiten damit aufpeppen können. Da weiß man, was man isst!

VIELE VITAMINE?

VITAMINPRÄPARATE UND ABNEHMEN? Das passt nicht zusammen – es sei denn, jemand macht eine Radikaldiät. Doch die sollte keinesfalls ohne Arzt laufen.

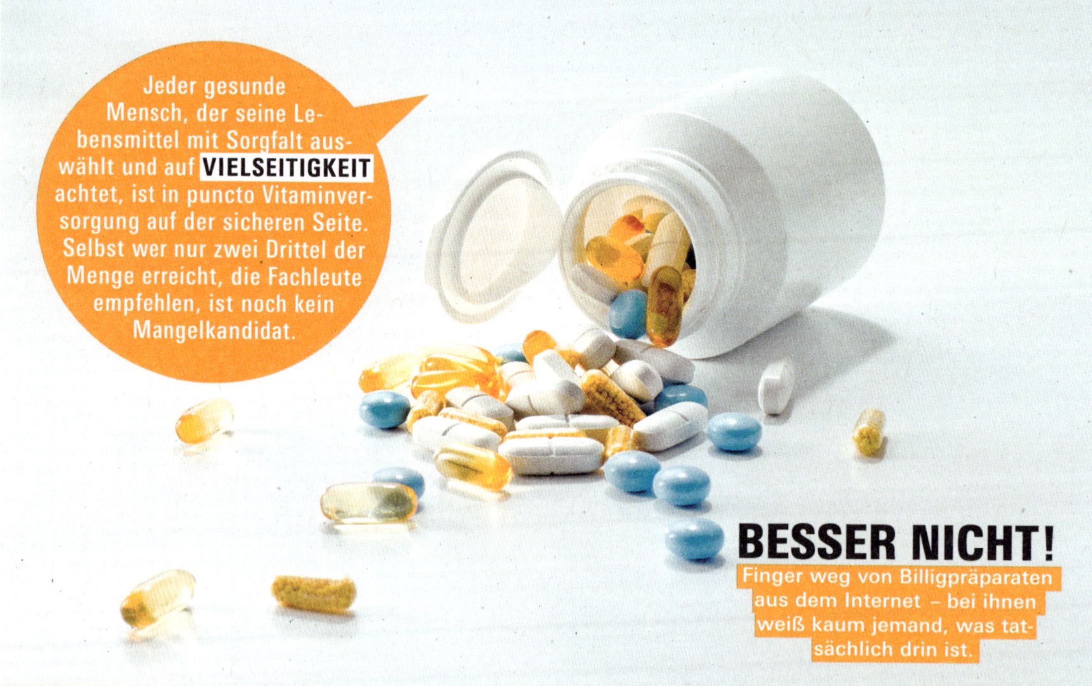

Jeder gesunde Mensch, der seine Lebensmittel mit Sorgfalt auswählt und auf **VIELSEITIGKEIT** achtet, ist in puncto Vitaminversorgung auf der sicheren Seite. Selbst wer nur zwei Drittel der Menge erreicht, die Fachleute empfehlen, ist noch kein Mangelkandidat.

BESSER NICHT!

Finger weg von Billigpräparaten aus dem Internet – bei ihnen weiß kaum jemand, was tatsächlich drin ist.

NÄHRSTOFFE IN PILLENFORM aufnehmen – das hört sich bequem an, funktioniert aber nicht. Im Gegenteil: Wer auf Werbeversprechen hereinfällt, wiegt sich allzu leicht in Sicherheit und glaubt am Ende, es gehe auch ohne Gemüse, Obst und Fisch. Das tut es aber nicht: Keine der bunten Tabletten kann ein Lebensmittel ersetzen. Damit nicht genug: Immer mehr Studien zeigen, dass Nährstoffextrakte und hoch dosierte Vitamine sogar Gesundheitsrisiken bergen können. Fast überflüssig zu erwähnen, dass sie auch nicht schlank machen.

VIEL GEMÜSE!

VIELFALT IST TRUMPF! Keine Pille kann die nützlichen Inhaltsstoffe natürlicher Lebensmittel ersetzen – vom Geschmack gar nicht zu reden.

EXTRA-TIPP

In jedem kalt gepressten Pflanzenöl stecken andere gute Inhaltsstoffe. Deshalb oft die Sorten wechseln.

Sorgen Sie für Abwechslung auf dem Speiseplan, um einem etwaigen **MANGEL** vorzubeugen. Wer zu oft sein Leibgericht isst, riskiert im schlimmsten Fall, dass sich ein darin enthaltener Risikostoff im Organismus anreichert.

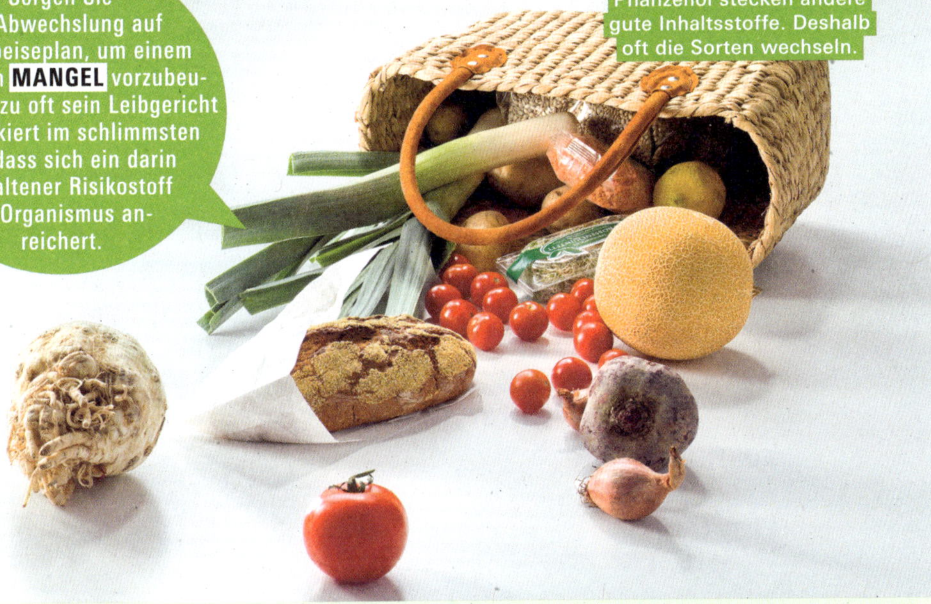

DIE MISCHUNG MACHT'S. Die Vielfalt des Angebots eröffnet uns alle Möglichkeiten – zu jeder Jahreszeit. Also variieren wir! Legen wir beim Einkauf aus jeder Warengruppe etwas in den Korb: heute Brot und Kartoffeln, morgen Nudeln und Müsli – mal Eier, dann wieder Geflügel oder Fisch. Und, ganz wichtig: viel Gemüse. Probieren Sie am besten nach und nach alle Sorten der Saison durch. Bleiben Sie neugierig und geben Sie auch Unbekanntem eine Chance. Kaufen Sie zunächst kleine Mengen und verbrauchen Sie Lebensmittel zügig.

SCHMECKT NICHT?

... TROTZDEM ESSEN WIR ALLES AUF. Warum das so ist? Weil wir nicht einfach aufhören können, auch wenn wir längst satt sind.

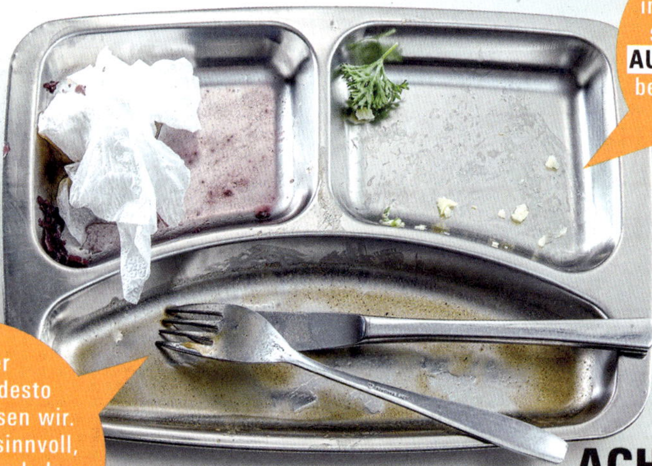

Wer den inneren Drang verspürt, stets alles **AUFZUESSEN**, kann bewusst versuchen, etwas übrig zu lassen.

Je größer die Portion, desto mehr davon essen wir. Deshalb ist es sinnvoll, Teller nicht zu überladen – oder **KLEINERES GESCHIRR** zu verwenden.

ACHTUNG!

Auch am Hotelbüfett gilt: lieber weniger nehmen und noch mal hingehen. Wer sich den Teller regelmäßig zu voll packt, erhöht sein Risiko für Übergewicht!

VERKOCHT ODER HALBGAR, versalzen oder ungewürzt? Egal – rein damit! Im Alltag essen wir viel zu oft Dinge, die wir eigentlich gar nicht mögen – sei es im Restaurant, in der Kantine oder an der Imbissbude. Schließlich bezahlen wir dafür. Doch das ist nicht der einzige Grund. Eine berühmt gewordene US-Studie hat gezeigt: Egal, wie voll ihr Teller zu Beginn war, die meisten Versuchspersonen aßen einfach so lange weiter, bis er sichtbar leerer wurde. Voller Bauch statt Hochgenuss – das macht sich mit der Zeit an der Kleidergröße bemerkbar.

ESS' ICH NICHT!

WER WÄHLERISCH BLEIBT, isst bewusster, stopft sich nicht unnötig voll und schafft es besser, auf sein Sättigungsgefühl zu achten.

Tolles Essen mit allen Sinnen genießen – super. Noch besser: ab und zu **BESTECK ABLEGEN** und überlegen, ob der nächste Bissen den Genuss noch steigert. Falls nicht: aufhören.

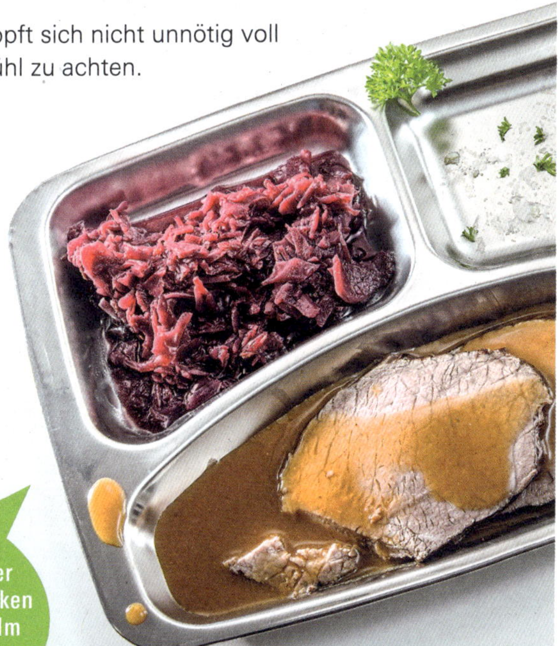

Einfach machen: Im Restaurant die Reste der **RIESENPORTION** einpacken lassen und mitnehmen. Im Stammlokal dafür einen Behälter mitbringen.

DIE SUPPE LAUWARM – schon rufen sie den Service. Die Kartoffeln fade – sofort schieben sie den Teller weg. Ein Schnitzel muss für sie knusprig sein, Gemüse knackfrisch. Kritische Esser machen da keine Kompromisse. Lieber sagen sie: „Nein, danke!" Das führt manchmal zu unangenehmen Situationen, auf Dauer jedoch zu mehr Genuss. Damit nicht genug: Kritische Esser sind häufig schlanker. Also, lieber Feinschmecker werden und Essen zelebrieren. Das schützt übrigens auch davor, sich permanent nach dem nächsten Snack umzuschauen.

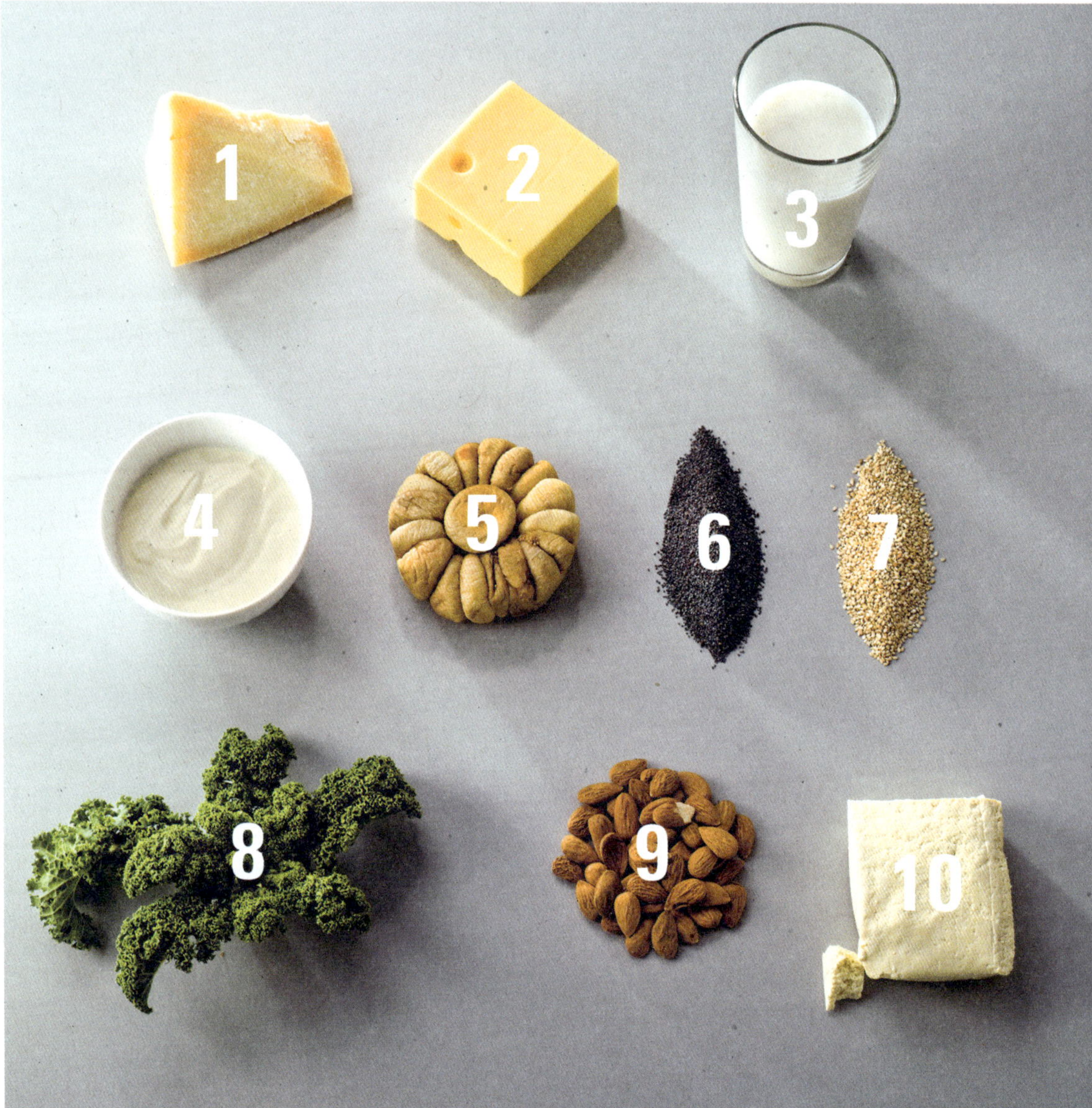
1
2
3
4
5
6
7
8
9
10

DIE 10 BESTEN QUELLEN FÜR KALZIUM

Wer auf kalziumreiches Essen achtet, nimmt leichter ab. Erwachsene, auch Schwangere und Stillende, brauchen 1 000 Milligramm pro Tag. Jugendliche benötigen zum Aufbau fester Knochen 1 200 Milligramm. Doch nicht nur auf die Menge kommt es an, sondern auch auf die Verfügbarkeit. So kann unser Körper Kalzium aus Milchprodukten besser verwerten als aus vielen pflanzlichen Quellen.

Laktosefrei? Durch ihren hohen Kalziumgehalt beeinflussen Milchprodukte den Energieverbrauch, drosseln den Aufbau von Fettgewebe und lassen auf lange Sicht Fettpolster schrumpfen. Laut Deutscher Gesellschaft für Ernährung (DGE) vertragen 15 bis 20 Prozent der Menschen in Deutschland Milchzucker nicht gut. Sie leiden an Laktoseintoleranz und können nur Produkte ohne Milchzucker zu sich nehmen. Wer jedoch Milch und Milchprodukte verträgt, hat dadurch keinen gesundheitlichen Vorteil!

Phosphorhaltig? Auch Phosphor ist ein Knochenbaustein und muss dem Körper zugeführt werden. Zu viel davon blockiert jedoch die Kalziumaufnahme, hat Auswirkungen auf das Herz-Kreislauf-System und lässt Blutgefäße verkalken. Viel Phosphat enthalten etwa Schmelzkäse, Brühwürste, Cola, Backpulver und viele Fertigprodukte. Grund: Die Industrie setzt Phosphate zur Konservierung und Säurestabilisierung ein.

1 Parmesan/Granakäse
1 176 mg Kalzium,
396 Kalorien

2 Schnittkäse
690 mg Kalzium,
344 Kalorien

3 Trinkmilch, 3,5 %:
120 mg Kalzium,
65 Kalorien

4 Naturjoghurt, 1,5 %
114 mg Kalzium,
49 Kalorien

5 Getrocknete Feigen
193 mg Kalzium,
272 Kalorien

6 Mohnsamen
1 460 mg Kalzium,
526 Kalorien

7 Sesamsamen
783 mg Kalzium,
593 Kalorien

8 Grünkohl
212 mg Kalzium,
45 Kalorien

9 Mandeln
85 mg Kalzium,
611 Kalorien

10 Tofu, alle Sorten
185 mg Kalzium,
127 Kalorien

SCHNELLE KÖRNER

Mehr auf dem Teller, weniger Hunger! Wer öfter Mahlzeiten mit ballaststoffreichem Getreide einplant, wird schneller und nachhaltiger satt – kommt also besser durch Esspausen.

Weitere angenehme Folge: Man nimmt langsam, aber sicher ab. Also häufiger mal Suppen, Eintöpfe und Gemüsegerichte mit Bulgur, Couscous und Co. kombinieren und damit in lecker-leichte Sattmacher verwandeln, die in der Küche kaum Mühe machen.

Wer wenig Zeit hat, kocht immer gleich eine größere Portion. Der Vorrat bleibt im Kühlschrank vier bis fünf Tage frisch.

Bulgur

Warenkunde: Bulgur besteht aus Weizengrütze – grob geschnittenen Körnern. Die Getreidespezialität aus dem Orient ist fix zubereitet, weil die geschroteten Weizenkörner bereits vorgegart sind. Das Verfahren ähnelt der Herstellung von Parboiled-Reis und die Vitamine bleiben zum großen Teil erhalten. Feiner heller Bulgur gart schneller als dunkle Vollkornsorten, die man am besten in Brühe 10 Minuten bei schwacher Hitze kocht und danach 15 Minuten auf der abgeschalteten Kochplatte ausquellen lässt.

Garzeit: 10–25 Minuten, Ballaststoffe (pro 100 g): 10 g

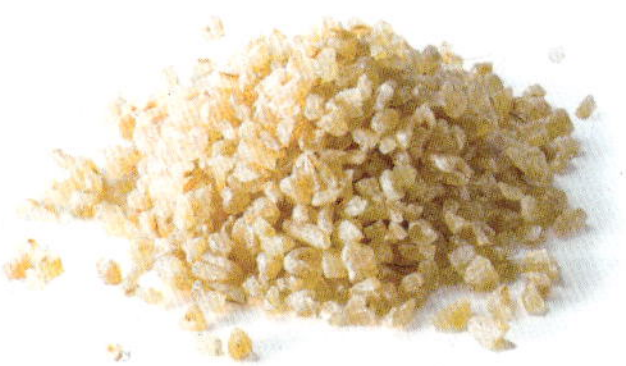

Couscous

Warenkunde: Im Unterschied zum Bulgur ist die Basis für Couscous Weizengrieß. Für die schnelle Variante dieser ursprünglich nordafrikanischen Spezialität wird Hartweizen vermahlen, das Mehl angefeuchtet, zu Kügelchen gerollt, in Dampf vorgegart und wieder getrocknet. Da der Grieß nur noch in der gleichen Menge heißem Wasser kurz aufquellen muss, stehen die heute üblichen Instantvarianten blitzschnell fertig auf dem Tisch.

Garzeit: 10 Minuten, Ballaststoffe (pro 100 g): 6 g

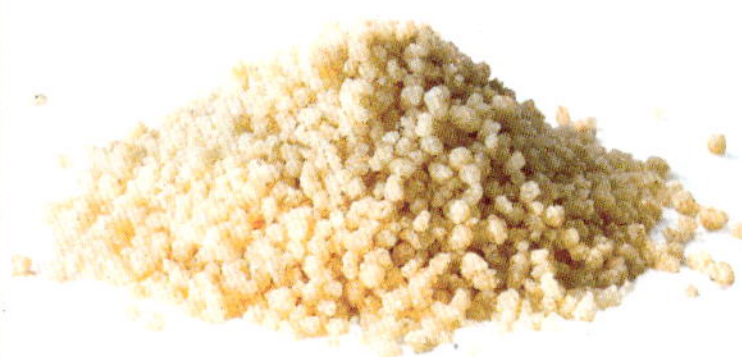

Hirse

Warenkunde: Diese uralte Getreideart gilt in vielen afrikanischen Ländern als wichtigstes Grundnahrungsmittel. Kein Wunder, denn Hirse enthält viele essenzielle Nährstoffe: zwischen 5 und 15 Prozent Eiweiß, Vitamine der B-Gruppe, etwas Betakarotin und Vitamin C. Vor allem wird Hirse jedoch als Quelle für Mineralstoffe und Spurenelemente hoch geschätzt. Die winzigen goldgelben Körner werden in Brühe gegart. In Milch gekocht, ist Hirse auch süß zubereitet ein Gedicht.

Garzeit: 10 Minuten,
Ballaststoffe (pro 100 g):
4 g / 13 g (ungeschälte Hirse)

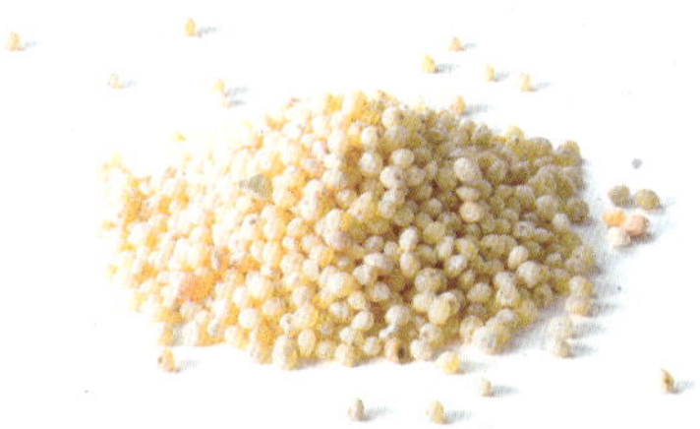

Grünkernschrot

Warenkunde: Grünkern ist eine Variante der alten Weizensorte Dinkel und bietet ähnliche Vorzüge: viele Ballaststoffe, wertvolles Eiweiß und reichlich Vitamine. Um Grünkern handelt es sich, wenn Dinkel vor der eigentlichen Reife geerntet wird. Dann sind die Körner noch grün und saftig. Schonend getrocknet, bleibt ihre Farbe erhalten und das Korn entwickelt ein würziges Aroma. Grünkernschrot schmeckt als Einlage in Gemüsesuppen. Einfach in die Brühe einstreuen und bei milder Hitze quellen lassen.

Garzeit: 20 Minuten,
Ballaststoffe (pro 100 g):
10 g

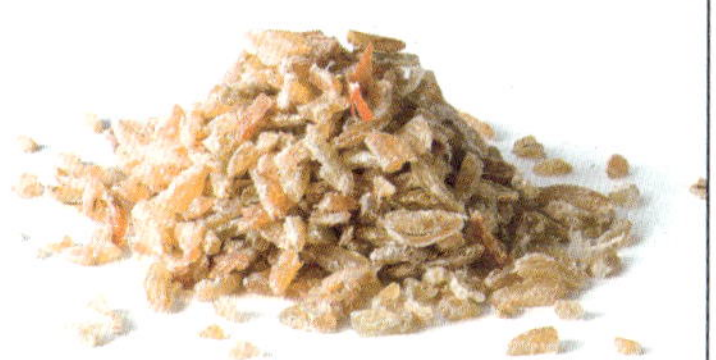

Buchweizen

Warenkunde: Regelmäßig genossen, kann Buchweizen helfen, lästigen Bauchspeck loszuwerden. Grund sind die Inhaltsstoffe der kantigen hellen Körner. Sie liefern neben Vitamin E viel vom sonst oft knappen Spurenelement Chrom. Kanadische Forscher wiesen außerdem große Mengen der Substanz Chiro-Inositol nach, von der sie annehmen, dass sie den Blutzucker stabilisiert. Das würzige Aroma des Buchweizens kommt am besten zur Geltung, wenn man die Körnchen kurz gart, also al dente kocht, und neben der Kochstelle ausquellen lässt.

Garzeit: 10 – 15 Minuten,
Ballaststoffe (pro 100 g): 4 g

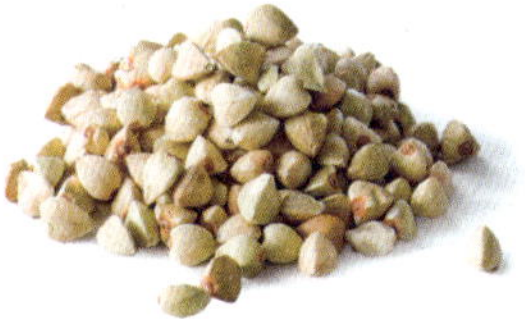

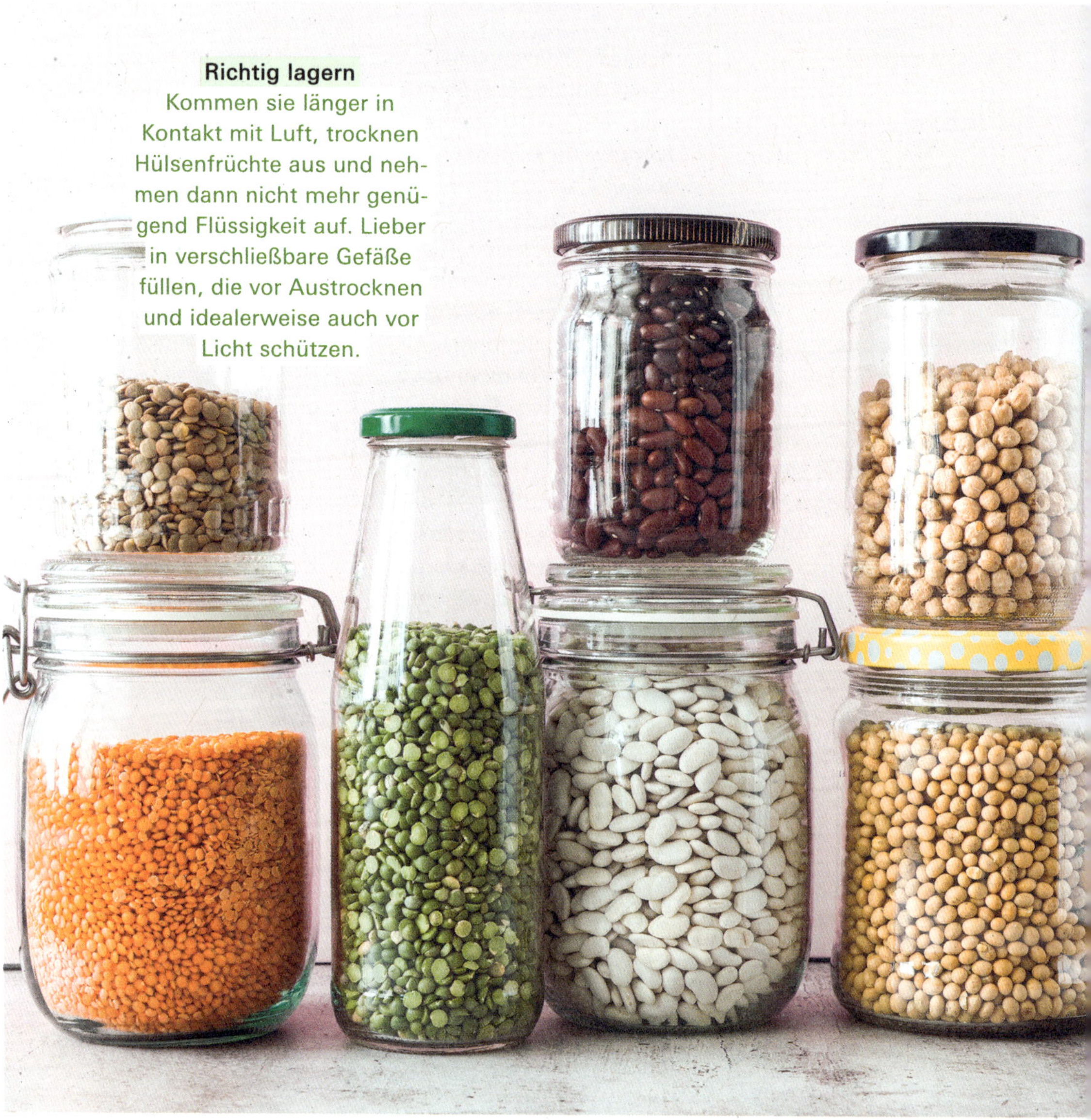

Richtig lagern

Kommen sie länger in Kontakt mit Luft, trocknen Hülsenfrüchte aus und nehmen dann nicht mehr genügend Flüssigkeit auf. Lieber in verschließbare Gefäße füllen, die vor Austrocknen und idealerweise auch vor Licht schützen.

DIE BESTEN APPETITHEMMER FÜR ESSPAUSEN

Gerade gegessen, aber schon wieder hungrig? Dann ist es gut, regelmäßig Hülsenfrüchte in den Speiseplan aufzunehmen. Bohnen, Linsen, Erbsen und Kichererbsen sind ideal für alle, die abnehmen, aber nicht hungern wollen. Weil ihre Stärke langsam und gleichmäßig verdaut wird, fühlt man sich über viele Stunden angenehm satt.

Linsen: Ob Berg-, Pardina- oder Belugalinsen – sie erleben gerade eine Renaissance. Je kleiner, desto sättigender. Handelsübliche Tellerlinsen sind nach der Ernte olivgrün und werden beim Lagern gelblichbraun. Tipp: regelmäßig kleine Mengen unter die Lieblingsgerichte mischen.
307 Kalorien, 17 g Ballaststoffe, 23 g Eiweiß

Bohnen: Die proteinreichen Kerne gibt es getrocknet in vielen Größen, Farben und Formen. Auch in Konservendosen kann man sie in guter Qualität kaufen. Weiße Bohnen schmecken weniger intensiv als rote und eignen sich gut für Suppen und Eintöpfe. Geschmacklich und optisch eine Spezialität sind Marmorbohnen. Beim Kochen werden sie fast doppelt so groß und rundlich. Sie schmecken sehr aromatisch. Tipp: Bohnen beim Zubereiten kräftig würzen, weil sie Aromen gut aufnehmen und so leichter verdaulich sind.
285 Kalorien, 23 g Ballaststoffe, 21 g Eiweiß

Dicke Bohnen: Frisch geerntet kommen sie im Juni für kurze Zeit auf den Markt. Im Glas, in der Konservendose oder tiefgekühlt sind die großen Bohnenkerne dagegen immer zu haben. Sie besitzen eine feste hellgrüne oder braune Haut und einen cremigen Kern, der nussig schmeckt.
79 Kalorien, 12 g Ballaststoffe, 11 g Eiweiß

Erbsen: Seit man zarte grüne Erbsen jederzeit tiefgekühlt kaufen kann, haben getrocknete Markerbsen ein wenig an Popularität verloren. Zu Unrecht, denn die getrockneten Samen enthalten fast doppelt so viele Kohlenhydrate und Eiweiß wie frische und verleihen damit zum Beispiel Eintöpfen Aroma und Substanz.
276 Kalorien, 17 g Ballaststoffe, 23 g Eiweiß

Kichererbsen: Sie sehen aus wie Haselnusskerne, schmecken aber neutral. Das macht sie wunderbar wandelbar. In Ragouts, Suppen, Dips und Eintöpfen schaffen sie einen milden Kontrast zu scharfen und würzigen Zutaten.
310 Kalorien, 15 g Ballaststoffe, 18 g Eiweiß

KÄSE-CROISSANT?

VIELE KALORIEN, WENIG VITAMINE: die knusprigen Blätterteighörnchen bestehen hauptsächlich aus weißem Mehl und Fett.

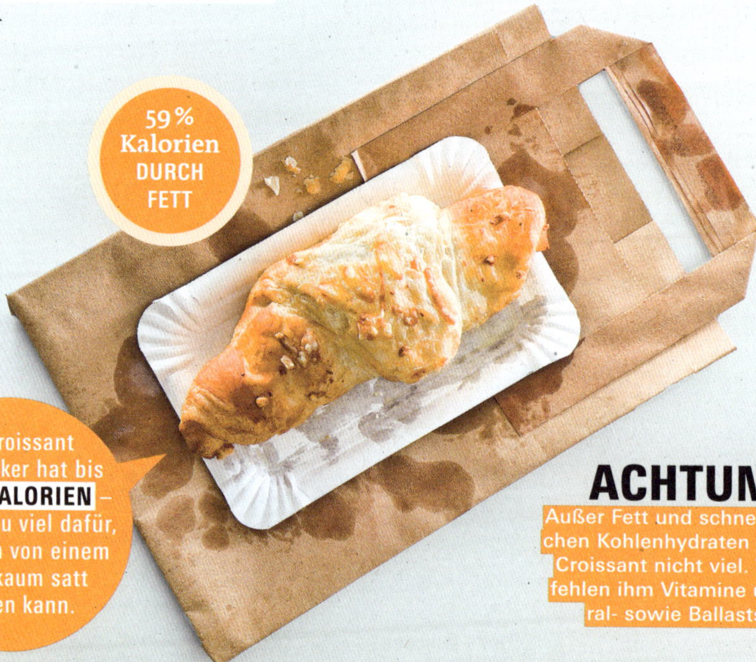

59 %
Kalorien
DURCH
FETT

Ein Croissant vom Bäcker hat bis zu **500 KALORIEN** – definitiv zu viel dafür, dass man von einem allein kaum satt werden kann.

ACHTUNG!

Außer Fett und schnell verdaulichen Kohlenhydraten enthält ein Croissant nicht viel. Vor allem fehlen ihm Vitamine und Mineral- sowie Ballaststoffe.

KEIN ANDERES FETT ist derart ungünstig zusammengesetzt wie die sogenannte Ziehmargarine. Sie ist es, die Blätterteigen – und damit auch Croissants – ihre blättrig-luftige Struktur verleiht, doch gleichzeitig große Mengen gesättigte Fettsäuren und manchmal auch schädliche Transfettsäuren liefert. Beide treiben nicht nur den Cholesterinspiegel in die Höhe – sie bremsen auch unser Sättigungsgefühl aus. Die Folge: Ist das Hörnchen verspeist, stellt sich kein Sättigungsgefühl ein. Stattdessen hat man das Gefühl, hungriger zu sein als vorher.

EI-BROT!

OB SELBST GEMACHT ODER VOM BÄCKER – der Klassiker spart eine Menge Fett und liefert viele Nährstoffe. Perfekt für alle Kopfarbeiter.

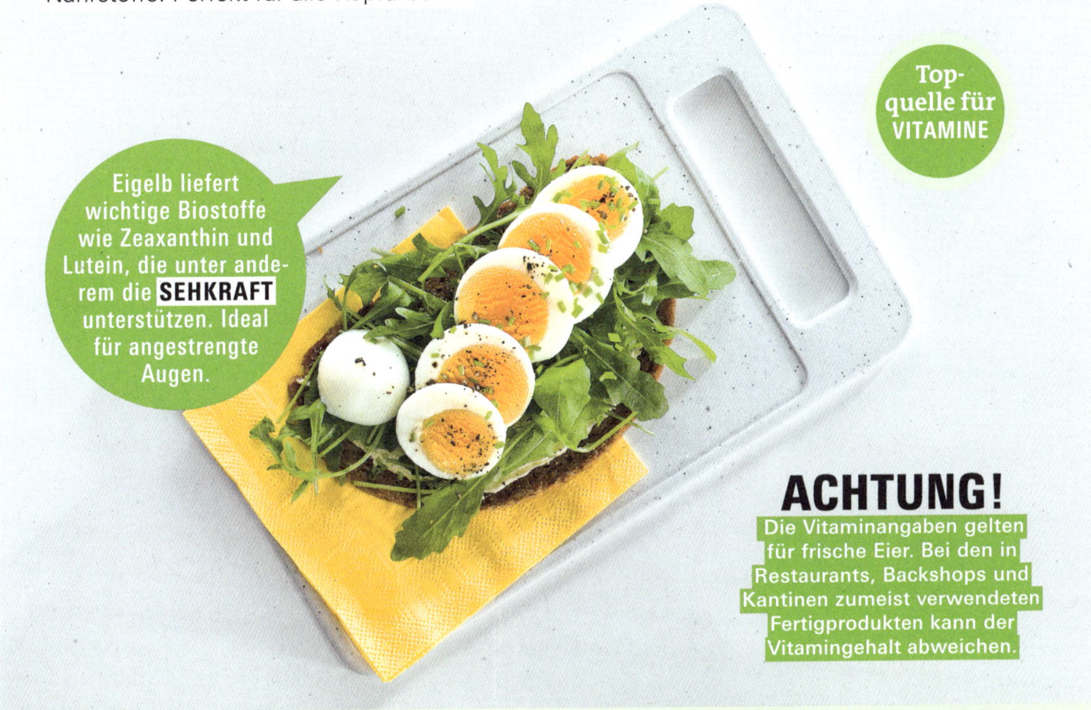

Top-quelle für VITAMINE

Eigelb liefert wichtige Biostoffe wie Zeaxanthin und Lutein, die unter anderem die **SEHKRAFT** unterstützen. Ideal für angestrengte Augen.

ACHTUNG!

Die Vitaminangaben gelten für frische Eier. Bei den in Restaurants, Backshops und Kantinen zumeist verwendeten Fertigprodukten kann der Vitamingehalt abweichen.

BEWÄHRT UND GUT. Anders als moderne Croissantvarianten ist dieses etwas altmodische Frühstück ein echter Vitaminspender: Ein einziges Ei-Brot mit 220 Kalorien deckt unseren Tagesbedarf an den so knappen Vitaminen D und B_{12} zu mehr als einem Drittel. Außerdem enthält es reichlich Vitamin A, Vitamin B_2, Niacin, Biotin und Zink. Da werden ergänzende Nährstoffpillen überflüssig. Das gilt übrigens auch für die ebenfalls sehr populären Varianten „Rührei-Brötchen" und „Spiegelei-Semmel", die jedoch mehr (Brat-)Fett enthalten.

EIWEISSQUELLEN: ES GEHT AUCH OHNE FLEISCH

IMMER MEHR MENSCHEN ernähren sich zumindest tageweise vegetarisch, manche sogar vegan. Für sie alle heißt es, ihren Eiweißbedarf aus alternativen Quellen zu decken.

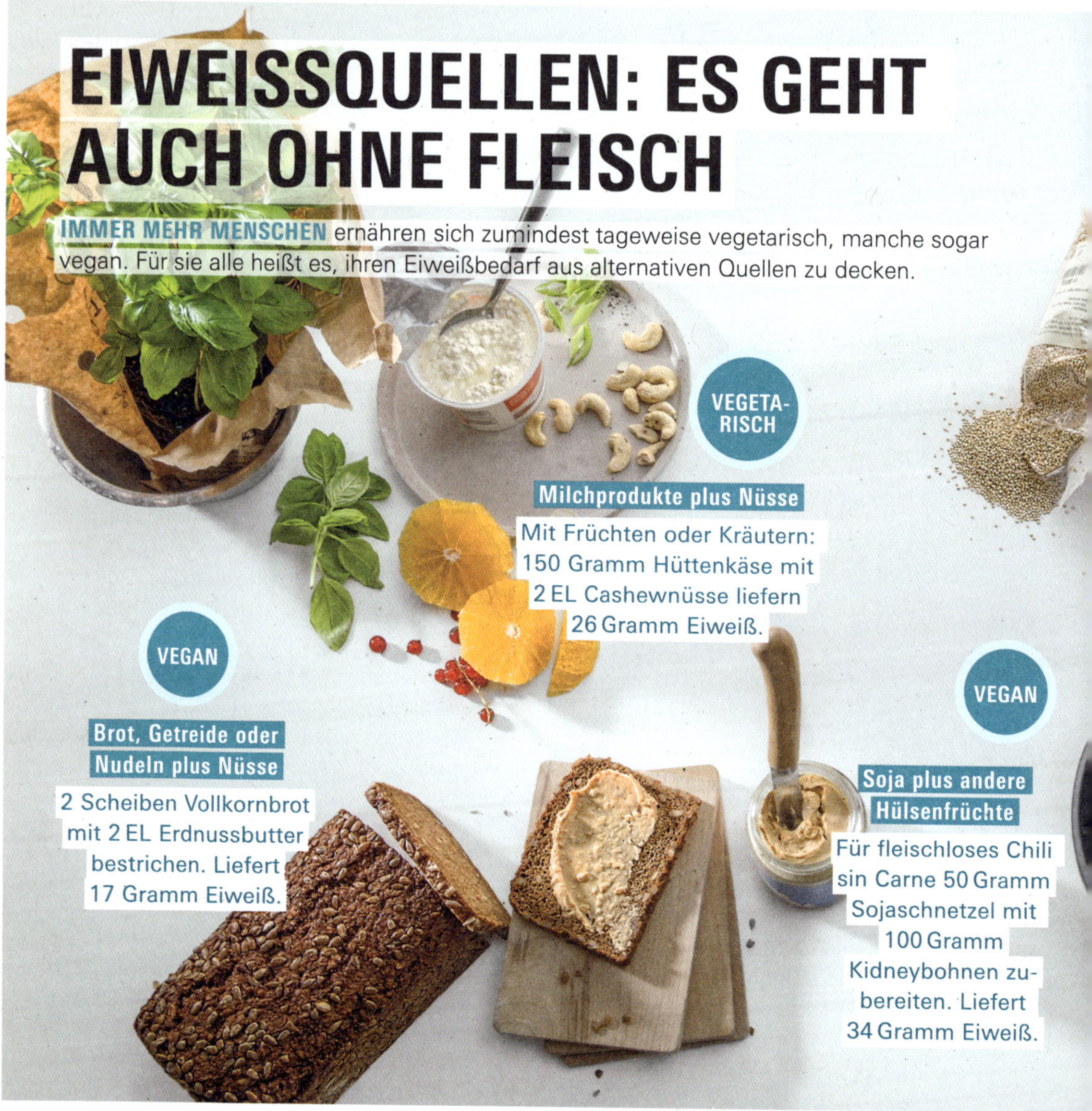

VEGETARISCH

Milchprodukte plus Nüsse

Mit Früchten oder Kräutern: 150 Gramm Hüttenkäse mit 2 EL Cashewnüsse liefern 26 Gramm Eiweiß.

VEGAN

Brot, Getreide oder Nudeln plus Nüsse

2 Scheiben Vollkornbrot mit 2 EL Erdnussbutter bestrichen. Liefert 17 Gramm Eiweiß.

VEGAN

Soja plus andere Hülsenfrüchte

Für fleischloses Chili sin Carne 50 Gramm Sojaschnetzel mit 100 Gramm Kidneybohnen zubereiten. Liefert 34 Gramm Eiweiß.

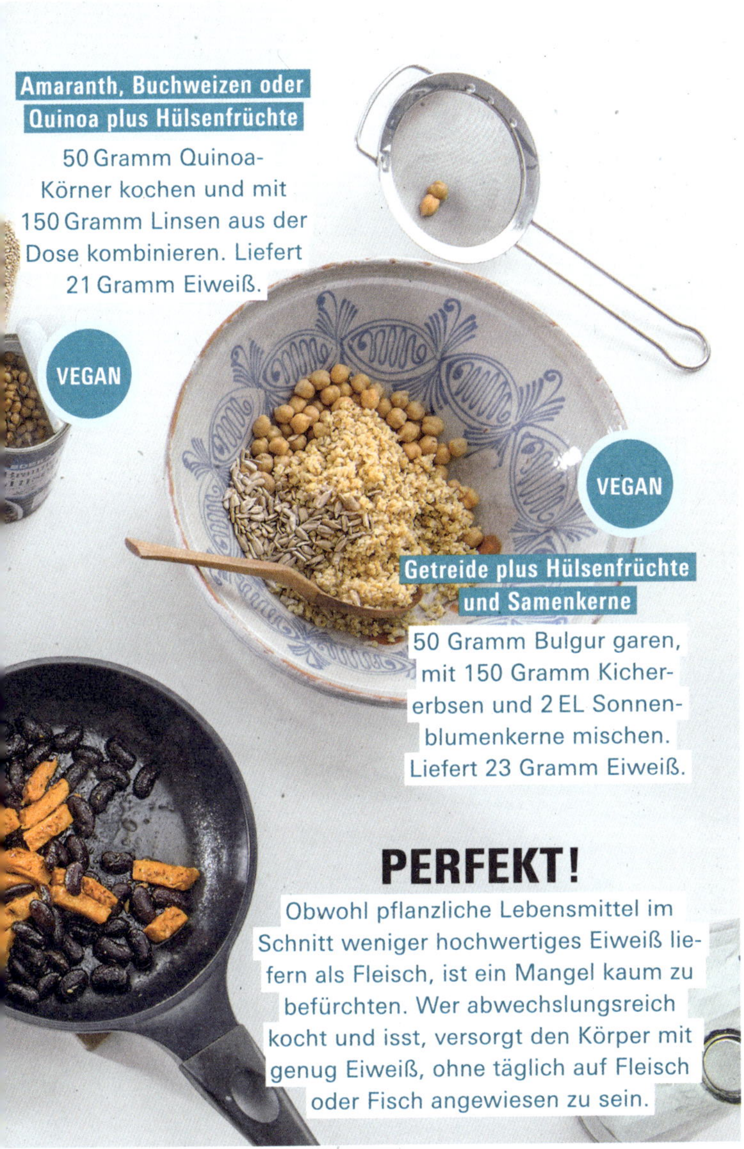

Amaranth, Buchweizen oder Quinoa plus Hülsenfrüchte

50 Gramm Quinoa-Körner kochen und mit 150 Gramm Linsen aus der Dose kombinieren. Liefert 21 Gramm Eiweiß.

VEGAN

VEGAN

Getreide plus Hülsenfrüchte und Samenkerne

50 Gramm Bulgur garen, mit 150 Gramm Kichererbsen und 2 EL Sonnenblumenkerne mischen. Liefert 23 Gramm Eiweiß.

PERFEKT!

Obwohl pflanzliche Lebensmittel im Schnitt weniger hochwertiges Eiweiß liefern als Fleisch, ist ein Mangel kaum zu befürchten. Wer abwechslungsreich kocht und isst, versorgt den Körper mit genug Eiweiß, ohne täglich auf Fleisch oder Fisch angewiesen zu sein.

NEUE KÖRPERZELLEN, schöne Haut und Haare – dafür braucht der Körper gerade beim Abnehmen eine gute Versorgung mit Nahrungseiweiß (Protein). Insbesondere Menschen, die weder Fleisch noch Fisch essen, sollten sich nach Alternativen umsehen.
Problem: Tierisches Eiweiß kann unser Körper sehr gut verwerten – pflanzliches weniger. Die Lösung: verschiedene Eiweißquellen clever kombinieren. Übrigens: Wer einen Anhaltspunkt für die benötigte Menge sucht, rechnet mit knapp 1 Gramm pro Kilogramm Körpergewicht. Das heißt: Eine Frau, deren angestrebtes Wohlfühlgewicht bei etwa 60 Kilogramm liegt, wäre – statistisch betrachtet – mit 50 bis 60 Gramm Eiweiß gut versorgt. Der Bedarf kann sich je nach Alter, Aktivität und Lebenssituation ändern.

KEINE STULLE OHNE GEMÜSE

GEMÜSE BRINGT NICHT nur Farbe aufs Sandwich, es sättigt auch und ist würzig. 30 Gramm ergeben eine üppige Salatgarnitur.

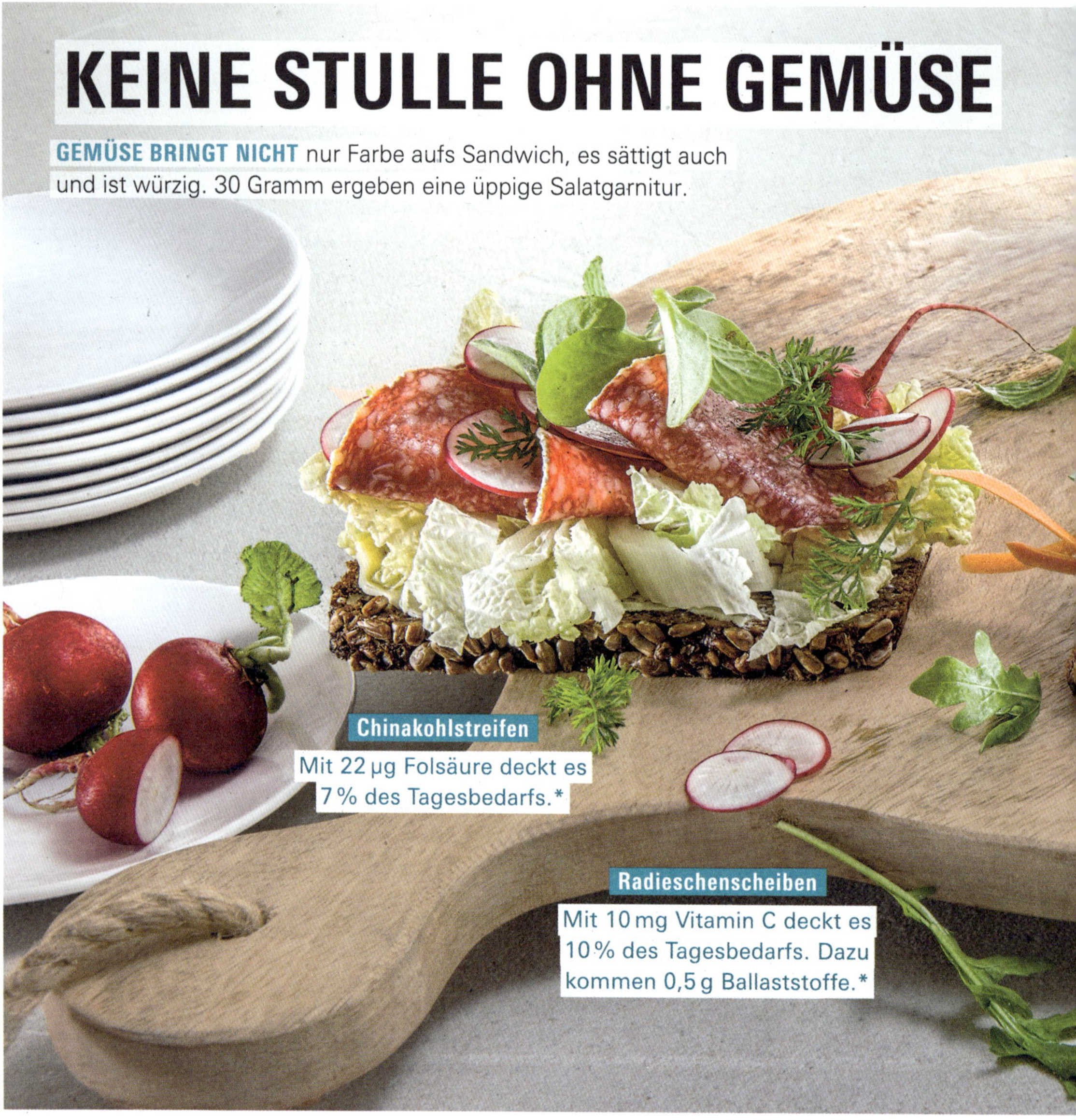

Chinakohlstreifen

Mit 22 µg Folsäure deckt es 7 % des Tagesbedarfs.*

Radieschenscheiben

Mit 10 mg Vitamin C deckt es 10 % des Tagesbedarfs. Dazu kommen 0,5 g Ballaststoffe.*

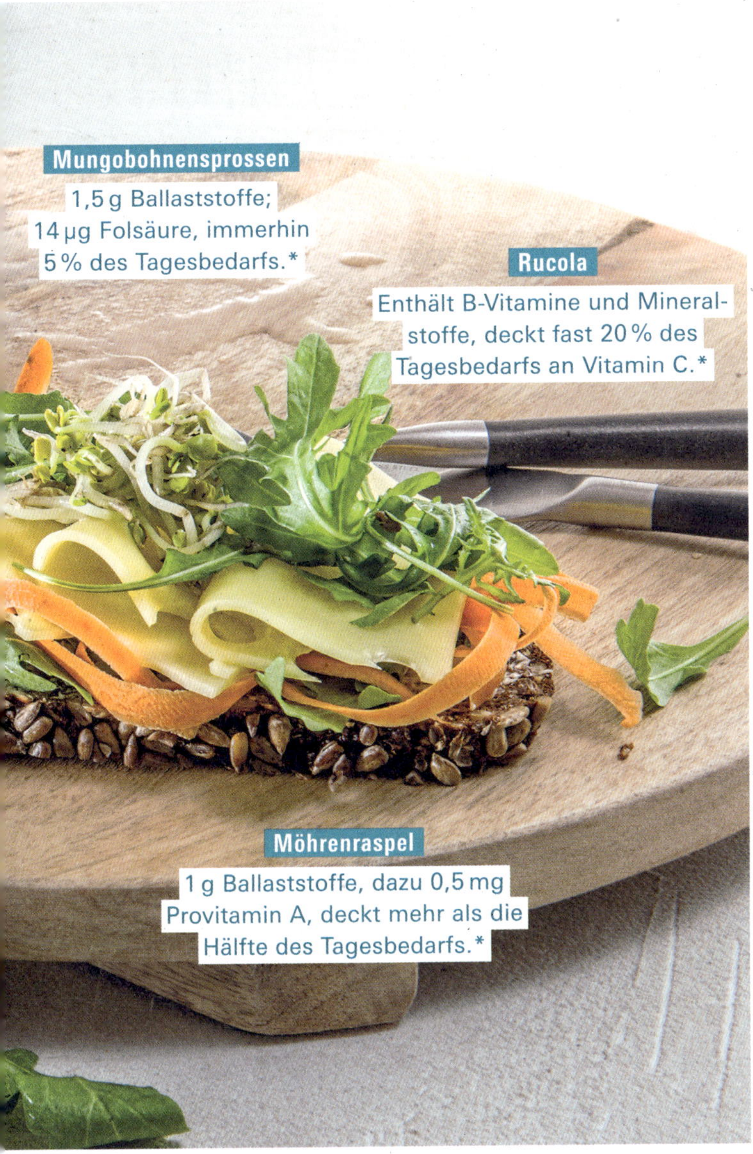
Mungobohnensprossen
1,5 g Ballaststoffe; 14 µg Folsäure, immerhin 5 % des Tagesbedarfs.*
Rucola
Enthält B-Vitamine und Mineralstoffe, deckt fast 20 % des Tagesbedarfs an Vitamin C.*
Möhrenraspel
1 g Ballaststoffe, dazu 0,5 mg Provitamin A, deckt mehr als die Hälfte des Tagesbedarfs.*

DEKORATIV UND ABWECHSLUNGSREICH

Eine Scheibe Brot, belegt mit Aufschnitt oder Käse, schmeckt doppelt gut, wenn der Belag durch eine Handvoll geraspelte Möhren, frische Keimlinge oder zwei, drei knackige Salatblätter aufgepeppt wird.
Die bunten Magenfüller liefern kaum 1 Prozent des Energiebedarfs, dafür aber Vitamine und Mineralstoffe. Noch wichtiger sind die enthaltenen Ballaststoffe und die wohlschmeckenden bioaktiven Pflanzenstoffe! Die bunte Garnitur hilft, den Bauch auf leichte Art zu füllen, damit sich Esspausen leichter durchhalten lassen.
Eine besonders leckere Zutat fürs Butterbrot: Sprossen! Sie lassen sich im Keimglas leicht zu Hause züchten. Vor dem Essen gründlich abspülen. Empfindliche Menschen überbrühen sie zur Sicherheit mit kochendem Wasser.

* Werte für jeweils 30 g

MONOKULTUR?

IMMER DASSELBE ESSEN lässt freundliche Mikroben im Darm verhungern. Besonders ein Mangel an pflanzlicher Nahrung bleibt meist nicht folgenlos.

Jeden Tag Wurst und Fleisch, kaum Grünzeug und zwischendurch mal eine Reiswaffel? **EINSEITIGE KOST** und wenig Abwechslung füttert womöglich die falschen Mikroben im Darm.

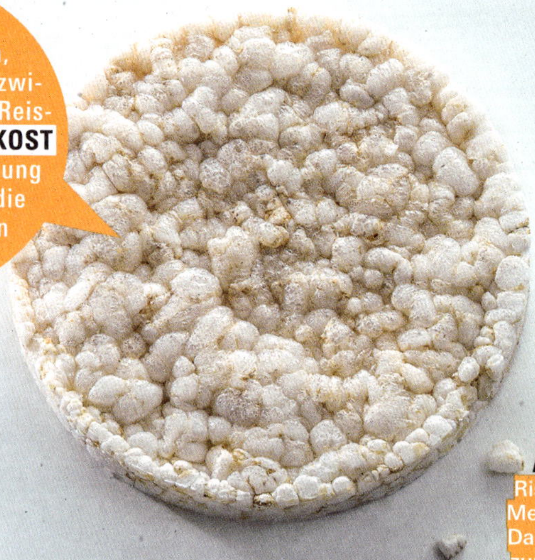

ACHTUNG!

Risiko für unser Mikrobiom: Menge und Vielfalt nützlicher Darmbewohner gehen rapide zurück, wenn wir nicht jeder Mikrobenart ab und zu ihr Lieblingsessen vorsetzen.

HUNDERTE BAKTERIENARTEN WOHNEN in unserem Verdauungstrakt. Sie leben von dem, was von unserem Essen übrig bleibt. Je nachdem, ob wir uns öfter für bunten Kräutersalat, braune Bratwurst oder frischen Joghurt entscheiden, steigt die Anzahl einiger Arten, andere hungern und schwinden dahin. Gewinnt eine Bakterienart die Vormacht, weil wir sie besonders gut versorgen, verändert sich unser Stoffwechsel. Forscher fanden Hinweise, dass eine abnehmende Vielfalt der Bakterien mit einer Zunahme des Körpergewichts einhergeht.

ARTENVIELFALT!

ESSEN, WAS MIKROBEN MÖGEN – eine abwechslungsreiche pflanzenbasierte Kost liefert Bakterien auf jeden Fall günstige Bedingungen.

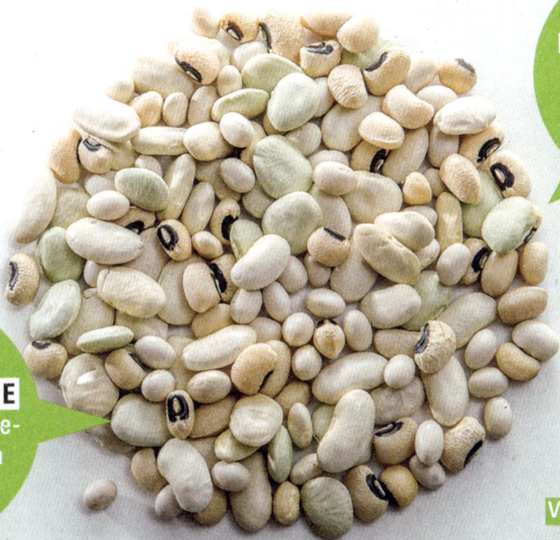

Pflanzenstoffe wie etwa die weit verbreiteten **POLYPHENOLE** fördern das Wachstum nützlicher und bremsen die Entwicklung schädlicher Mikroben.

Liebhaber von Tee, Gewürzen und dunkler **SCHOKOLADE** können sich freuen: Deren Biostoffe fördern die Bakterienvielfalt im Darm.

PERFEKT!

Wer Sport treibt, beherbergt eine größere Vielfalt an Darmbewohnern als weniger bewegte Zeitgenossen.

ESSEN WIR VIEL PFLANZLICHES das Saison hat, und wechseln die Sorten täglich, unterstützen wir die natürliche Besiedlung unseres Darms und fördern eine gesunde Bakterienvielfalt. Vor allem aus dem Ökolandbau stammen alte Gemüse- und Obstsorten, über deren vielfältige Ballast- und Biostoffe sich Darmbewohner besonders freuen. Das heißt: den Konsum von Obst und Gemüse, Hülsenfrüchten und Nüssen erhöhen, den von Fleisch und Zucker herunterfahren. So ein Speiseplan, „Planetary Diet" genannt, schützt uns und den Planeten.

FUTTER FÜR DIE KLEINEN FREUNDE

Sie wohnen im Darm und sind unentbehrlich: Milliarden von mikrokleinen Nützlingen tummeln sich in unserem Inneren. Sie helfen bei der Verdauungsarbeit, wehren Feinde ab und produzieren Vitamine.

Früher hieß die quicklebendige Schutzschicht im Verdauungstrakt Darmflora. Heute nennen wir diese höchst individuelle Gemeinschaft aus Bakterien, Pilzen und Viren das Mikrobiom.

Als komplexes Ökosystem besiedelt sie unsere Haut und alle Schleimhäute. Dabei leistet sie uns unentbehrliche Gesundheitsdienste. Wir tun also am besten alles, damit die Mikroben ihre hundertfachen Aufgaben gut bewältigen können.

Jeder hat eins: So persönlich wie unser Fingerabdruck ist auch unser ureigener Mikrobenmix. Einen wesentlichen Teil davon überträgt uns die Mutter bei der Geburt. Im Verlauf des Lebens können sich die Verhältnisse im Darm jedoch ändern: Oft ist es unser Lebensstil, der das Gleichgewicht stört.

Was unterscheidet dicke von dünnen Menschen? Unter anderem die Typen von Mikroben, die in ihrem Darm wohnen. Ganz generell beherbergen Übergewichtige weniger Bakterienstämme als schlanke Menschen. Je vielfältiger das Zusammenspiel der Kleinstlebewesen, desto besser. Teile unseres Mikrobioms können Erkrankungen auslösen oder befeuern. Deshalb gilt es, die Nützlichen zu füttern und die Bösen zu verdrängen.

Gute Verpflegung: Mikroben leben von dem, was von unseren Mahlzeiten auf deren Reise vom Mund bis zu den Futterplätzen im Darm übrig bleibt. Nehmen wir also hauptsächlich Fleisch und üppige Fettrationen zu uns, bleibt ihnen nicht viel Auswahl. Schlimmer noch: Dann schwinden die netten Kleinstlebewesen dahin. Ihre Vielfalt nimmt ab. Auch glutenfreie Kost scheint ihnen nicht besonders zu schmecken. **Nach allem, was man heute weiß, mögen unsere kleinen Darmbewohner wohl am liebsten einen möglichst abwechslungsreichen Mix aus den ballaststoffreichen Überbleibseln von Vollkornprodukten, Hülsenfrüchten, Nüssen, Gemüse und Obst.**

Ballaststoffe: Um die unverdaulichen Pflanzenteile (siehe S. 116/117) kommt niemand herum, der ernsthaft abnehmen möchte. Sie dienen unserem Mikrobiom als willkommenes Futter, verzögern die Aufnahme von Nährstoffen und hemmen dabei unseren Appetit. **Je langsamer und kontinuierlicher eine Mahlzeit vom Körper aufgenommen wird, desto länger melden die Sensoren „Sättigung“ ans Gehirn.** Die Konsequenz ist erfreulich: Wer sein Mikrobiom reichlich mit Ballaststoffen versorgt, hat auf Dauer weniger Figursorgen und bessere Laborwerte.

Nette Fette: Der Dickdarm mit seinen lebendigen Mikroben produziert Substanzen, die uns vor Zivilisationskrankheiten schützen. Es sind also nicht – wie man früher dachte – Gifte in unserer Nahrung, die beispielsweise Darmkrebs auslösen – es ist der Mangel an Schutzstoffen. Das Mikrobiom produziert, sozusagen als Gegenleistung für sein „Futter“ in Form von Ballaststoffen, spezielle kurzkettige Fettsäuren, zum Beispiel Butter- und Propionsäure. Diese Substanzen nähren und pflegen unseren Darm von innen. Sie steuern die Beweglichkeit des Darms, schützen die Zellen vor unkontrolliertem Wachstum, liefern Energie für seine Schleimhäute, und sorgen dafür, dass Verletzungen an den Schleimhäuten schnell repariert werden können.

Probiotisch essen: Im Elsass und in Deutschland ist es das Sauerkraut. Polen und Russen schwören auf Salzgurken. In Korea kommt viel Kimchi auf den Tisch und am Mittelmeer liebt man natürlich fermentierte Oliven. **Was haben alle diese Spezialitäten gemeinsam? Genau – sie gelten als äußerst gesund. Warum das so ist? Ganz einfach: In ihnen sind Milchsäurebakterien am Werk.** Sie produzieren das unverkennbare Aroma, vertreiben Fäulniserreger und machen Lebensmittel haltbar. Wir essen sie seit Tausenden von Jahren.

Überraschend viele dieser aktiven Nützlinge überleben das Säurebad unser gens und stoppen i Krankheitskeime. Das heißt: Bakterienstämme aus fermentierten Lebensmitteln unterstützen die Balance im Mikrobiom.

Sekundäre Pflanzenstoffe: Wer Gewürze liebt und gern Kaffee trinkt, täglich Gemüse und Obst isst, nimmt sie regelmäßig zu sich – Polyphenole. Diese in vielen Lebensmitteln vorkommenden Pflanzenstoffe verlocken uns durch ihre hübschen Farben und feinen Geschmacksnoten. Nach ihrer Reise durch Magen und Dünndarm gelangen sie in den Dickdarm. Erst dort, im Mikrobiom, entfalten sie ihre optimale Wirkung. Denn sie fördern das Wachstum erwünschter Keime und hemmen gleichzeitig die Entwicklung schädlicher Mikroben, von denen einige im Verdacht stehen, echte Dickmacher zu sein.

BALLASTSTOFFE – GESUND UND NICHT KLEINZUKRIEGEN

Unser Verdauungsapparat ist zwar enorm flexibel und verarbeitet unterschiedlichste Nahrungsmittel, doch eines verträgt er gar nicht: die völlige Abwesenheit von Ballaststoffen. Obwohl unsere Verdauungssäfte diese nicht kleinkriegen, ginge es uns ohne sie viel schlechter. Ballaststoffe sind in Obst und Gemüse, Getreide, Hülsenfrüchten und Nüssen enthalten – jedoch weder in Fleisch, Wurst und Fisch, Eiern und Käse noch in Streichfetten und Zucker.

Gut für Darm und Blutdruck

Im Verdauungstrakt nehmen Ballaststoffe Wasser auf, polstern den Darm, ernähren die nützlichen Mikroben und befördern Cholesterin sowie potenziell krebserregende Substanzen aus dem Körper. Durch sanftes Massieren der Schleimhäute aktivieren sie das im Darm angesiedelte Immunsystem und halten es fit. Wer sich ballaststoffreich ernährt, nimmt weniger tierische Lebensmittel, weniger Fett, weniger Energie und mehr bioaktive Pflanzenstoffe zu sich. Das optimiert alle wichtigen Gesundheitsindikatoren: Körpergewicht und Blutdruck sowie Zucker- und Fettstoffwechsel.

Natürliche Appetithemmer

Pflanzliche Fasern und Quellstoffe begünstigen gründliches Kauen und regulieren unser Sättigungsgefühl im Dialog mit den Darmmikroben. Werden diese ausreichend mit Ballaststoffen gefüttert, produzieren sie reichlich kurzkettige Fettsäuren, die als Appetithemmer besonders wirksam sind. Auf diese Weise bilden unverdauliche Pflanzenstoffe einen natürlichen Schutz vor Übergewicht. Zudem füllen sie den Magen auf leichte Art und sorgen dafür, dass der Energiepegel über lange Zeit stabil bleibt.

Ballaststoffreiche Produkte finden

Werden Lebensmittel über ihren Ballaststoffanteil beworben, gelten die Vorgaben der EU-„Health-Claims"-Verordnung. Ein Blick auf die Verpackung hilft. „Ballaststoffquelle" dürfen Produkte heißen, die mindestens 3 g Ballaststoffe pro 100 g oder mindestens 1,5 g Ballaststoffe pro 100 kcal enthalten. Mit einem „hohen Ballaststoffgehalt" dürfen Hersteller für Lebensmittel werben, die mindestens 6 g Ballaststoffe pro 100 g oder mindestens 3 g Ballaststoffe pro 100 kcal enthalten.

VERDAUUNG

DIE BESTEN QUELLEN für Ballaststoffe. Zum Angewöhnen kleine Mengen ins Müsli mischen.

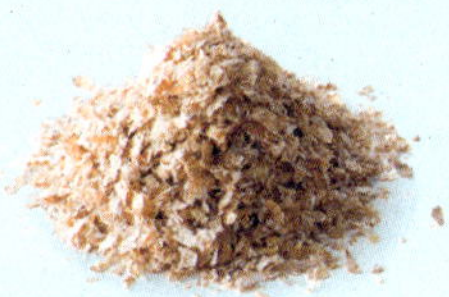

Weizenkleie
45 g Ballaststoffe
264 Kalorien

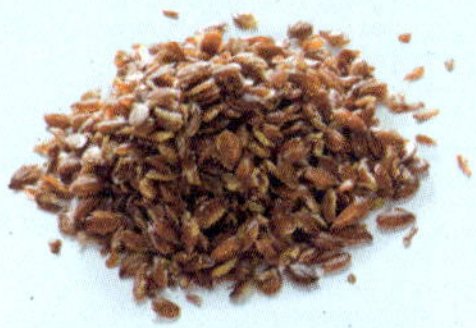

Leinsamenschrot
22 g Ballaststoffe
491 Kalorien

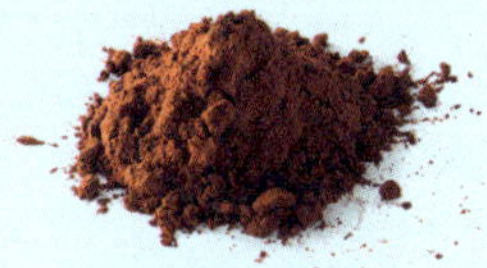

Kakaopulver
29 g Ballaststoffe
341 Kalorien

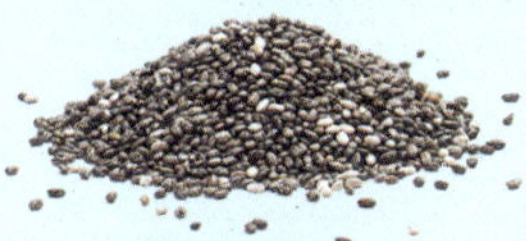

Chiasamen
29 g Ballaststoffe
473 Kalorien

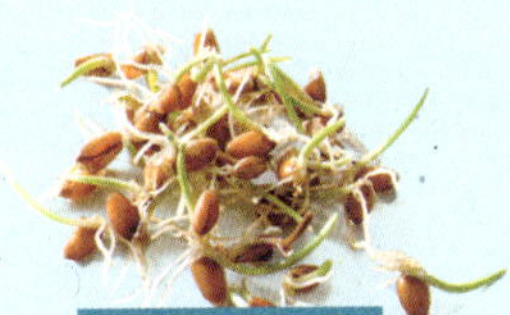

Weizenkeime
18 g Ballaststoffe
356 Kalorien

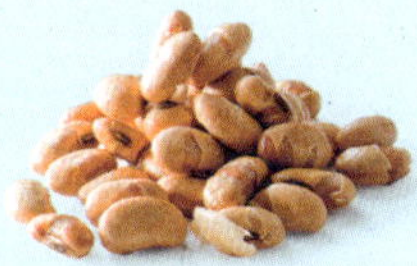

Sojakerne
22 g Ballaststoffe
386 Kalorien

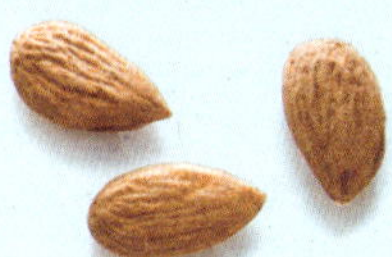

Mandeln
11 g Ballaststoffe
611 Kalorien

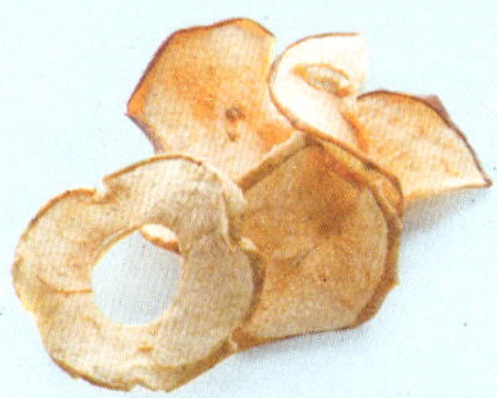

Getrocknete Äpfel
11 g Ballaststoffe
269 Kalorien

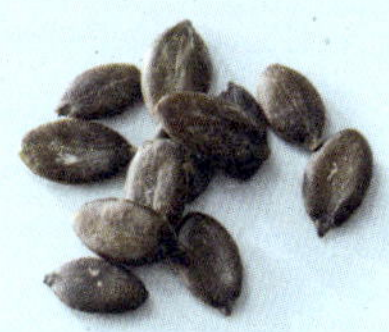

Kürbiskerne
9 g Ballaststoffe
581 Kalorien

INDUSTRIEFLAKES?

GESCHREDDERT, GEWALZT, GEKOCHT, durch Düsen gepresst und geröstet. Wird Getreide zu „Cerealien" verarbeitet, bleibt mancher Nährstoff auf der Strecke.

40 %
Kalorien
DURCH
ZUCKER

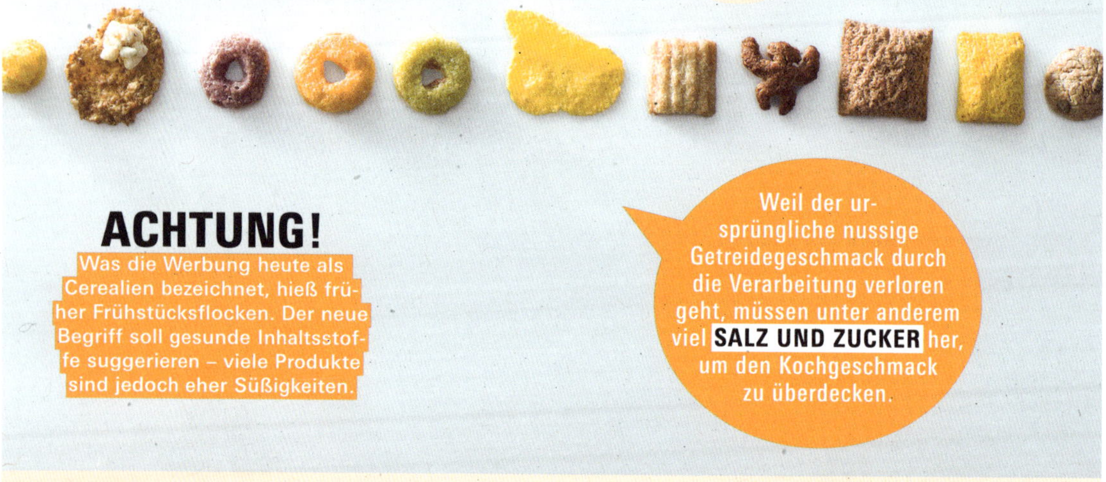

ACHTUNG!

Was die Werbung heute als Cerealien bezeichnet, hieß früher Frühstücksflocken. Der neue Begriff soll gesunde Inhaltsstoffe suggerieren – viele Produkte sind jedoch eher Süßigkeiten.

Weil der ursprüngliche nussige Getreidegeschmack durch die Verarbeitung verloren geht, müssen unter anderem viel **SALZ UND ZUCKER** her, um den Kochgeschmack zu überdecken.

ES GIBT SIE ALS RINGE, KISSEN, FLOCKEN und sogar als Figuren – um ihre „Cerealien" an den Käufer zu bringen, ziehen die Hersteller alle Register. Gesund sein sollen sie obendrein. Doch in den stark bearbeiteten Frühstücksprodukten steckt wenig Natur, dafür jede Menge Zusätze.

Ein Beispiel: Weil die Vitamine in Loops, Pops und Co durch hohe Temperaturen und mechanische Belastung bei der Produktion größtenteils verloren gehen, werden sie nachträglich zugesetzt. Umstritten ist, ob die synthetischen Vitamine auch so wirken wie die natürlichen.

GETREIDEFLOCKEN!

KRAFT DES VOLLEN KORNS: Wer Wert auf Natürlichkeit legt, startet mit einem Müsli aus Vollkornflocken in den Tag. Das gibt Power – nicht nur für den Job!

Top-quelle für B-VITAMINE

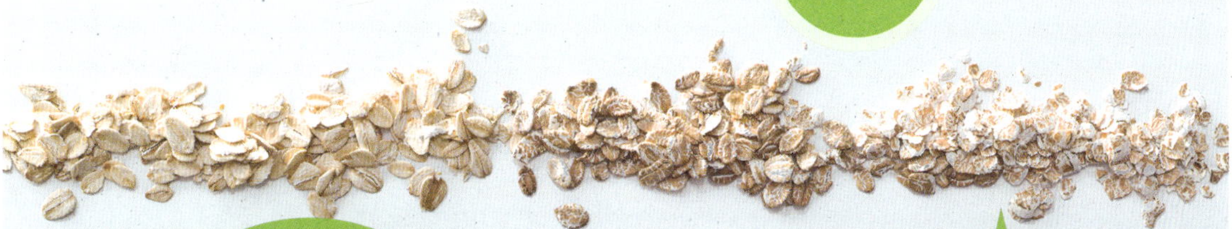

Anders als Frühstückscerealien zerfallen VOLLKORNFLOCKEN nicht, sondern bleiben in Form. Deswegen sind sie gut zum Mitnehmen geeignet. Einfach mit Milch und Obst in ein Schraubglas füllen.

BILLIGER + BESSER

AM BESTEN MIT SCHALE – ein Getreidekorn ist ein „Vollkorn", wenn nach seiner Ernte Keimling und Schale nicht entfernt wurden. Beide enthalten neben Ballast- und Mineralstoffen sowie Vitaminen Öle, die als gesundheitsfördernd gelten. Neben langsamen Kohlenhydraten liefert Getreide Vitamin E sowie reichlich B-Vitamine, die unentbehrlich sind für „starke" Nerven und eine verlässliche Energieversorgung. Ob grobe oder feine Flocken, ist dabei gleich. Wichtiger: Ab und zu die Getreidesorte wechseln, um möglichst viele Biostoffe zu nutzen.

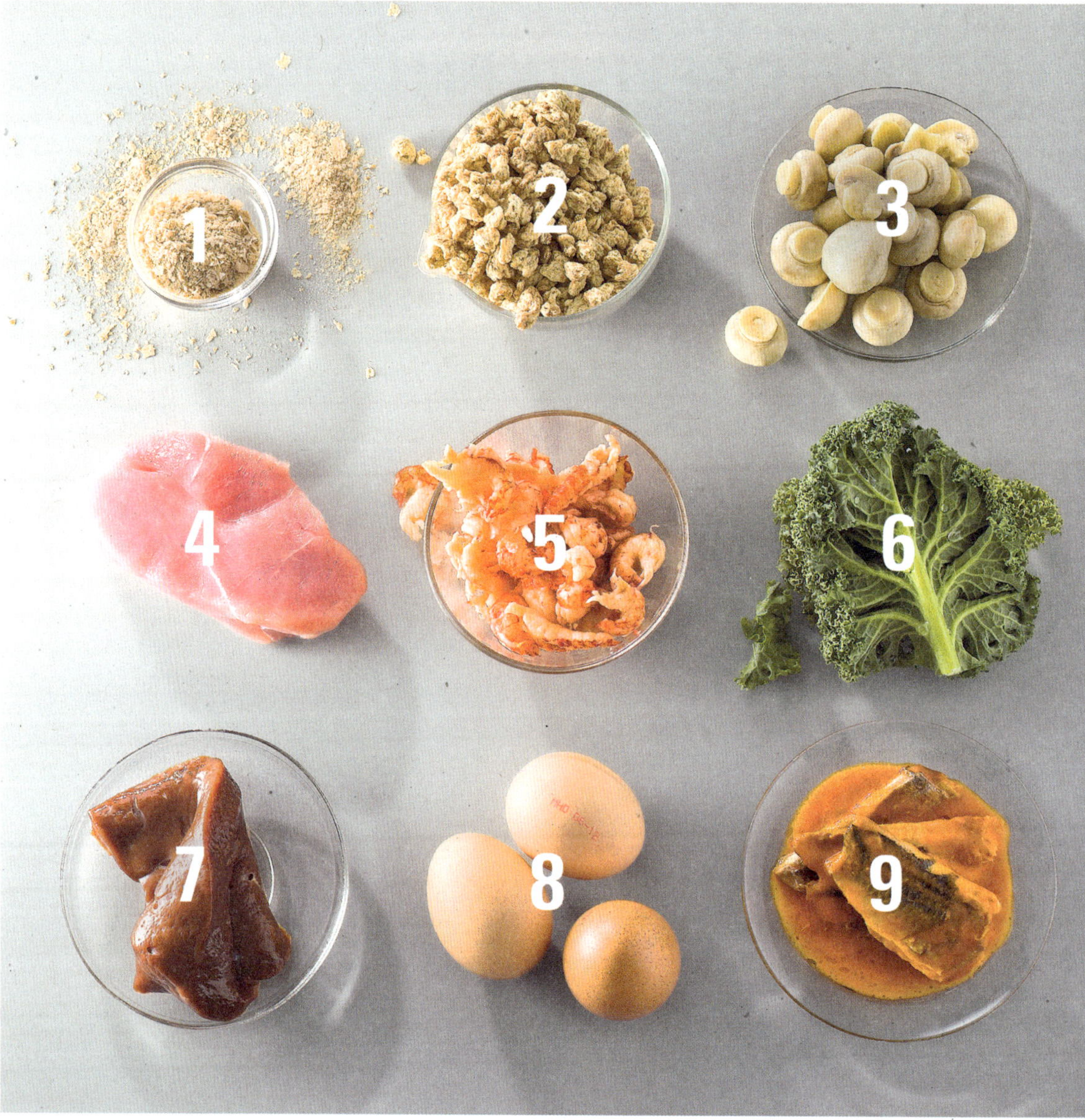
1
2
3
4
5
6
7
8
9

B-VITAMINE – IM TEAM AKTIV

Die Stoffgruppe der B-Vitamine ist sehr vielfältig. Sie enthält acht Vitamine, die vereint für unser Wohlbefinden arbeiten. Deshalb nennt man sie auch „Vitamin-B-Komplex". Als unentbehrliche Helfer wirken B-Vitamine an zentralen Stellen in unserem Stoffwechsel. Außerdem unterstützen sie unser Immunsystem umfassend: Vor allem die Vitamine B2, B6, B12 und Folsäure spielen beim Schutz vor Infektionskrankheiten eine wichtige Rolle – ohne sie wäre unser Körper Angriffen von außen wehrlos ausgeliefert.

Eine gute Versorgung mit B-Vitaminen hilft uns auch, mit Stressbelastungen zurechtzukommen und stärkt die nervliche Leistungskraft. In Fast Food und Fertigprodukten sind B-Vitamine oft knapp. Dagegen findet man sie meist reichlich in Fisch und Fleisch sowie Vollkornprodukten und Hülsenfrüchten.

Insgesamt empfiehlt es sich, möglichst abwechslungsreich zu essen und gute Vitaminquellen zu nutzen. Ein besonders günstiges Lebensmittel ist die Bierhefe, sie enthält alle acht B-Vitamine. Der Tagesbedarf an den einzelnen Vitaminen ist unterschiedlich – deshalb im Folgenden einige Vergleichswerte.

1 **Bierhefeflocken** 2 EL decken den täglichen Bedarf der Vitamine B1, B12 und Folsäure.

2 **Sojaschrot** 4 EL decken den Tagesbedarf am Vitamin B1.

3 **Champignons** Schon eine kleine Portion gedünsteter Pilze (250 g) deckt unseren Tagesbedarf am Vitamin B2.

4 **Putenbrustfilet** Schon ein kleines Stück (100 g) deckt den Tagesbedarf am B-Vitamin Niacin.

5 **Flusskrebsfleisch** Nach dem Verzehr von 100 g ist der Vitamin-B6-Tagesbedarf gedeckt.

6 **Grünkohl** Eine große Portion Grünkohl (400 g) deckt den Tagesbedarf an Folsäure.

7 **Rinderleber** Bereits eine kleine Scheibe (80 g) deckt den Tagesbedarf an den Vitaminen B12 und Pantothensäure.

8 **Eier** Drei Hühnereier decken den Tagesbedarf am Vitamin Biotin.

9 **Hering** 50 g dieses Fisches decken den Tagesbedarf an Vitamin B12.

AUS DEM TOPF?

WER GEMÜSE ZUBEREITET wie zu Großmutters Zeiten, bringt sich um Geschmack und Nährstoffe. Ein Großteil schwimmt mit dem Kochwasser davon.

Je mehr Wasser im Kochtopf, desto größer der **VERLUST** an Geschmack und Nährwert. Schonender geht es beim Dünsten mit wenig Flüssigkeit und geschlossenem Deckel.

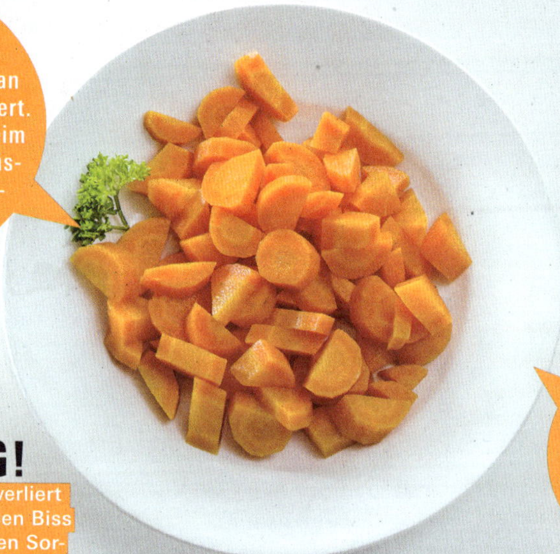

Langes Kochen **ZERSTÖRT** sowohl Vitamin C als auch die wertvollen B-Vitamine.

ACHTUNG!

Gart Gemüse zu lange, verliert es neben seinem knackigen Biss auch an Farbe. Bei einigen Sorten entsteht sogar ein unangenehmer „Kochgeschmack".

TAGELANG BEI ZIMMERTEMPERATUR liegen lassen, dann schälen, zerkleinern, mit viel kaltem Wasser in einen Topf füllen und weich kochen – das ist so ziemlich das Schlimmste, was man frischem Gemüse antun kann. Auf diese Weise gehen bis zu 50 Prozent des Nährwerts verloren. Im Kochwasser landen neben Mineralstoffen und wasserlöslichen Vitaminen auch gesundheitsfördernde Pflanzenstoffe. Nur wer Gemüsesuppe kocht, kann ruhig viel Wasser nehmen. Doch selbst die schmeckt mit einer guten Brühe (siehe S. 22/23) als Basis besser.

VOM BLECH!

VOLLES AROMA UND VIELE NÄHRSTOFFE liefert Gemüse, das im Ofen gebacken wurde. Das Ganze ist denkbar einfach: Ein Rezept passt für alle Sorten.

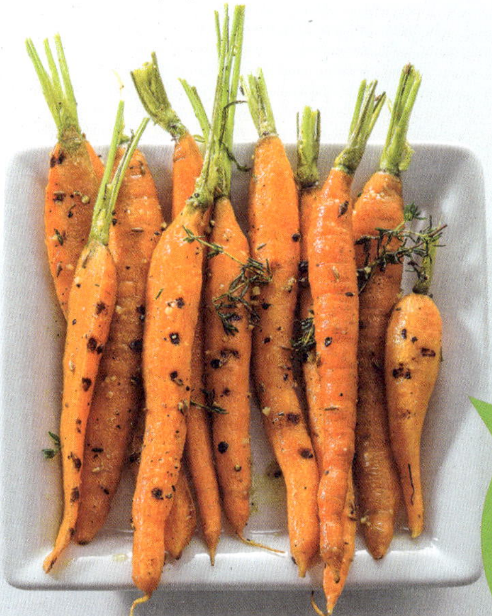

PERFEKT!
Verschiedene Gemüse je nach Garzeit nacheinander aufs Blech geben – oder Sorten, die länger brauchen, kleiner schneiden.

Praktisch: Mit dem Gemüse gleich Hühnerbeine, Fleischstückchen oder Fischfilet **MITGAREN**. Das spart Energie. Je kürzer das Gemüse im Ofen gart, desto mehr Nährstoffe bleiben drin.

IM BACKOFEN GART GEMÜSE schnell und ohne auszulaugen. Dabei entstehen feine Röstaromen, deren Duft auch Genießer anlockt, die sonst nicht auf Grünzeug stehen. Auf dem Blech landen kann fast jede Sorte – einfach ausprobieren! So geht's: Gemüse in Form schneiden und in einer Schüssel mit etwas Öl mischen. Würzen, auf ein mit Backpapier belegtes Blech legen und in den vorgeheizten Backofen schieben. Die meisten Sorten sind bei 200 bis 220 Grad in 10 bis 35 Minuten gar. Je größer die Stücke, desto länger die Garzeit!

MARINIERT?

SELBST MITTELMÄSSIGES FLEISCH wird durch Fertigmarinaden zwar würzig und zart – das enthaltene Öl macht es aber auch zur Kalorienbombe.

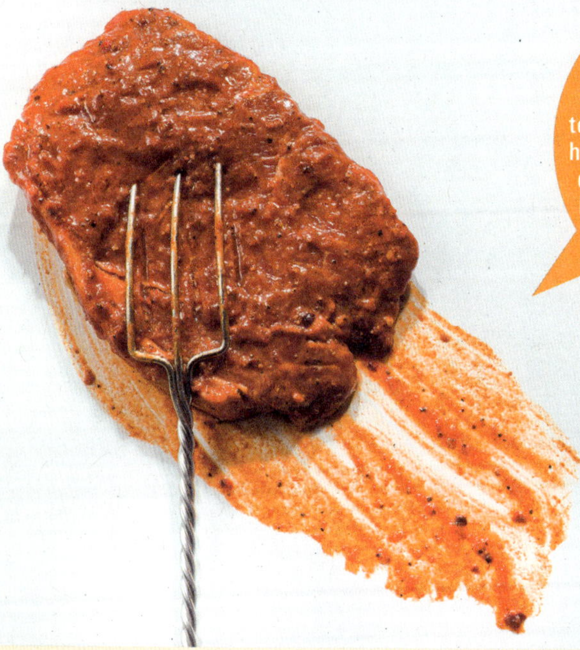

Mangels Nährwertkennzeichnung bei unverpacktem Fleisch gilt als Faustregel, dass eingelegtes Rindfleisch einen doppelt so hohen **FETTGEHALT** besitzt wie dieselbe Menge pures Fleisch. Die meisten Fleischereien verwenden zudem industriell hergestellte Marinaden.

ACHTUNG!

Allein durch die Marinade kann es ein einziges Steak von 180 Gramm Gewicht auf mehr als 2 Gramm Salz bringen.

ÖLIGE VERJÜNGUNGSKUR: Wozu braucht ein Steak eine Marinade? Klar, um es optisch aufzuwerten und außerdem zarter und haltbarer zu machen. Dazu bedarf es einer öligen oder cremigen Mischung aus Gewürzen, Säure und Fett, die selbst zähe Steaks genießbar machen. Wer fertig mariniertes Fleisch kauft, sollte wissen, dass die Marinade in Großbetrieben im Tumbler, einer Art Knetmaschine, ins Fleisch einmassiert wurde. Anschließend lassen sich Qualität und Fettanteil eines Steaks in der Regel nicht mehr beurteilen.

PUR!

EIN GUTES RINDERSTEAK sollte vor allem eines sein: richtig abgehangen. So gereift, lässt es sich in einer guten Pfanne fast ohne Fettzugabe braten.

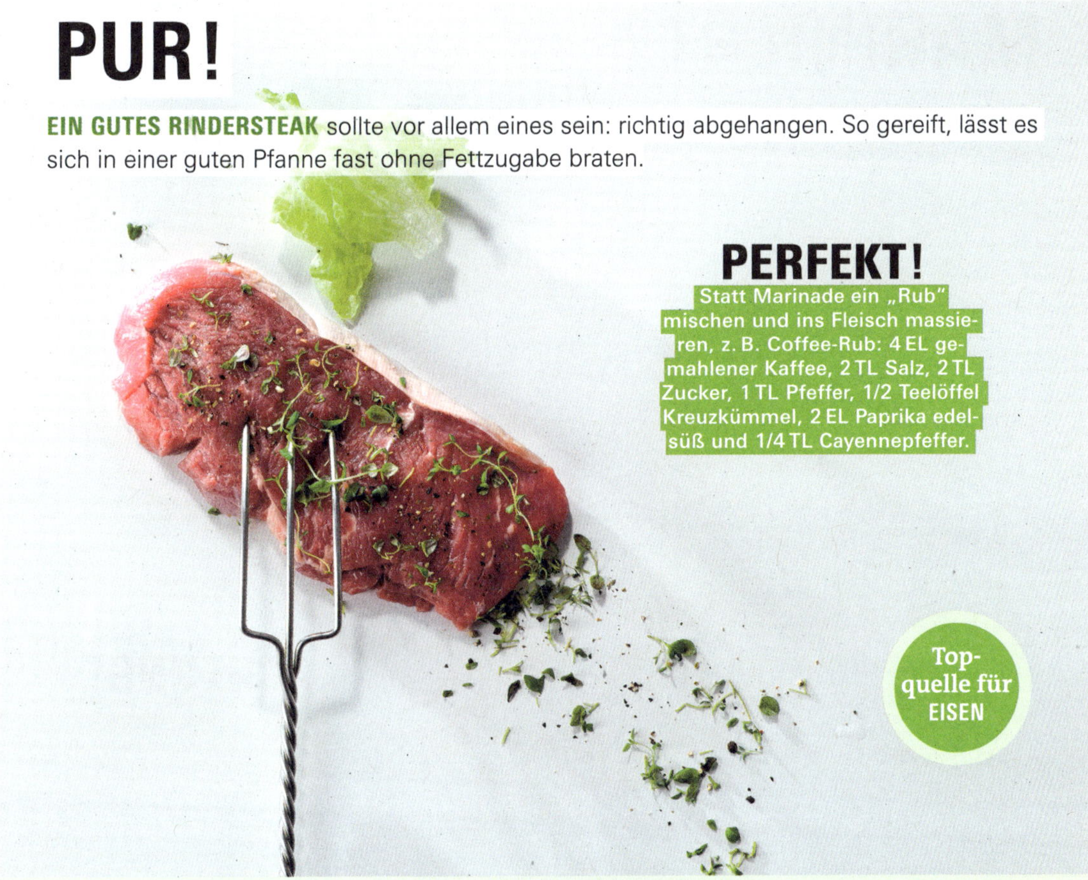

PERFEKT!

Statt Marinade ein „Rub" mischen und ins Fleisch massieren, z. B. Coffee-Rub: 4 EL gemahlener Kaffee, 2 TL Salz, 2 TL Zucker, 1 TL Pfeffer, 1/2 Teelöffel Kreuzkümmel, 2 EL Paprika edelsüß und 1/4 TL Cayennepfeffer.

Top-quelle für EISEN

EINFACH BRATEN! Steaks vom Rinderfilet liefern pro 100 Gramm lediglich 2 Gramm Fett, Rumpsteaks 6 Gramm und Hüftsteaks 8 Gramm – die meisten Käse sind erheblich fettreicher. Genießer wissen aber auch: Kleine Fettränder tragen zum typischen Geschmack eines Steaks bei, also nicht sofort entfernen. Wer keine überflüssigen Kalorien zu sich nehmen will oder schlicht kein Fett mag, kann Fettränder nach dem Braten immer noch abschneiden. Zum Steak am besten einen frischen Salat essen – und auf Grillsaucen lieber verzichten.

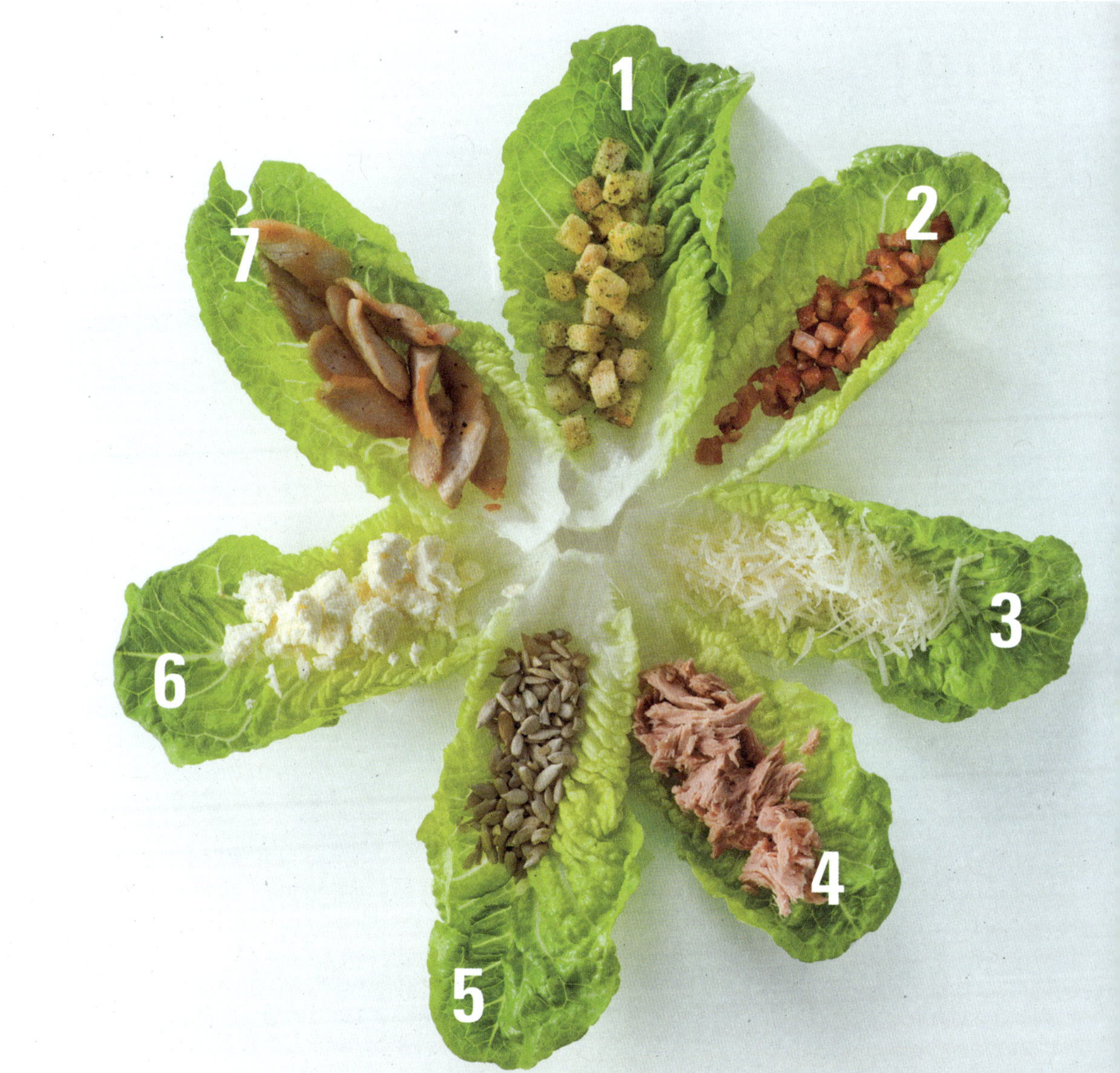
1
2
3
4
5
6
7

TOLLE TOPPINGS ZUM SALAT

Salat essen – das ist eigentlich der Inbegriff für Disziplin und Abnehmenwollen. Tatsächlich kann eine Auswahl von der Salatbar wunderbar leicht und sättigend ausfallen – aber auch ungeheuer kalorienreich. Neben dem Fettgehalt des Dressings sind daran vor allem die leckeren kleinen Extras Schuld, die man sich zum Schluss gern auf den Salat packt.

1 Croûtons: Die in Fett gebratenen Brotbröckchen enthalten jede Menge Energie. Doch außer Brot und Fett ist nichts drin. Deshalb lieber zugunsten von Nüssen, Geflügel oder Fisch verzichten.

400–460 Kalorien, 15–40 g Fett

2 Speckwürfel: Stammen die würzigen Würfelchen vom mageren Schweinebauch, reicht 1 Esslöffel mit 10 g und gut 30 Kalorien für intensiven Räuchergeschmack. Ausgebratene und gründlich abgetropfte Speckwürfel enthalten etwa ein Drittel weniger Fett.

320–400 Kalorien, 29–35 g Fett

3 Parmesan: Bei Hartkäse kommt es darauf an, in welcher Dichte er angeboten wird. In luftige Späne geraspelt, passen lediglich 3 bis 5 g (20 Kalorien) auf 1 Esslöffel. An gröberen Bröckchen fasst der Löffel dagegen 10 bis 15 g – also das Doppelte oder Dreifache an Kalorien.

396 Kalorien, 31 g Fett

4 Thunfisch: Der Dosenfisch gehört zu den kalorienärmsten Sattmachern. Er liefert reichlich mageres Eiweiß und sogar eine winzige Portion wertvolles Fischfett – ideal zum Anreichern von Salat.

120 Kalorien, <1 g Fett

5 Sonnenblumenkerne: Die Samenkerne sind gesund, aber auch sehr fetthaltig. Für den kleinen Knabberspaß genügt 1 Esslöffel (etwa 10 g). Schon dieser bringt es immerhin auf fast 50 Kalorien.

490 Kalorien, 26 g Fett

6 Schafskäse: Original griechischen Feta aus Schafsmilch gibt es auch in der Leichtversion mit nur 160 Kalorien und 9 g Fett. Dank des intensiven Geschmacks reichen vielfach wenige Bröckchen, um dem Salat einen Zusatzkick zu verleihen.

280 Kalorien, 24 g Fett

7 Putenbruststreifen: Die vorgegarten Fleischstücke gibt es im Kühlregal. Im Restaurant werden sie oft frisch gebraten. Ihr Vorteil: Viel Protein und wenig Fett. Also eine gute Zutat für „schlanke" Salate zum Sattwerden.

107 Kalorien, 1 g Fett

GEMÜSESUPPEN

SIND CREMESUPPEN ECHTE DICKMACHER – mit viel Sahne und so? Nein, diese sanften Magenschmeichler gelingen auch ohne! Der Trick: kräftig aufmixen!

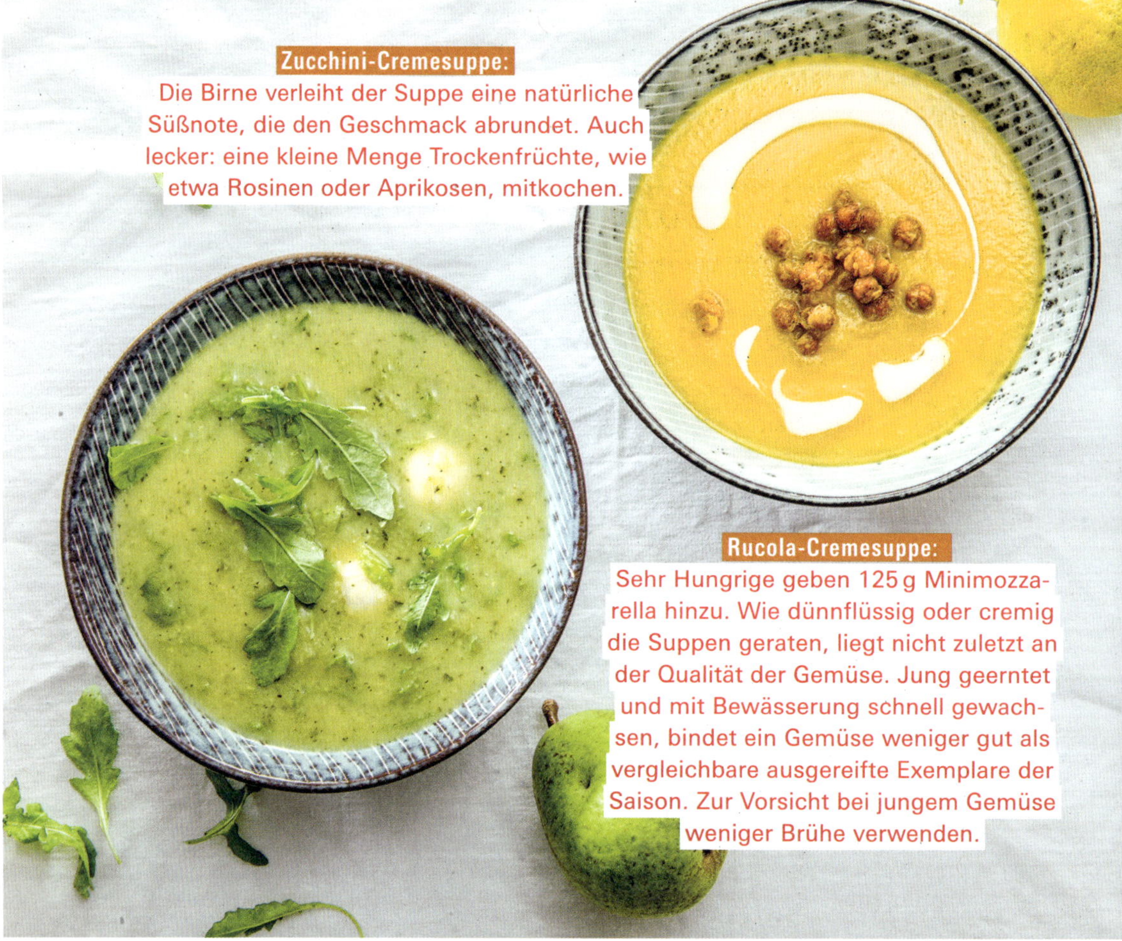

Zucchini-Cremesuppe:
Die Birne verleiht der Suppe eine natürliche Süßnote, die den Geschmack abrundet. Auch lecker: eine kleine Menge Trockenfrüchte, wie etwa Rosinen oder Aprikosen, mitkochen.

Rucola-Cremesuppe:
Sehr Hungrige geben 125 g Minimozzarella hinzu. Wie dünnflüssig oder cremig die Suppen geraten, liegt nicht zuletzt an der Qualität der Gemüse. Jung geerntet und mit Bewässerung schnell gewachsen, bindet ein Gemüse weniger gut als vergleichbare ausgereifte Exemplare der Saison. Zur Vorsicht bei jungem Gemüse weniger Brühe verwenden.

RUCOLA-CREMESUPPE

Für 3 Portionen:
125 g Rucola
2 Zwiebeln
250 g Möhren
1 Knoblauchzehe
2 EL Rapsöl
650 ml Fleisch- oder Gemüsebrühe (siehe S. 22/23)
250 g Pastinaken
Salz, Pfeffer, Honig
Chili oder Cayennepfeffer

Pro Portion: 165 kcal, 8 g F, 17 g KH, 5 g B, 3 g E

1 Rucola waschen, Stiele abschneiden, Blätter beiseitelegen. Das Gemüse schälen und klein schneiden.
2 Zwiebeln, Möhren und Rucolastiele in heißem Öl andünsten. Knoblauch pressen, zugeben und 2 Min. weiterdünsten. Brühe zugießen, aufkochen. Pastinaken zugeben und alles im geschlossenen Topf etwa 20 Min. garen.
3 Alles fein pürieren und dann so lange aufmixen, bis eine gleichmäßig cremige Suppe entsteht.
4 Rucolablätter in Streifen schneiden, einen Teil zurücklegen, den Rest zufügen und kurz miterhitzen. Die Suppe mit Salz, Pfeffer, Honig und Chili oder Cayennepfeffer kräftig abschmecken. Mit Rucola bestreut servieren.

ZUCCHINI-CREMESUPPE MIT BACKERBSEN

Für 4 Portionen:
650 g Zucchini
1 Zwiebel
1 Knoblauchzehe
1 kleine Birne
500 ml Fleisch- oder Gemüsebrühe (siehe S. 22/23)
½–1 TL milder Curry
½ Limette
Salz
2 EL Olivenöl
1 EL Joghurt griechischer Art (10 % Fett)
2 EL Backerbsen (Suppeneinlage; Fertigprodukt)
Kräuter der Saison

Pro Portion: 95 kcal, 3 g F, 11 g KH, 3 g B, 4 g E

1 Zucchini klein schneiden. Zwiebeln und Knoblauch würfeln. Birne schälen, Kerngehäuse entfernen und Fruchtfleisch zerkleinern.
2 Brühe aufkochen, Gemüse und Birnenstücke zufügen und alles ca. 15 Min. bei milder Hitze im geschlossenen Topf garen.
3 Currypulver zufügen, alles pürieren und dann so lange aufmixen, bis eine gleichmäßig cremige Suppe entsteht.
4 Die Suppe wieder erhitzen, mit Limettensaft und Salz würzen. Von der Kochstelle nehmen und das Öl kräftig untermixen.
5 Jede Portion mit einem Klecks Joghurt, einigen Backerbsen und frischen Kräutern anrichten.

VERBIETEN?

AUCH DISZIPLIN HAT IHRE GRENZEN! Sich beim Essen gnadenlos zu kasteien geht genauso nach hinten los wie ungezügelte Völlerei.

Wir hassen Einmischung in Ess- oder Trinkgewohnheiten. Auch **ENTBEHRUNGEN** infolge einer Diät rufen unseren inneren Widerstand hervor.

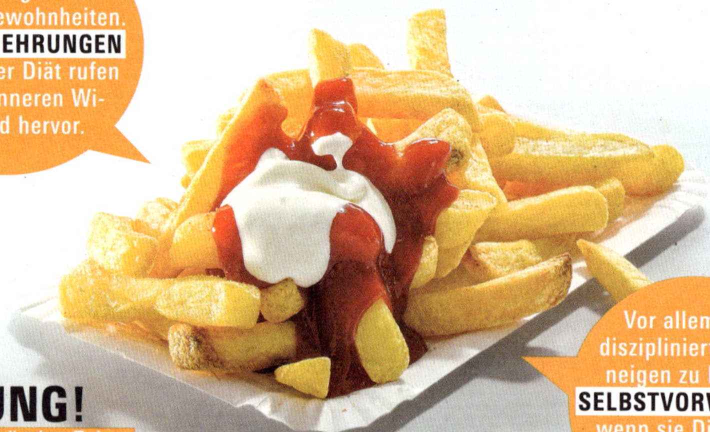

ACHTUNG!

Schlimmstenfalls münden Zeiten des radikalen Verzichts irgendwann unter dem Motto „Verdammt, was soll´s?" in einen ungehemmten Essanfall.

Vor allem sehr disziplinierte Typen neigen zu bitteren **SELBSTVORWÜRFEN**, wenn sie Diätregeln übertreten – und resignieren.

TÄGLICH ZWEI TAFELN SCHOKOLADE nebenher, abends eine Flasche Wein oder Cola und öfter mal Pommes mit doppelt Mayo – klar, dass es so mit dem Abnehmen schwierig wird. Doch das wissen die Sünder wahrscheinlich selbst. Hinweise anderer Menschen, auf Kalorienbomben doch besser zu verzichten, schicken selbst wohlwollende Menschen in den inneren Widerstand. Wie gut sie auch gemeint sein mögen – Regeln und Tipps bringen einen selten weiter. Ratschläge sind eben immer auch – genau: Schläge. Schlimmer sind nur Vorwürfe.

VERDRÄNGEN!

DIE AUSSICHT AUF POMMES, CHIPS UND COLA lässt uns das Wasser im Mund zusammenlaufen – doch als „Vorspeise" gönnen wir uns erst mal etwas Gemüse.

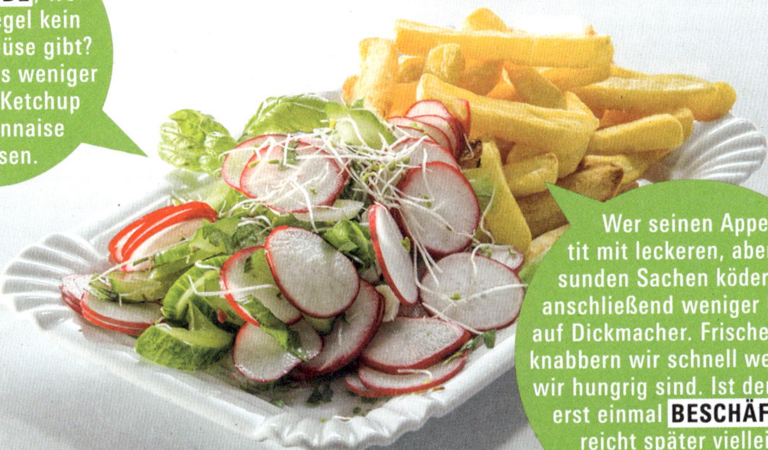

Was tun an der **IMBISSBUDE**, wo es in der Regel kein frisches Gemüse gibt? Lösung: etwas weniger essen oder Ketchup und Mayonnaise weglassen.

Wer seinen Appetit mit leckeren, aber gesunden Sachen ködert, hat anschließend weniger Hunger auf Dickmacher. Frische Sachen knabbern wir schnell weg, wenn wir hungrig sind. Ist der Magen erst einmal **BESCHÄFTIGT**, reicht später vielleicht eine kleine Portion Pommes.

BEIM ESSEN LÄUFT vieles intuitiv und unbewusst ab. Auf unsere Gewohnheiten haben Reize von außen erheblich mehr Einfluss als wir denken. Das können wir nutzen und mithilfe raffinierter Köder unser Essverhalten positiv beeinflussen. Rücken wir natürliche Lebensmittel und nährstoffreiche Speisen hübsch angerichtet in den Vordergrund und erschweren den Zugriff auf fette und salzhaltige Esswaren, treffen wir wie von selbst eine bessere Wahl – ganz ohne Verbotsschilder. Unbedingt ausprobieren: Es funktioniert gut und tut gar nicht weh.

FÜR DAS BESTE IM ESSEN!

Wer überschüssige Pfunde für immer loswerden möchte, tut gut daran, das Kochen nicht nur zu lernen, sondern es regelrecht lieben zu lernen. Nur wer sich selbst regelmäßig die Küchenschürze umbindet, weiß genau, was auf seinem Teller landet. Obendrein hat Kochen etwas sehr Sinnliches: Die vielen Menschen seit ihrer Kindheit vertrauten Geräusche bilden im Zusammenspiel mit den verlockenden Düften das unentbehrliche Vorspiel einer guten Mahlzeit.

Vor dem Schnippeln waschen

Obst und Gemüse gehören gewaschen! Dazu am besten kaltes Wasser ins Spülbecken einlassen und die jeweiligen Zutaten kräftig darin bewegen. Wasser ablassen, doch vor dem Schälen und Kleinschneiden alles noch einmal kalt abspülen – oder falls nötig mit einer Gemüsebürste abschrubben. So lösen sich Schmutzreste und Krankheitskeime, die sonst beim Anschneiden und Schälen ins Innere übertragen würden. Wichtig: Geputztes Gemüse nicht in einen Topf mit Wasser legen oder gar darin liegen lassen!

Sofort in den Topf damit!

Je größer die Oberfläche, desto besser kann der Luftsauerstoff Vitamine, Aromen und Biostoffe angreifen. Also: Gemüse und Kräuter, sobald sie geputzt und geschnitten, gehackt oder geraspelt sind, nicht lange herumstehen lassen, sondern sofort verarbeiten. Notfalls sofort mit etwas Zitrone beträufeln und gut verpackt in den Kühlschrank legen. So lässt sich der Abbau empfindlicher Inhaltsstoffe verlangsamen.

Oberstes Gebot: Koch's kurz!

Vitamine und Biostoffe sind empfindlich gegen Hitze und verschwinden mit zunehmender Garzeit. Deshalb: Gemüse so kurz wie möglich garen, frische Kräuter fein hacken und erst beim Servieren zufügen.

Enzyme blockieren

Ein weiterer Grund für Vitaminverluste liegt in den Zutaten selbst. Beim Zerschneiden von Früchten, Knollen, Blättern und Stielen werden die darin natürlicherweise enthaltenen Enzyme frei und können wichtige Inhaltsstoffe wie etwa Vitamin C zerstören. Die meisten Vitamine gehen in der Ankochphase bis 40 Grad verloren. Erst bei Temperaturen von 65 bis 75 Grad werden die abbauenden Eiweißstoffe entschärft und der Vitaminabbau wird gestoppt. Deshalb Gemüse grundsätzlich schnell erhitzen, also ins heiße Fett oder die kochende Flüssigkeit geben. Nicht kalt aufsetzen.

Sehr lecker: Rohes raspeln

In der kalten Jahreszeit sind Rohkostsalate aus Wintergemüsen günstiger als Blattsalate. Gut schmecken geraspelte rohe Möhren, Knollensellerie, Fenchel und Steckrüben. In diesen deftigen und preisgünstigen Gemüsesorten stecken reichlich Ballaststoffe. Außerdem enthalten sie, im Vergleich zu Blattsalaten, die aus dem Treibhaus kommen, mehr anregende ätherische Öle und ein Vielfaches an Vitaminen.

Nicht kochen – ziehen lassen!

Lebensmittel nicht kochen, sondern in Wasser oder Brühe gar ziehen lassen – das ist Kochen im Schongang. Weil die Temperatur beim Pochieren knapp unter dem Siedepunkt bleibt, ist diese Methode zum Beispiel ideal für ganze Fische wie Forelle, Zander oder Saibling. Das Fischfleisch bleibt saftig und zerfällt nicht. Auch lockere Klöße und mürbe Früchte wie beispielsweise Birnen oder Äpfel profitieren von dieser sanften Art des Zubereitens. Wer genau hinschaut, merkt, wann die Temperatur der Flüssigkeit genau richtig eingestellt ist: wenn winzig kleine Blasen langsam aufsteigen und sich die Oberfläche der Kochflüssigkeit nur wenig bewegt.

Im Backofen garen

Fettarme Gerichte gelingen auch im Tontopf, in einem Emailtopf mit gut schließendem Deckel oder einer ofenfesten Form – im Backofen. Ohne zusätzliches Fett, im eigenen Saft. Ideal für Berufstätige: Fleisch oder Fisch mit klein geschnittenem Gemüse und Gewürzen am Vorabend oder Morgen vorbereiten, im Kühlschrank aufbewahren und beim Nachhausekommen in den Ofen schieben. Bis alles fertig ist, kann man etwas anderes erledigen oder sich ausruhen.

Niedrige Temperatur wählen

Marmorierte und von Fettadern durchzogene Stücke vom Schwein und Rind oder fettes Geflügel wie Gans und Ente geraten besonders zart und fettarm, wenn man sie im Backofen bei niedrigen Temperaturen gart. 150 bis 170 Grad reichen aus – wer viel Zeit hat, versucht sein Glück bei lediglich 120 Grad. Ambitionierte Hobbyköche überwachen mit einem Bratenthermometer, wann die gewünschte Kerntemperatur erreicht ist. Beim Niedertemperaturgaren sickert ein Teil des Fetts heraus – aber nichts trocknet aus. Ist das Fleisch gar, zum Bräunen den Grill einschalten.

Fett abschöpfen

Von kalten Brühen lässt sich leicht das erstarrte Fett abheben. Heiße Brühen und Bratenfonds besser mit einer Spezialkanne („Fett-Trenner") entfetten. Weil Fett stets oben schwimmt, ist der Ausgießer solcher Spezialkannen in Bodennähe angebracht. Der fettfreie Sud fließt so von unten ab, das Fett bleibt in der Kanne zurück.

KRABBENSALAT?

EINE HANDVOLL TIEFSEEGARNELEN badet in einem See aus Mayonnaise. So liefert der norddeutsche Klassiker bis zu viermal mehr Kalorien als Räucherfisch.

Viel Fett, WENIG EIWEISS

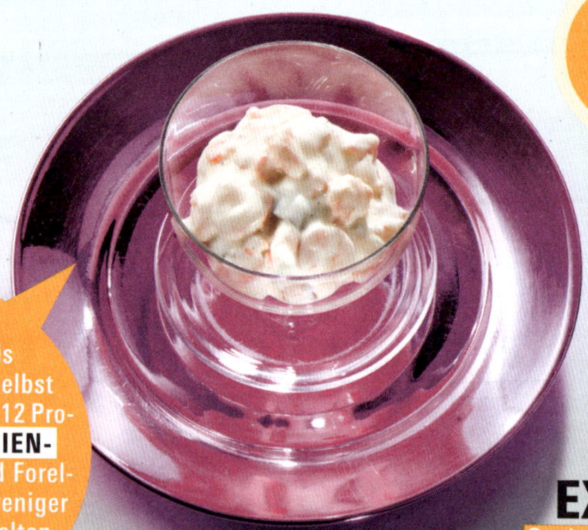

Krabbensalate bestehen zu 30 bis 40 Prozent aus Fett. Selbst Leichtprodukte mit nur 12 Prozent Fett sind **KALORIENREICHER** als Lachs und Forelle. Ihr Fett ist zudem weniger wertvoll und sie enthalten weniger Protein.

EXTRA-TIPP

Genießen Sie Krabben pur! Mit etwas Zitronensaft, ganz wenig Öl und vielen gehackten Kräutern wird aus ihnen in kürzester Zeit ein leichter Salat.

PFLANZENÖL MIT EIWEISSBEILAGE: Zwar sind Krabben an sich fettarme Meeresbewohner, doch hier schwimmen sie in Saucen mit jeder Menge Pflanzenöl. Das ist zwar reich an Omega-6-Fettsäuren – von denen nehmen wir jedoch über andere Lebensmittel ohnehin schon mehr als genug zu uns. Dagegen enthält Krabbensalat nur einen verschwindend geringen Anteil an wertvollen Omega-3-Fettsäuren. Aus diesem Grund sind die reichlich enthaltenen Kalorien in diesem Fall besonders schlecht angelegt. Edler Genuss sieht anders aus.

RÄUCHERFISCH!

FORELLE, LACHS UND MAKRELE gehören zu den figurfreundlichsten Quellen für beste Nährstoffe. Sie enthalten etwas mehr Fett, das allerdings Erstaunliches vermag.

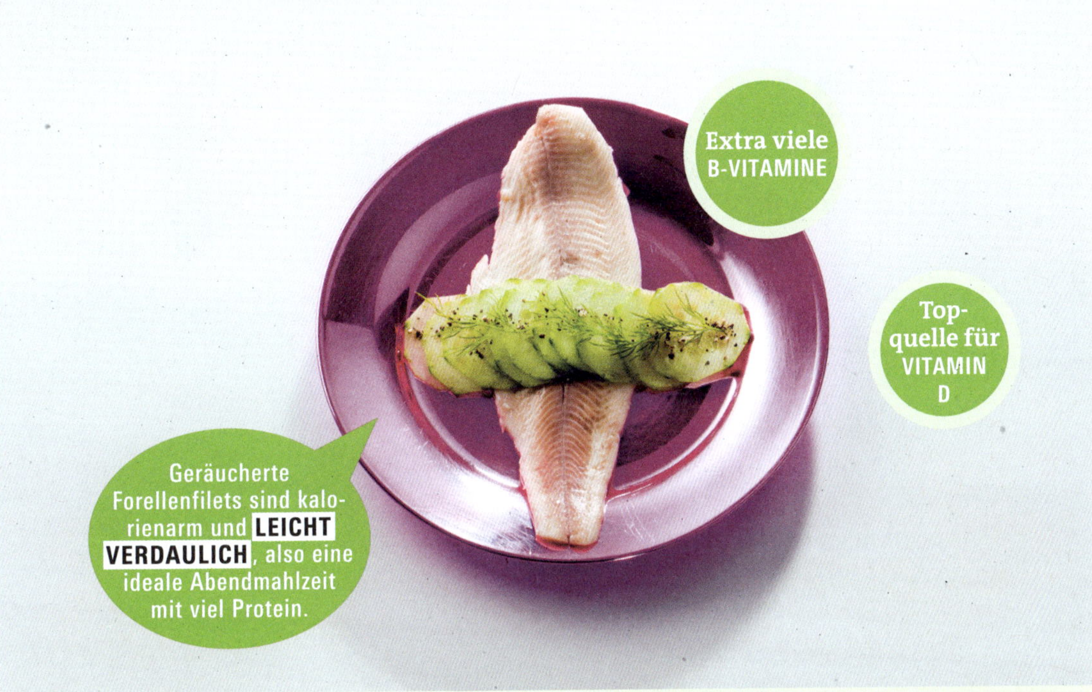

Extra viele B-VITAMINE
Top-quelle für VITAMIN D
Geräucherte Forellenfilets sind kalorienarm und LEICHT VERDAULICH, also eine ideale Abendmahlzeit mit viel Protein.

BESTES FETT DER WELT: Fischfett verbessert die Fließeigenschaften unseres Bluts und kann sogar Nebenwirkungen des Übergewichts mildern. Neue Forschungen deuten darauf hin, dass die vor allem in Hering, Lachs und Forelle enthaltenen Omega-3-Fettsäuren die Fettproduktion in der Leber hemmen und den Energieverbrauch im ganzen Körper anschieben. Die gute Nachricht für Fischfans: Mit jedem Bissen essen sie zwar Fett – aber Fett, das schlank macht! Extra-Tipp: Setzen Sie auf Fisch aus nachhaltigem Fang oder ökologischer Zucht!

WURST?

DER FETTGEHALT VIELER SORTEN ist zuletzt zwar gesunken. Trotzdem spricht vieles für einen bewussteren Verzehr.

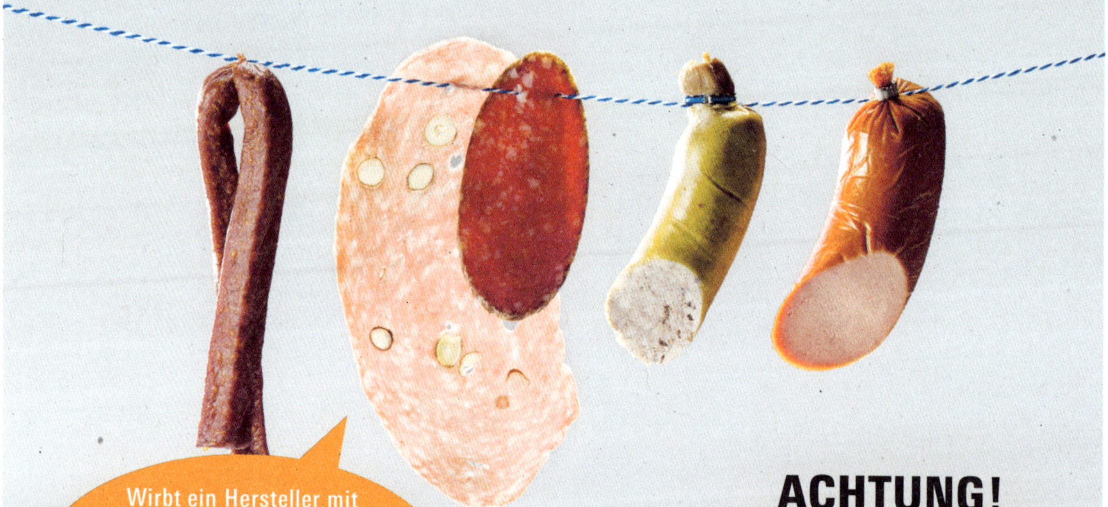

Wirbt ein Hersteller mit Hausmacher-Qualität, ist die Wurst oft **BESONDERS FETT**, besteht vor allem aus Speck und Schwarte. Den echten Fettgehalt verraten die Nährwertangaben.

ACHTUNG!

Der Konsum von verarbeitetem Fleisch kann das Risiko für Herz-Kreislauf-Erkrankungen und Darmkrebs erhöhen. Experten raten pro Woche zu höchstens 600 Gramm Fleisch und Wurst.

FETT IST DER WICHTIGSTE Geschmacksträger einer Wurst. Im Übermaß gegessen erhöht Wurst das Körpergewicht und belastet den Stoffwechsel. Sie steht sogar im Verdacht, Magen- und Darmkrebs auszulösen. Wie das passiert, konnten Forscher bislang nicht klären.

Auch allzu üppige Portionen können auf Dauer krank machen. Strenge Experten raten deshalb, den Verzehr von Wurstwaren vorsorglich auf einmal pro Woche zu reduzieren. Mildere Vorschläge sind: Wurst dünn aufs Brot legen und tageweise darauf verzichten.

SCHINKEN!

GEKOCHT, LUFTGETROCKNET, GERÄUCHERT, IN ASPIK: Ist pures Fleisch zu erkennen, ist der Fettgehalt gering – und die Menge an gesättigten Fettsäuren ebenfalls.

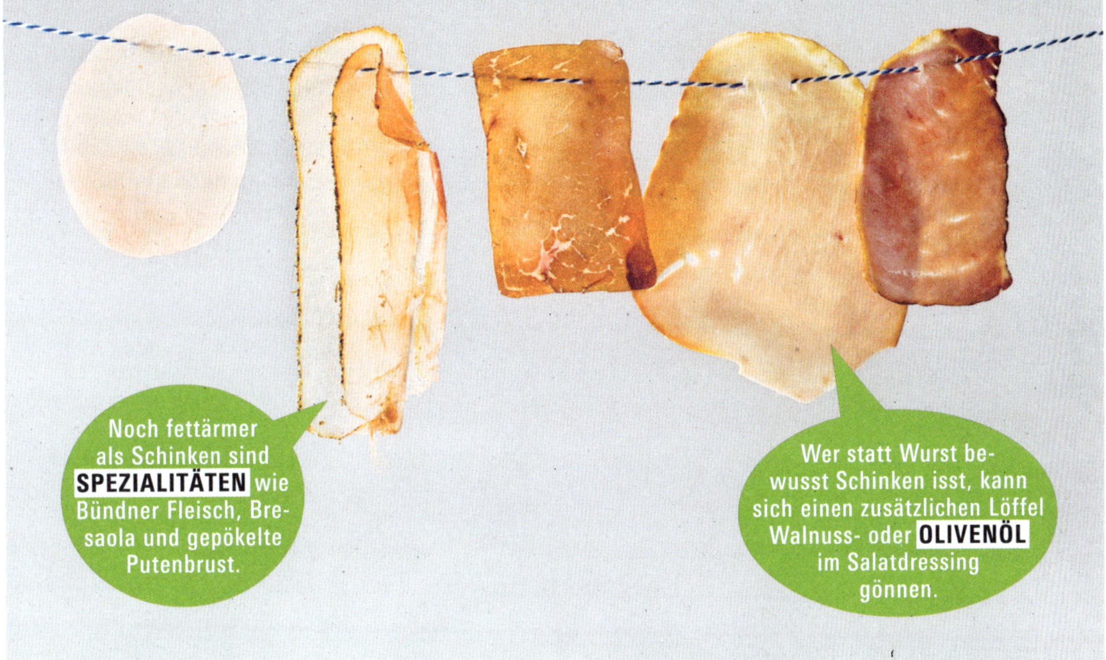

Noch fettärmer als Schinken sind **SPEZIALITÄTEN** wie Bündner Fleisch, Bresaola und gepökelte Putenbrust.

Wer statt Wurst bewusst Schinken isst, kann sich einen zusätzlichen Löffel Walnuss- oder **OLIVENÖL** im Salatdressing gönnen.

WER SCHINKEN LIEBT, der braucht darauf auch nicht zu verzichten. Man kann sich und seinen Gefäßen aber zusätzlich etwas Gutes tun, indem man zum Ausgleich viel Gesundes auf den Teller legt. Neue Studien zeigen, dass sich der negative Effekt von Fleisch und Fleischwaren durch eine vollkornreiche Kost mit reichlich frischem Gemüse, Obst, Nüssen und Samen ausgleichen lässt. Also: dünne Schinkenscheiben auf etwas dickere Vollkornschnitten legen und reichlich Gemüse dazu essen. Weitere Infos finden Sie auf S. 58/59 sowie 110/111.

QUALITÄT HAT EINEN NAMEN

DIE MODERNE LANDWIRTSCHAFT mag Pflanzen, die schnell wachsen, Ertrag bringen und den Discountern gefallen. Zum Glück erleben traditionsreiche Gemüsesorten ein Comeback.

Kartoffeln heißen Linda oder Sieglinde, wer Äpfel liebt, kennt Cox, Gala und Boskop. Qualitätsbewusste Käufer merken sich auch beim Gemüse die Sorte, die ihnen am besten schmeckt!

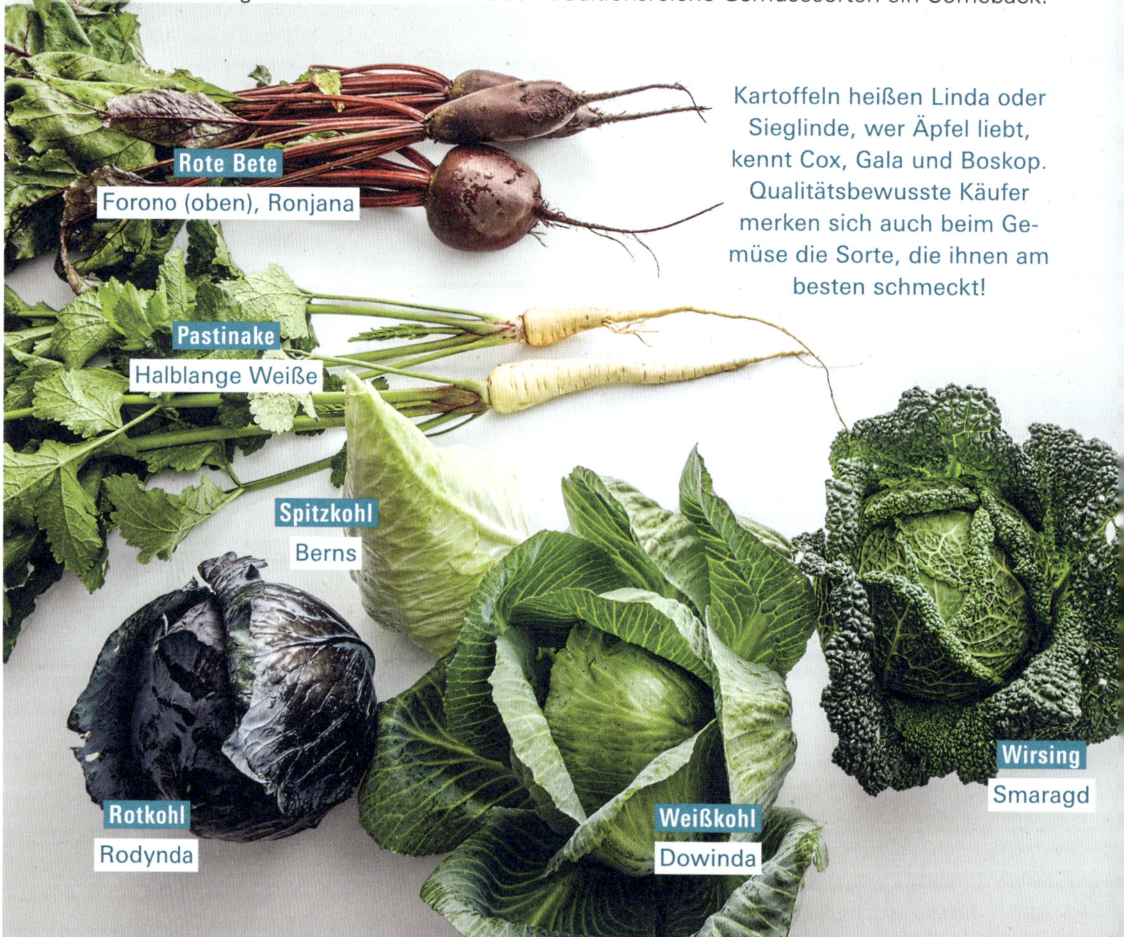
Rote Bete
Forono (oben), Ronjana
Pastinake
Halblange Weiße
Spitzkohl
Berns
Rotkohl
Rodynda
Weißkohl
Dowinda
Wirsing
Smaragd

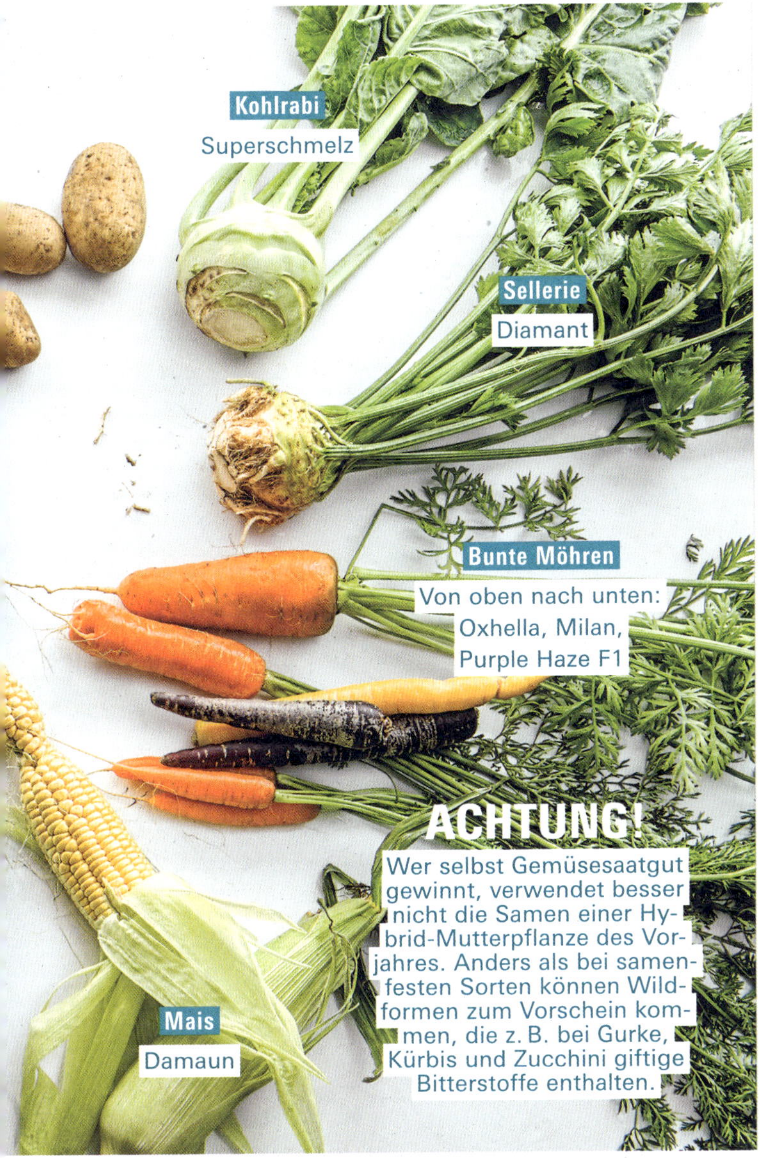
Kohlrabi
Superschmelz
Sellerie
Diamant
Bunte Möhren
Von oben nach unten: Oxhella, Milan, Purple Haze F1
ACHTUNG!
Wer selbst Gemüsesaatgut gewinnt, verwendet besser nicht die Samen einer Hybrid-Mutterpflanze des Vorjahres. Anders als bei samenfesten Sorten können Wildformen zum Vorschein kommen, die z. B. bei Gurke, Kürbis und Zucchini giftige Bitterstoffe enthalten.
Mais
Damaun

IN DER GUTEN ALTEN ZEIT, als statt Plastik Sand an den Möhren klebte und Wurzeln intensiv dufteten, pflanzten Bauern Sorten, die gemächlich wuchsen, spät reiften und unverwechselbar schmeckten. Mit der Zeit verschwanden sie von den Feldern, weil internationale Saatzüchter Hybridsorten anboten, die resistent gegen viele Krankheiten waren und doppelt so viel Ertrag brachten.
Irgendwann begannen Feinschmecker, sich über fehlendes Aroma zu beklagen. Gewicht bekam die Kritik, als klar wurde, dass schnell wachsende Sorten weniger typische Inhaltsstoffe ausbilden.
Von Natur aus stecken in Gemüse vielfältige Aroma- und Geschmacksstoffe, die hohen gesundheitlichen Wert besitzen und uns vor vielen Zivilisationskrankheiten schützen. Werden aber zum Beispiel Ballaststoffe weggezüchtet, weil das Gemüse superzart schmecken soll, verdaut es der Körper schneller. Nachteil: Es hält uns nicht so lange satt. Am besten also kaufen, was arttypisch und intensiv schmeckt – das ist dann auch gesund!

GEMÜSESAUCEN

ERST DURCH EINE CREMIG-WÜRZIGE SAUCE kommt Spannung auf den Teller. Tütensauce, Saucenbinder, Mehlschwitze? Überflüssig. Gemüse schmeckt raffinierter und ist gesünder!

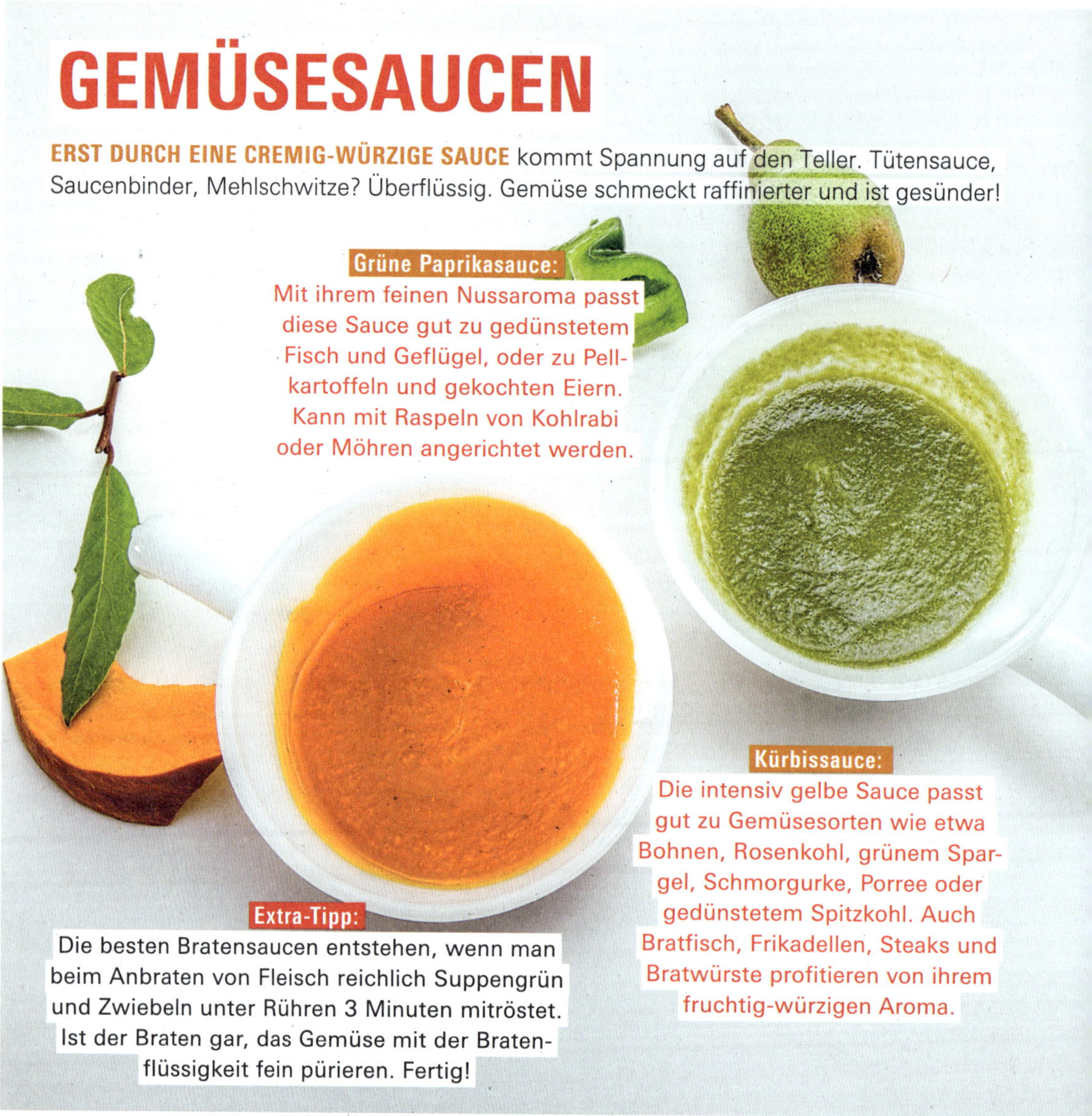

Grüne Paprikasauce:
Mit ihrem feinen Nussaroma passt diese Sauce gut zu gedünstetem Fisch und Geflügel, oder zu Pellkartoffeln und gekochten Eiern. Kann mit Raspeln von Kohlrabi oder Möhren angerichtet werden.

Kürbissauce:
Die intensiv gelbe Sauce passt gut zu Gemüsesorten wie etwa Bohnen, Rosenkohl, grünem Spargel, Schmorgurke, Porree oder gedünstetem Spitzkohl. Auch Bratfisch, Frikadellen, Steaks und Bratwürste profitieren von ihrem fruchtig-würzigen Aroma.

Extra-Tipp:
Die besten Bratensaucen entstehen, wenn man beim Anbraten von Fleisch reichlich Suppengrün und Zwiebeln unter Rühren 3 Minuten mitröstet. Ist der Braten gar, das Gemüse mit der Bratenflüssigkeit fein pürieren. Fertig!

GRÜNE PAPRIKASAUCE

Für 3 Portionen:
600 g grüne Paprikaschoten
2–3 Zwiebeln
1 Knoblauchzehe
½ mittelgroße Birne
200 ml Gemüsebrühe (siehe S. 23)
1 Prise gemahlener Piment
Cayennepfeffer
Salz
2 EL Kürbiskernöl

Pro Portion: 127 kcal, 7 g F, 10 g KH, 5 g B, 3 g E

1 Paprikaschoten klein schneiden. Zwiebeln und Knoblauch würfeln. Birne schälen, Kerngehäuse entfernen und das Fruchtfleisch grob zerkleinern.
2 Brühe aufkochen, Gemüse und Birne zufügen und ca. 15 Min. bei milder Hitze im geschlossenen Topf garen.
3 Alles pürieren und aufmixen, bis eine gleichmäßig cremige Sauce entsteht.
4 Die Sauce wieder erhitzen und mit Piment, Cayennepfeffer und Salz würzen. Von der Kochstelle nehmen und das Öl mit dem Pürierstab untermixen.

HELLE SAUCE MIT KOHLRABI

Für 3 Portionen:
350 g Kohlrabi
2 Zwiebeln
½ kleiner Apfel
150 ml Gemüsebrühe (siehe S. 23)
Zitronensaft
Salz
weißer Pfeffer
2 EL Joghurt (10 %)

Pro Portion: 72 kcal, 2 g F, 10 g KH, 2 g B, 2 g E

1 Kohlrabi halbieren, schälen und in kleine Stücke schneiden. Zwiebeln abziehen und würfeln. Apfel schälen, entkernen und klein schneiden.
2 Brühe aufkochen. Gemüse und Apfelstücke in die heiße Brühe geben und im geschlossenen Topf etwa 15 Min. weich kochen.
3 Alles im Mixer oder mit dem Pürierstab pürieren und dann so lange aufmixen, bis eine gleichmäßig cremige Sauce entsteht. Mit Zitronensaft, Salz und Pfeffer abschmecken. Den Joghurt kurz vor dem Servieren mit dem Pürierstab untermixen.

KÜRBISSAUCE

Für 4 Portionen:
500 g Kürbis (z. B. Hokkaido)
2 Zwiebeln
1 Knoblauchzehe
1 Stück Ingwerwurzel
200 ml Gemüsebrühe (siehe S. 23)
½ unbehandelte Zitrone
2 Lorbeerblätter, Salz
gemahlener Kardamom oder Curry

Pro Portion: 100 kcal, 1 g F, 19 g KH, 4 g B, 2 g E

1 Kürbisfleisch in gleichmäßige Stücke schneiden. Zwiebeln, Knoblauch und Ingwer würfeln.
2 Brühe mit einem Stück dünn abgeschälter Zitronenschale und Lorbeerblättern in einen Topf geben und aufkochen. Kürbis, Zwiebeln, Knoblauch und Ingwer zufügen und 20 Min. bei milder Hitze im geschlossenen Topf garen.
3 Zitronenschale und Lorbeerblätter entfernen. Alles pürieren und zu einer cremigen glatten Sauce aufmixen.
4 Die Sauce wieder erhitzen und mit Zitronensaft, Salz und Kardamom oder Curry würzen.

ALLA CARBONARA?

IN DIE RÖMISCHE PASTASAUCE „nach Köhlerart" gehören ausschließlich Zutaten, die sich so richtig auf die Hüften legen.

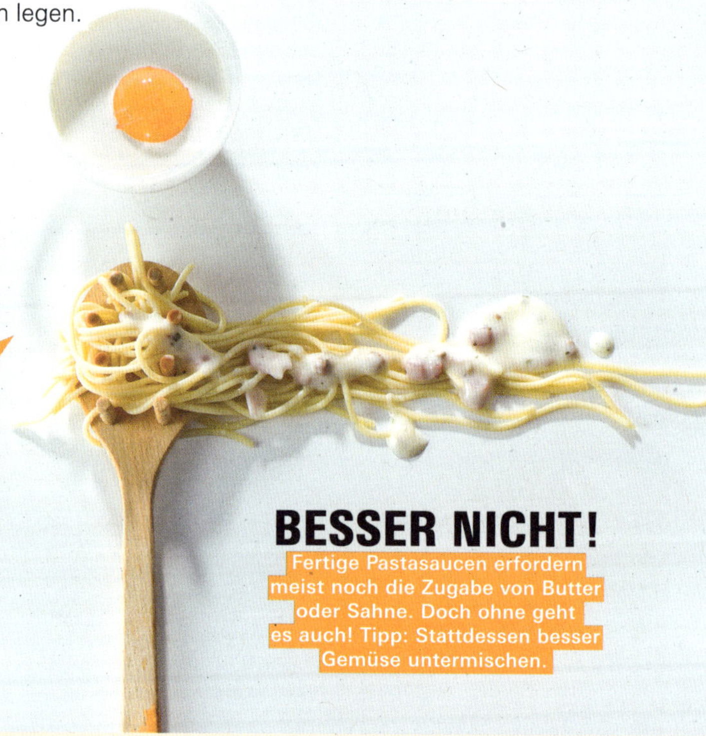

Ob Industrieprodukt oder Hausmacherrezept: Alle Carbonara-Varianten sind ähnlich **KALORIENREICH**. Sie liefern neben Fett auch jede Menge gesättigte Fettsäuren, die Herz und Gefäße belasten können.

BESSER NICHT!

Fertige Pastasaucen erfordern meist noch die Zugabe von Butter oder Sahne. Doch ohne geht es auch! Tipp: Stattdessen besser Gemüse untermischen.

OLIVENÖL, SPECK, EIER UND HARTKÄSE zu einem sämigen Sugo vermischt, dazu eine ordentliche Portion Nudeln – viel dichter kann es Kalorien in einer Mahlzeit kaum hageln. Obwohl schon die Original-Version der Carbonara denkbar simpel und schnell zuzubereiten ist, füllen Fertigprodukte der gehaltvollen „Köhlersauce" ganze Supermarktregale. In hausgemachten Rezepten werden gern noch Sahne, Wein und Eidotter hinzugefügt. Am Ende steht eine Kalorienbombe auf dem Tisch – aber keine Mahlzeit für Leute, die abnehmen wollen.

AL POMODORO!

DIE WÜRZIGE TOMATENSAUCE ist zwar ein klassischer Italiener, doch bei uns so gut integriert, dass es unzählige deutsche Varianten gibt.

SELBSTGEMACHT IN 10 MINUTEN

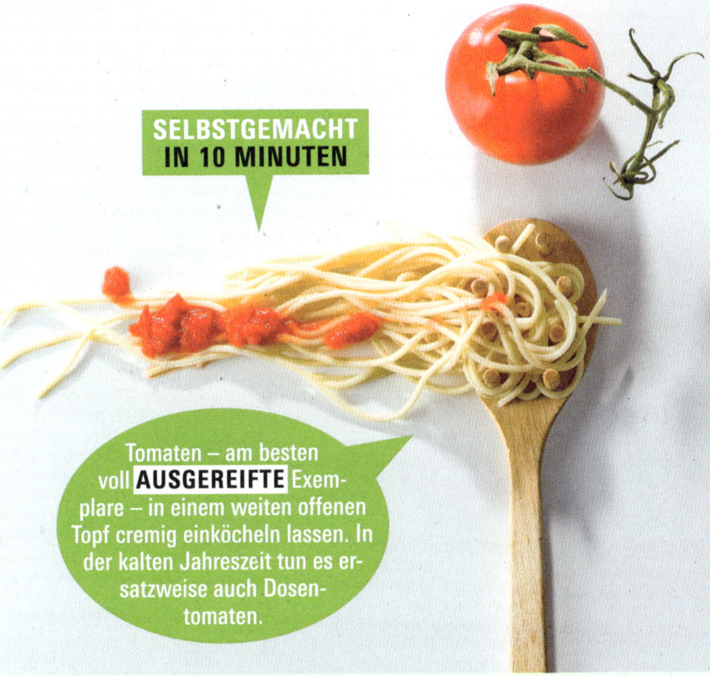

PERFEKT!

700 g aromatische Fleischtomaten waschen und grob zerkleinern. Mit 1 EL Olivenöl, 1 gehackten Knoblauchzehe, 2 EL Tomatenmark, ½ TL Salz und ¼ TL Pfeffer in einen Mixer geben und pürieren. Fein geschnittenes Basilikum untermischen. Nudeln kochen und abgießen. Tomatensauce zufügen und gut vermischen. Mit Hartkäse bestreut servieren!

Tomaten – am besten voll **AUSGEREIFTE** Exemplare – in einem weiten offenen Topf cremig einköcheln lassen. In der kalten Jahreszeit tun es ersatzweise auch Dosentomaten.

TOMATENPULVER ODER TOMATENMARK und ein paar Gewürze bilden meist die Grundlage industriell hergestellter Tomatensaucen. Immerhin: Im Vergleich zu hellen Pastasaucen auf Sahne- oder Käsebasis liefern sie nur etwa ein Drittel an Kalorien. Als Basis selbst gemachter Saucen sind frische Tomaten die Krönung, aber nicht unersetzlich: Wer Dosentomaten oder Tomatenmark im Vorrat hat, kann die Kultsauce mit ein paar Handgriffen ebenfalls problemlos selbst auf den Tisch zaubern. Kalorienarme Versionen gelingen auch ohne viel Öl.

SÜSSES ZUM TRINKEN

Vielen Menschen ist gar nicht bewusst, wie viel Zucker Colas und Limonaden, aber auch Energydrinks tatsächlich enthalten. Doch Fakt ist: Ein paar Gläser des Lieblings-Softdrinks liefern oft genauso viel Energie wie eine komplette Mahlzeit. So entspricht der Kaloriengehalt einer Literflasche Limonade etwa dem einer Pizza.

Schwerer Irrtum

Dagegen halten viele Menschen Fruchtsäfte noch immer für gesund und nehmen sie kaum als Risiko für die Figur wahr. In Wahrheit sind auch sie reich an Zucker – nur das es sich hier nicht um Saccharose, sondern um Fruktose (Fruchtzucker) handelt. Bis vor einigen Jahren wurde diese Zuckerart Diabetespatienten als Zuckerersatz empfohlen! Keine gute Idee, denn Fruchtzucker begünstigt Diabetes eher, als dass er ihn verhindert. Damit nicht genug: Der Zucker mit dem nach Früchten klingenden Namen fördert vor allem das ungeliebte Bauchfett!

Süße animiert

Viel wirksamer löschen Leitungswasser oder ungesüßte Kräutertees den Durst. Ist er einmal gestillt, will man auch nicht ständig weitertrinken. Anders bei gezuckerten Getränken: Ihr Konsum wird nicht über das Durstsignal vom Gehirn aus gesteuert. Der süße Geschmack und der Gehalt an schnellen Kohlenhydraten lassen uns nicht mit dem Trinken aufhören, sondern verlocken dazu, so lange zur Flasche zu greifen, bis nichts mehr drin ist.

Risiko für viele

Steigt infolge „süßer" Trinkgewohnheiten das eigene Körpergewicht, wächst auch das Risiko, an Diabetes zu erkranken. Betroffen sind vor allem Menschen mit einer vererbten Veranlagung für einen gestörten Zuckerstoffwechsel. Sie bilden hierzulande beileibe keine unbedeutende Minderheit. Forscher schätzen, dass jeder Dritte betroffen sein könnte.

Zuckerwasser macht dick

Weil inzwischen immer mehr Menschen mit ihrem Gewicht zu kämpfen haben, fordern Wissenschaftler, den Genuss zuckerhaltiger Getränke deutlich einzuschränken. Diese einfache präventive Maßnahme zeigt bei Kindern und Jugendlichen statistisch betrachtet bereits Erfolge. Dagegen konsumieren Erwachsene zwar deutlich weniger Süßgetränke – bei ihnen tragen sie jedoch überproportional stark zu einer ungünstigen Energiebilanz bei.

ZUCKER

KEINE DURSTLÖSCHER: Kaum zu glauben, was sich in jeweils 200 Millilitern Erfrischungsgetränk verbirgt.

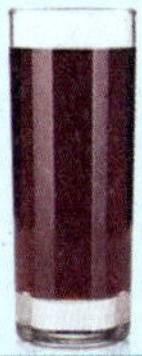

Traubensaft
130 Kalorien
30 Gramm Zucker

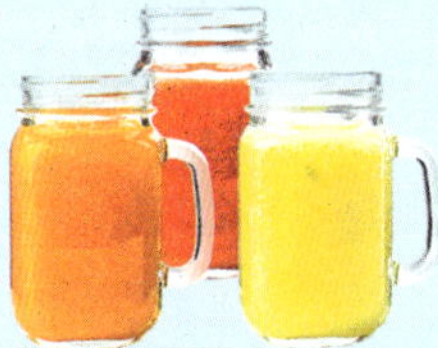

Fruchtsaftgetränke
Bis 122 Kalorien
29 Gramm Zucker

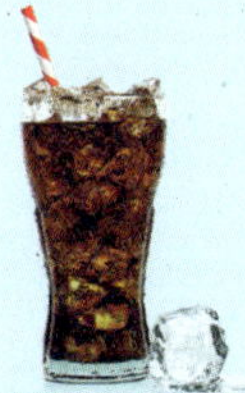

Cola/Limonade
100 Kalorien
24 Gramm Zucker

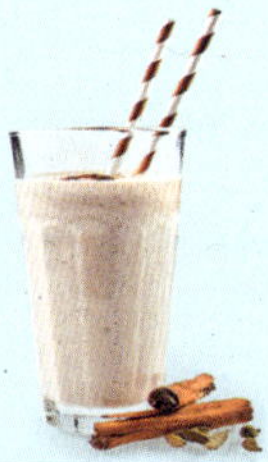

Chai Latte
129 Kalorien
24 Gramm Zucker

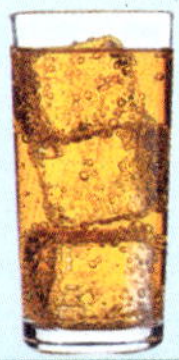

Energydrink
94 Kalorien
22 Gramm Zucker

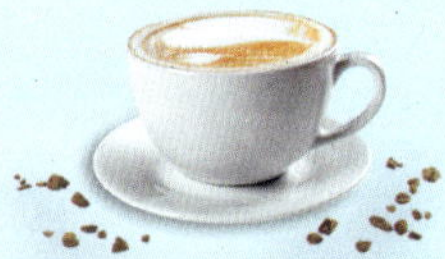

Capucchino aus Pulver
103 Kalorien
22 Gramm Zucker

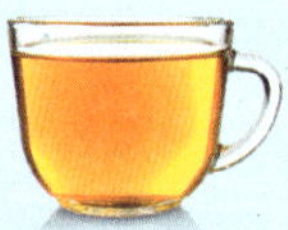

Zitronentee (löslich)
78 Kalorien
19 Gramm Zucker

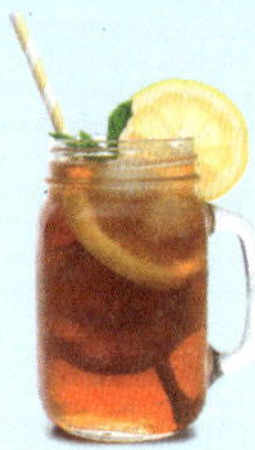

Eistee
74 Kalorien
17 Gramm Zucker

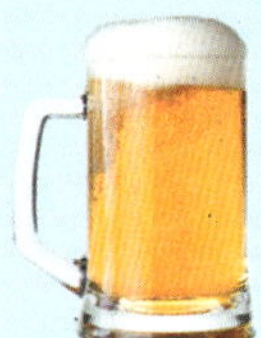

Bier-Limo-Mix
78 Kalorien
10 Gramm Zucker

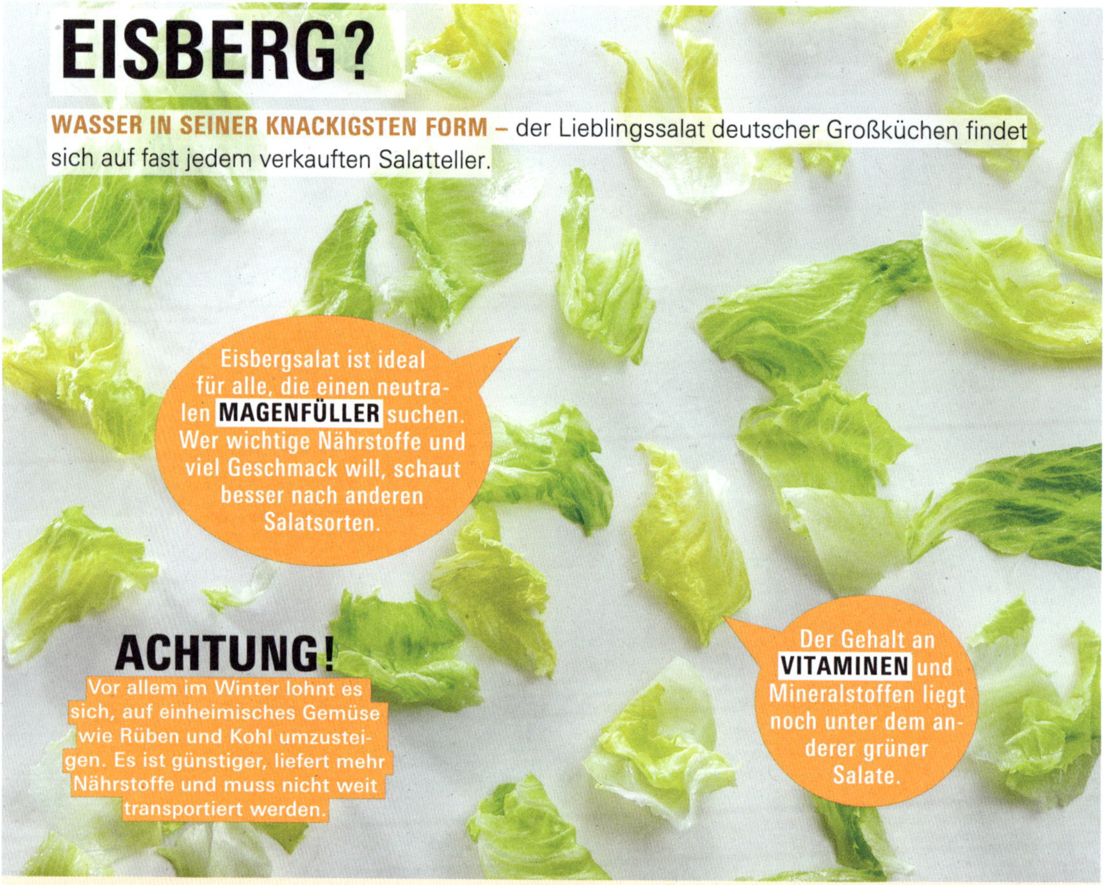

EISBERG?

WASSER IN SEINER KNACKIGSTEN FORM – der Lieblingssalat deutscher Großküchen findet sich auf fast jedem verkauften Salatteller.

Eisbergsalat ist ideal für alle, die einen neutralen **MAGENFÜLLER** suchen. Wer wichtige Nährstoffe und viel Geschmack will, schaut besser nach anderen Salatsorten.

Der Gehalt an **VITAMINEN** und Mineralstoffen liegt noch unter dem anderer grüner Salate.

ACHTUNG!

Vor allem im Winter lohnt es sich, auf einheimisches Gemüse wie Rüben und Kohl umzusteigen. Es ist günstiger, liefert mehr Nährstoffe und muss nicht weit transportiert werden.

TONNENWEISE UND GANZJÄHRIG geht Eisbergsalat über die Ladentheken. Im Winter kommen die bis zu 1,5 Kilogramm schweren Köpfe meist aus Spanien. Für den Anbau liegen dort ganze Landstriche unter Folie. Hierzulande nutzen Gastronomie, Lieferdienste und Kantinen vor allem vorgeschnittene Blätter, weil sie so praktisch sind und sich gekühlt eine Woche halten. Das führt auch zu Vitaminverlusten. In den Waschanlagen von Großküchen schwimmen aus den zerkleinerten Salatblättern weitere der ohnehin spärlich enthaltenen Nährstoffe davon.

RUCOLA!

DAS TIEFGRÜNE KRAUT mit den gezackten Blättern – auch als Rauke bekannt – schmeckt scharf und ein bisschen nach frischen Nüssen.

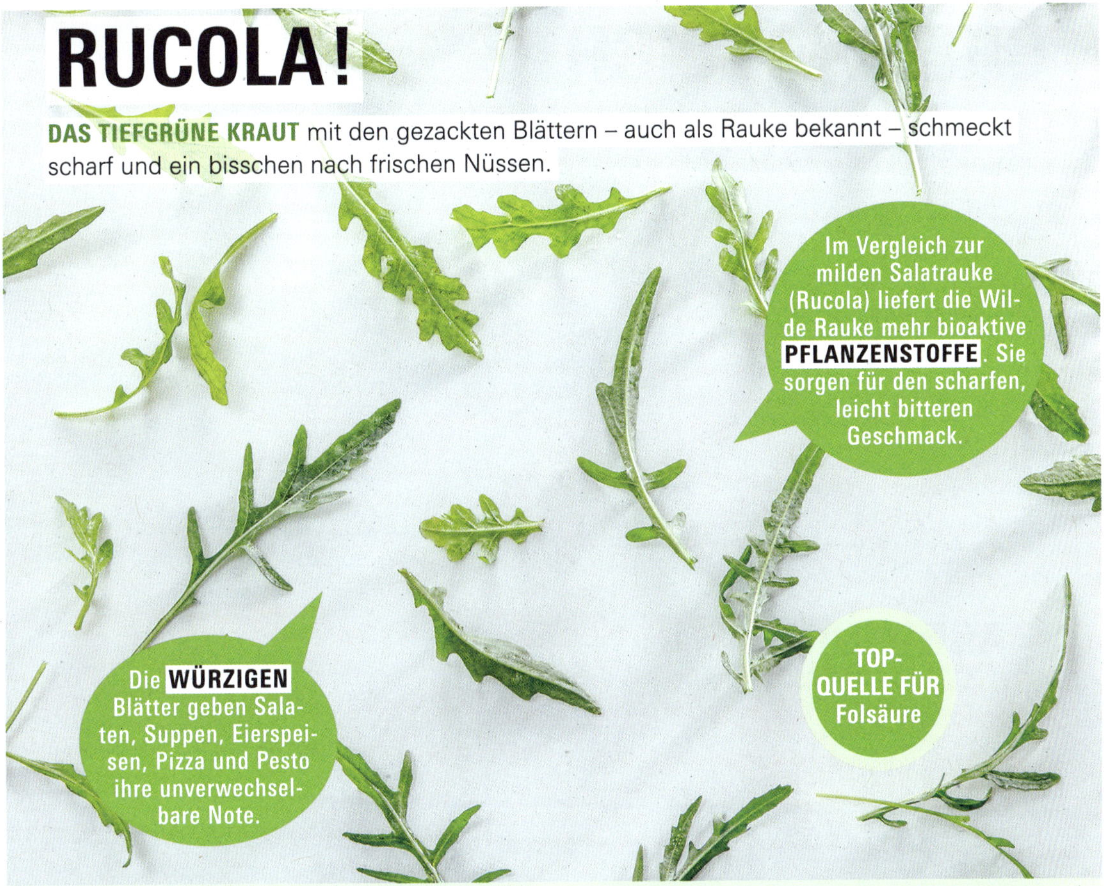

Im Vergleich zur milden Salatrauke (Rucola) liefert die Wilde Rauke mehr bioaktive **PFLANZENSTOFFE**. Sie sorgen für den scharfen, leicht bitteren Geschmack.

Die **WÜRZIGEN** Blätter geben Salaten, Suppen, Eierspeisen, Pizza und Pesto ihre unverwechselbare Note.

TOP-QUELLE FÜR Folsäure

JE FRISCHER, DESTO BESSER: Die Salatrauke mit ihren gebuchteten Blättern gehört nach dem Kauf sofort auf den Teller. Wer die herzhafte wilde Variante mag, pflanzt sie selbst in einen Topf oder in den Garten und kann endlos ernten. Düngen ist nicht nötig. Die Pflanze produziert bis zum Winter fleißig immer neues knackiges Grün. Das Beste daran: Sie schlägt jedes Jahr im Frühling wieder aus und braucht kaum Pflege. Gesund ist das wilde Kraut obendrein: Die Scharfstoffe der Rauke stärken Immunsystem und Stoffwechsel.

CREMIG-LEICHT?

NICHT IN DIE FALLE TAPPEN: Durch die Zugabe von Joghurt wird Schokolade weder kalorienärmer noch gesünder.

So richtig leicht ist das nicht! Die Schokolade mit Cremefüllung liefert über **30 GRAMM PURES FETT**. Damit enthält die „Joghurtleichte" dreimal so viel Fett wie ein Sahnejoghurt.

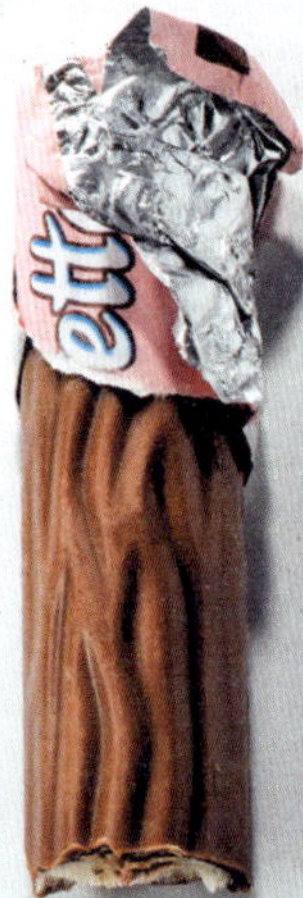

Das steckt drin: viel **ZUCKER**, viel Fett sowie Aromen, Emulgatoren und etwas Magerjoghurtpulver.

ACHTUNG!

Sind gefüllte Schokoladentafeln oder -riegel mit heller Milchschokolade oder weißer Schokolade umhüllt, fehlen die gesunden dunklen Kakaobestandteile weitgehend oder gänzlich.

„SO HIMMLISCH JOGHURTLEICHT" – bereits Ende der 80er-Jahre brachte es ein Werbeslogan für rosa verpackte Schokoriegel zu einiger Berühmtheit. Auch heute noch greifen viele Menschen bei vermeintlich leichterer Schokolade gern zu. Geschmack kann eben täuschen, denn mit bis zu 560 Kilokalorien pro 100 Gramm übertreffen die mit Joghurtcreme und Fruchtzusätzen gefüllten Schokoladen so manchen ungefüllten Klassiker. In den hübsch verpackten Tafeln stecken obendrein oft noch gesättigte Fettsäuren – in Form gehärteter Pflanzenfette.

KRÄFTIG-BITTER!

MANCHMAL MUSS ES SCHOKOLADE SEIN – doch dann sind Sorten mit mindestens 80 Prozent Kakaoanteil die gesündere Alternative.

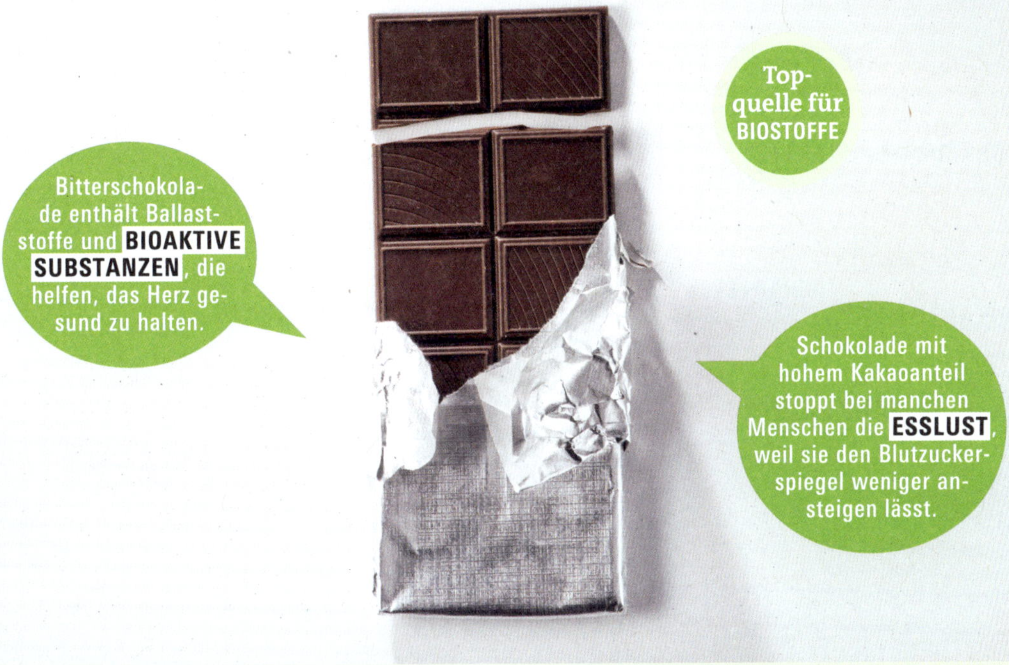
Top-quelle für BIOSTOFFE
Bitterschokolade enthält Ballaststoffe und BIOAKTIVE SUBSTANZEN, die helfen, das Herz gesund zu halten.
Schokolade mit hohem Kakaoanteil stoppt bei manchen Menschen die ESSLUST, weil sie den Blutzuckerspiegel weniger ansteigen lässt.

BITTERE SCHOKOLADE mit süßen Seiten: Kaum ein anderes Lebensmittel liefert so viele gesunde Pflanzenstoffe. Sie machen etwa 10 Prozent des Trockengewichts der Kakaobohnen aus. Mit ihren vielfältigen Wirkungen helfen sie dem Körper beim Regulieren des Blutdrucks, beim Schutz vor Diabetes, schleichenden Entzündungen und Herzerkrankungen. Sogar unser Nervenkostüm profitiert von regelmäßigen kleinen Portionen bitterer Schokolade. Man könnte fast denken, es handele sich um ein Heilmittel – doch sie bleibt natürlich ein Genussmittel.

INSTANTKAFFEE?

PREIS DER BEQUEMLICHKEIT bei Kaffee, Cappuccino und Co aus Glas oder Tütchen: viel Zucker, gehärtetes Fett und zugesetzte Aromen.

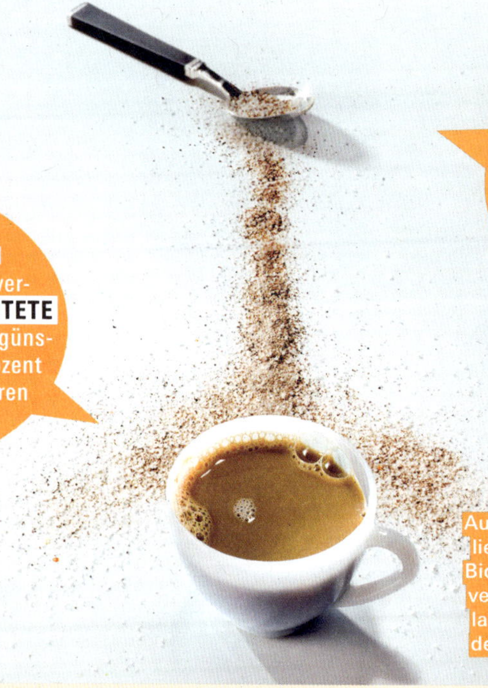

Wer käme bei einer schnellen Tasse Instantkaffee schon darauf, dass bis zu **30 PROZENT** der Kalorien vom Fett stammen?

Damit sich das Pulver lange hält und nicht ranzig schmeckt, verwenden Hersteller **GEHÄRTETE PFLANZENFETTE**, die ungünstig sind und bis zu 90 Prozent aus gesättigten Fettsäuren bestehen.

PERFEKT!

Auch koffeinfreie Kaffeesorten liefern gesundheitsfördernde Biostoffe. Neben einem positiven Effekt auf das Herz-Kreislauf-System helfen sie dabei, den Blutzucker zu regulieren.

MEHR ALS NUR KAFFEE versprechen Kaffeespezialitäten aus Glas, Kapsel oder Tütchen. „Mehr" heißt aber auch: mehr Kalorien. Spezielle Dickmacher verbergen sich hinter Kaffeepulvern mit Schokostückchen: 90 Kalorien pro Tasse! Ob mit oder ohne Schokolade: Alle Fabrikate enthalten verblüffend wenig löslichen Kaffee, aber umso mehr gehärtete Fette, Salz und Zucker. Oft ist Zucker die Hauptzutat. Manche Sorte ist so salzhaltig, dass bereits zwei Tassen davon 10 Prozent des Tagesbedarfs an Kochsalz decken.

ECHTER KAFFEE!

PUR IST EINFACH BESSER! Gefiltert bietet das schwarze Getränk mehr Genuss und positive Biostoffe sowie ein intensives natürliches Aroma.

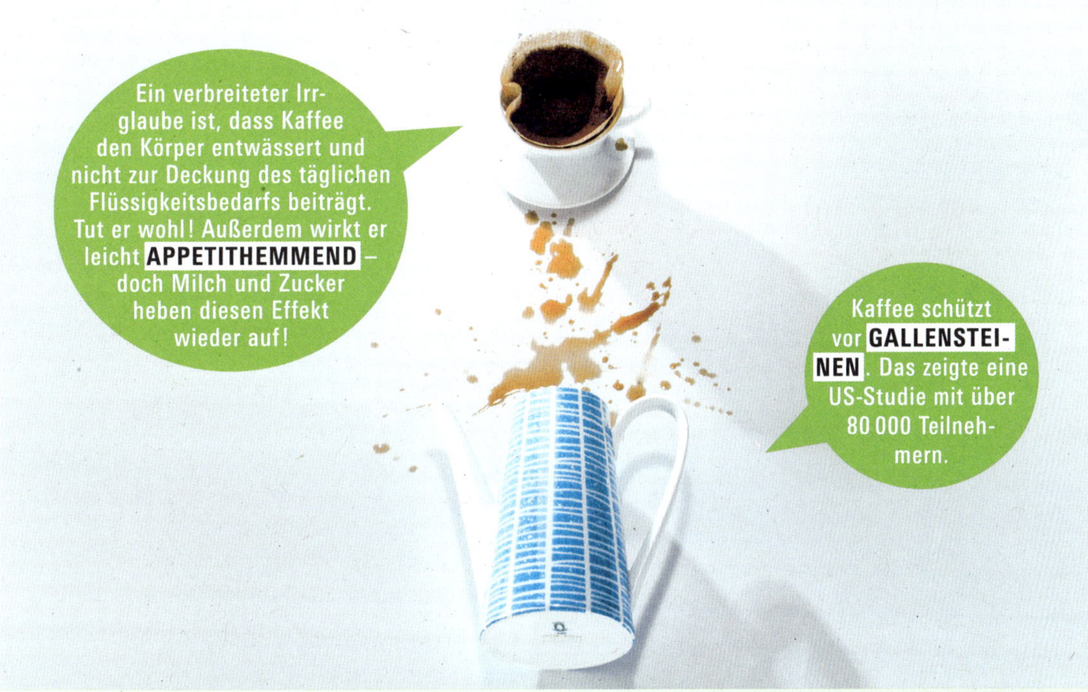

Ein verbreiteter Irrglaube ist, dass Kaffee den Körper entwässert und nicht zur Deckung des täglichen Flüssigkeitsbedarfs beiträgt. Tut er wohl! Außerdem wirkt er leicht **APPETITHEMMEND** – doch Milch und Zucker heben diesen Effekt wieder auf!

Kaffee schützt vor **GALLENSTEINEN**. Das zeigte eine US-Studie mit über 80 000 Teilnehmern.

BEWÄHRTER MUNTERMACHER: Wer Kaffee liebt, hat keinen Grund mehr zur Sorge. Das ist wissenschaftlich bewiesen. US-Forscher der Harvard-Universität hatten über 18 Jahre insgesamt 130 000 Testpersonen begleitet, um herauszufinden, ob Kaffeegenuss ihnen schaden würde. Ergebnis: Die Studie brachte keinerlei Gesundheitsrisiken ans Licht – selbst dann nicht, wenn Probanden sechs Tassen am Tag tranken. Allerdings sollten Schwangere ihren Kaffeekonsum zumindest einschränken, sonst könnte das Kind im Mutterleib nervös werden.

NUR DAS BESTE FÜR MEIN MÜSLI!

Hier kommt die Chance, mit wenigen Handgriffen all die natürlichen Leistungsförderer ins Schälchen zu füllen, die uns im Laufe eines hektischen Arbeitstages bei Kräften halten.

Denn ein individuell zusammengestelltes Frühstücksmüsli aus Vollkorn, Milch und Obst liefert eine Fülle von Mikronährstoffen, schützt vor Heißhunger und stabilisiert die Stimmung.

Frischkorn

Gut zu wissen: Das naturbelassene Korn ist besonders vitalstoffreich, lässt sich allerdings nicht roh verspeisen. Daher abends pro Portion 1 bis 2 Esslöffel frische Getreidekörner, etwa Dinkel oder Weizen, in einer Mühle schroten oder im Blitzhacker zerkleinern. Mit 2 bis 3 Esslöffeln Wasser mischen und über Nacht quellen lassen. Am nächsten Morgen nach Geschmack gehackte Nüsse, Beeren oder geschnittenes Obst, eine Prise Vanillezucker und Milch zugeben.

Vorteile: Diese Müslizutat besitzt alle Vorzüge des vollen Korns, ultralangsame Kohlenhydrate, Fett in perfekter Qualität und eine Fülle von Vitaminen und Mineralstoffen.

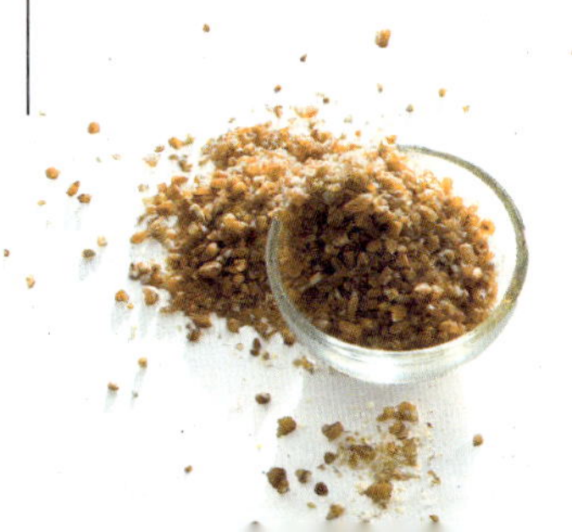

Flocken

Gut zu wissen: Neben Hafer verarbeiten moderne Müller auch Weizen, Roggen, Gerste und Dinkel zu Flocken. Die Mischungen werden als Multikorn oder Basismüsli verkauft. Da der fetthaltige Getreidekeimling schnell ranzig wird, müssen Flocken zum Haltbarmachen erhitzt werden. Dabei verlieren sie etwa ein Viertel ihrer B-Vitamine. Wer das vermeiden möchte, kauft sich eine Flockenquetsche, mit der er frische Haferflocken selber walzen kann.

Vorteile: Flocken enthalten viele Ballaststoffe, wenig, aber sehr gesundes Fett und mehr B-Vitamine als Vollkornbrot. In Kombination mit Milchprodukten liefern sie Eiweiß in Topqualität.

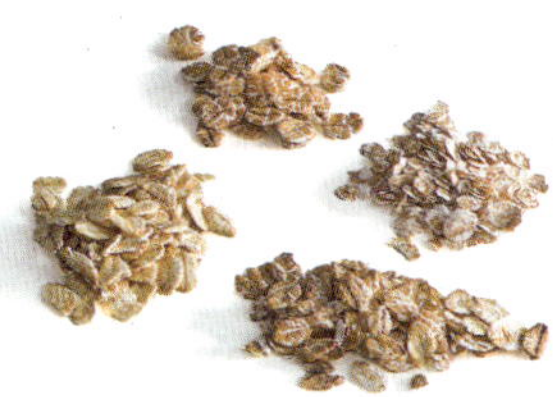

Kleieprodukte

Gut zu wissen: Kleie fällt als Nebenprodukt beim Mahlen von Getreide an. Als Teil des Müslis hilft sie, satt zu werden, und erleichtert den Weg zur guten Figur. Wer sein Müsli anreichern möchte, plant besser auch die Kalorien ein. 100 Gramm Weizenkleie liefern nur 140 Kalorien, Haferkleie ist mit rund 300 Kalorien doppelt so nahrhaft. Wichtig: teelöffelweise starten und die Mengen langsam steigern, damit die Darmflora sich anpassen kann.

Vorteile: Kleie enthält reichlich Ballaststoffe sowie 7 Mineralstoffe und 7 Vitamine.

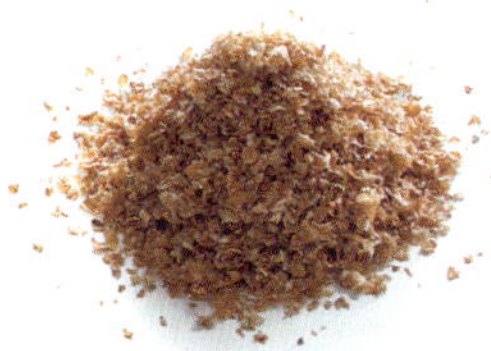

Frische Früchte

Gut zu wissen: Frisches Obst macht sich im Müsli besonders gut. Um möglichst alle Vorzüge der Früchte zu genießen, richtet man sich am besten nach der Saison und kauft regionale oder alte Sorten auf Bauernmärkten. Die größte Menge an Vitaminen und Biostoffen liefern Beeren. Andere Früchte, so weit es geht, mitsamt Schale klein schneiden oder raspeln. Eilige können auf das wachsende Angebot an Tiefkühlfrüchten zurückgreifen.

Vorteile: Je nach Sorte liefert Obst Hunderte Biostoffe, viele Vitamine, vor allem Vitamin C und reichlich Kalium zum Ausgleich für salzige Fertiggerichte.

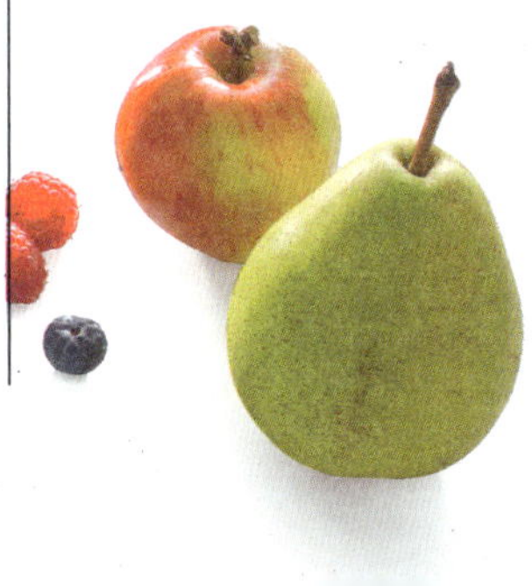

Trockenfrüchte

Gut zu wissen: Trockenobst hat nicht ganz so viele Vorzüge wie frisches Obst, denn beim Trocknen geht ein Teil der Vitamine und der empfindlichen Biostoffe verloren. Übrig bleibt viel Zucker, der allerdings durch die Struktur der Früchte etwas langsamer ins Blut geht als zum Beispiel der Zucker süßer Getränke. Die Kombination aus Fruchtzucker, Säuren und Ballaststoffen kann den erlahmten Darm ausgemachter Stillsitzer wieder in Bewegung bringen.

Vorteile: Trockenfrüchte liefern viele Ballast- und Mineralstoffe, vor allem Magnesium und Kalium.

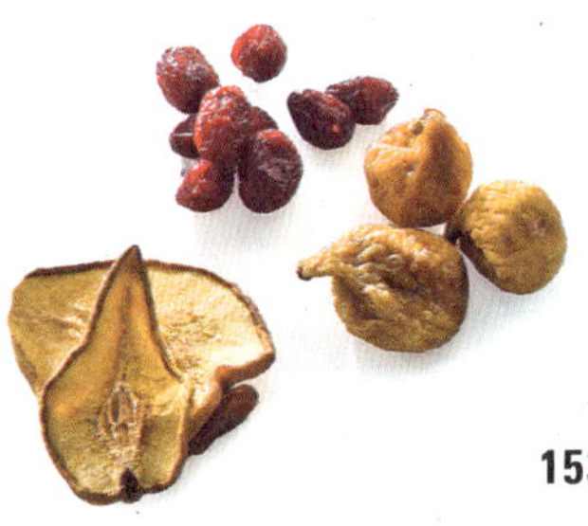

Milch

Berufstätige, die am Tag wenig Milchprodukte auf dem Speisezettel haben, profitieren ganz besonders von der morgendlichen Milch im Müsli. Vor allem das enthaltene Kalzium hilft beim Abnehmen. Es stärkt die Knochen und unterstützt die Muskeln bei ihrer Arbeit. Ein weiterer Pluspunkt ist die in der Milch reichlich enthaltene Aminosäure Leucin. Sie hemmt den Abbau von Muskelmasse.

Vorteile: alle wichtigen Eiweißbausteine, 8 Mineralstoffe und 13 Vitamine!

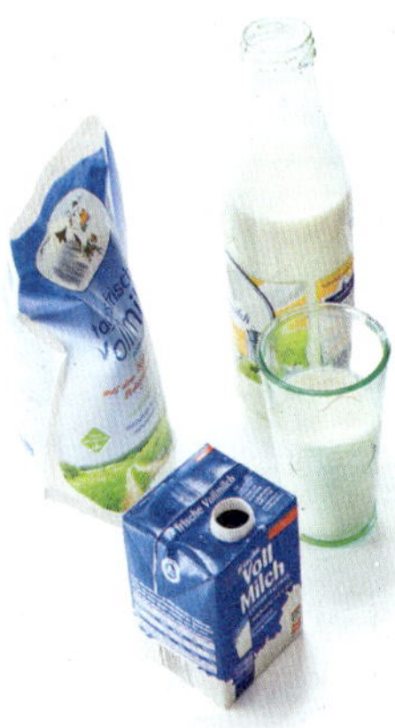

Joghurt, Kefir und Dickmilch

Sie sind als Sauermilchprodukte ideal für Müslifans, die Milch nicht mögen oder vertragen. Unverträglichkeiten und Verdauungsprobleme kommen bei diesen Produkten selten vor, denn Milchsäurebakterien bringen Enzyme mit, die beim Abbau des Milchzuckers helfen, den manche schlecht vertragen. Sauermilchprodukte tragen zum reibungslosen Funktionieren des Darms bei, sorgen für eine gesunde Darmflora und helfen dabei, unliebsame Mikroben aus der Darmflora zu verdrängen.

Vorteile: alles Gute, was auch die Milch bietet – in besonders gut verträglicher Form.

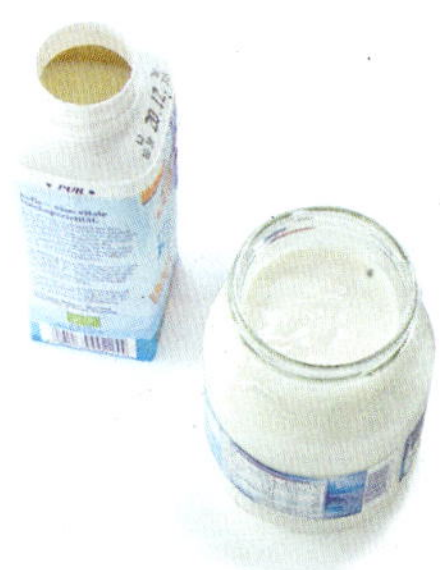

Milchersatz

Als „Milch" dürfen Hersteller ihre stark verarbeiteten milchartigen Getränke nicht bezeichnen, deshalb heißen sie Soja-, Hafer- oder Reis-„Drink". Oft kommen sie auch unter Fantasienamen auf den Markt. Menschen mit einer Kuhmilchallergie und Laktoseintoleranz vertragen Getreidedrinks zwar gut, doch beim Müsli sind die Mixturen aus Getreide und Wasser überflüssig. Sojamilch dagegen liefert hochwertiges Eiweiß, ungesättigte Fettsäuren und nützliche Biostoffe.

Vorteile: Sojamilch ergänzt die Nährstoffe im Müsli.

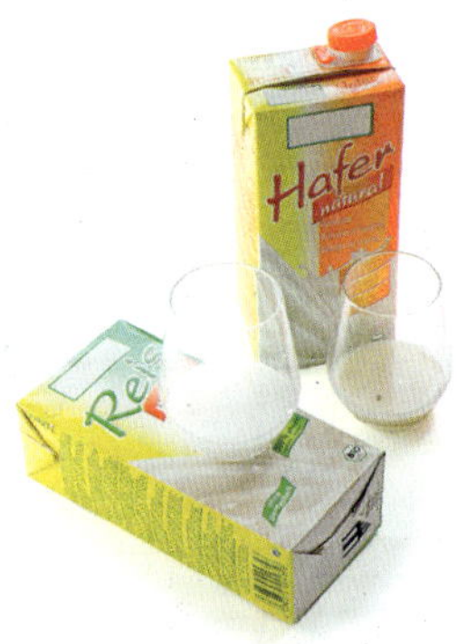

Säfte

Als Durstlöscher sind sie nicht optimal, als Müslizutat schon! Für ganz Eilige bietet sich das folgende Blitzmüsli an:
Flocken in die Schüssel, hochwertigen Saft oder ein Smoothie darübergießen, fertig. In Verbindung mit Vollkornflocken wirkt der Zuckergehalt von Säften und Smoothies positiv. Denn er liefert sofort Energie, während die Vollkornflocken mit ihren langsamen Kohlenhydraten als Kraftquelle für die nächsten Stunden dienen.

Vorteile: Vitamin C, viele Biostoffe und eine Portion Zucker für den schnellen Energiekick am Morgen.

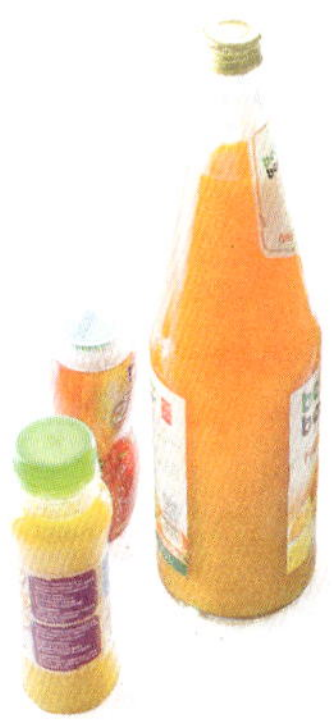

Nüsse

Obwohl Nüsse und Mandeln mit rund 600 Kalorien pro 100 Gramm reichlich Energie liefern, treiben sie das Körpergewicht nicht in die Höhe. Der Grund: Mit ein paar Nüssen im Müsli fühlt man sich so lange satt und zufrieden, dass die Kalorien später anderswo eingespart werden, ohne dass man es groß bemerkt. Zu diesem angenehmen Effekt trägt der hohe Gehalt an Eiweiß und Ballaststoffen bei.

Vorteile: wertvolle Fettbestandteile, Ballaststoffe, Vitamine und nützliche Biostoffe.

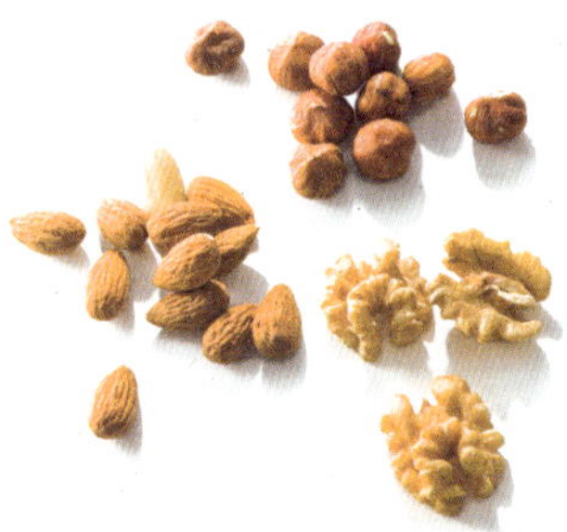

Samen

Sonnenblumenkerne, Mohn, Leinsamen und Kürbiskerne gehören neben Nüssen zu den wertvollsten Müslizutaten. Im Vergleich zu ihrem Reichtum an Nährstoffen sind die fast 600 Kalorien pro 100 Gramm gut angelegt. Schließlich reichen schon 5 bis 10 Gramm der verschiedenen Samen, um eine Portion Müsli aufzuwerten und den Hunger für längere Zeit in Schach zu halten.

Vorteile: gutes Fett, Ballaststoffe, Vitamine und viele hilfreiche Biostoffe.

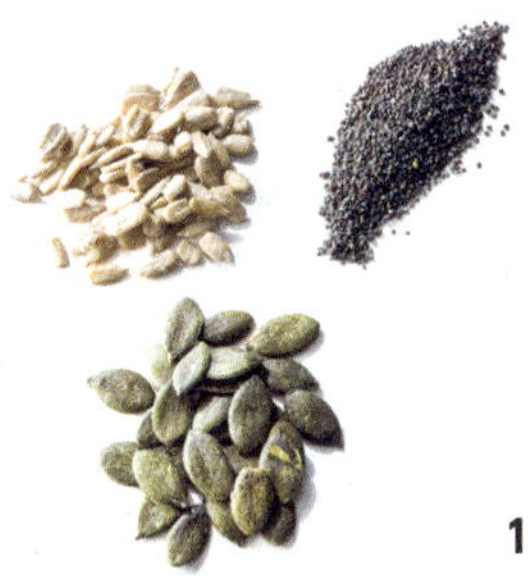

Jede Menge gute Vorsätze, aber noch keinen Plan? Machen wir uns einen! Klar ist: Viele Wege führen zum Wohlfühlgewicht. Passen wir also unseren Lebensstil behutsam an, nehmen wir uns die Zeit herauszufinden, was uns guttut – und behalten wir unsere Ziele im Auge. Dann gehen uns „schlanke" Gewohnheiten wie selbstverständlich in Fleisch und Blut über.

WIE?

AUF LANGE SICHT ZUFRIEDEN SEIN

ESSEN IST (K)EIN ECHTER GLÜCKSBRINGER

Was haben leckere Snacks, ein durchgehaltener Marathonlauf, unverhoffte Geldgeschenke und liebevolle Umarmungen gemeinsam? Auf den ersten Blick gar nichts, und doch eine Menge. Denn alle diese Ereignisse setzen das Belohnungssystem in unserem Gehirn in Gang. Dieses schüttet dann Botenstoffe wie Dopamin und Oxytocin aus – die berühmten Glückshormone.

Sklave der Gewohnheiten

Angenehme Empfindungen wollen wir immer wieder erleben. Deshalb erzeugen wir sie gern auf immer dieselbe Weise. Wer etwa regelmäßig Süßigkeiten isst, um nach einem stressigen Arbeitstag abzuschalten, läuft Gefahr, dass daraus eine Gewohnheit wird. Je beglückter unsere grauen Zellen auf eine Leckerei reagieren, desto schneller schlagen wir auch über die Stränge. Nach dem Motto: Das hat himmlisch geschmeckt und sich gut angefühlt – bitte mehr davon!

Sehnsucht nach Superkicks

Wer sich nach guten Gefühlen sehnt, reagiert vielleicht irgendwann auf jede unangenehme Situation mit Esslust. Bei einigen Menschen ist die Sehnsucht nach dem Belohnungskick sehr ausgeprägt – vor allem, wenn sie sich in der Vergangenheit länger mit Diätregeln und Nährwerttabellen kasteit haben. Die Steigerung des Kicks liegt dann oft in der Menge, nach dem Motto: Ein Stück Schokolade ist super, zwei noch viel besser! Doch leider lässt sich das schwirrend leichte Gefühl, das uns die Botenstoffe aus dem Gehirn schicken, nicht ständig hervorkitzeln. Weil aber die Sehnsucht nach dem Superkick nicht vergeht, probieren wir es immer wieder. Leider werden wir dadurch aber kein bisschen glücklicher, sondern nur dicker.

Mach es mal anders

Es ist nicht einfach, aus Gewohnheiten auszusteigen, aber es lohnt sich!

Wünsche erfüllen: Fast jeder hat eine Reihe kleiner unerfüllter Wünsche im Kopf, die nichts mit Essen zu tun haben. Einfach mal aufschreiben und – wenn einem nach einer Belohnung ist – sich so einen Wunsch selbst erfüllen. Dann die Zeile auf der Liste deutlich sichtbar abhaken. So lernt der Kopf, wenn man gerade schlecht drauf ist, nicht immer nur nach Essen zu rufen, sondern sich auch mit anderen schönen Dingen zu belohnen.

Abenteuer erleben: Der Job ist öde, das Leben ein bisschen langweilig? Dagegen anzuessen, bringt nichts. Die Filmserie vom Streamingdienst kann man auch vergessen. Zuschauen allein genügt nicht, um das körpereigene Belohnungssystem zu triggern. Entscheidend ist es, selbst etwas zu erleben! Also für die nächsten freien Tage Expeditionen ins Ungewisse planen. Das kann ein Streifzug durch eine fremde Gegend der Stadt sein, eine Führung durchs Technikmuseum oder eine Tour zum nächsten Wildtierpark. Dabei ruhig klein anfangen – Hauptsache, es ist anders als der Alltag und irgendwie aufregend.

Sport treiben: Verärgert und müde – und dann auch noch trainieren? Klar doch! Wer sich überwindet und seine Muskeln in Gang setzt, wird von seinem Gehirn belohnt. Es muss ja nicht gleich ein Marathon sein. Bereits kleinere Anstrengungen vermitteln ein Gefühl gesteigerten Wohlbefindens. Das kennt jeder, der regelmäßig spazieren geht, läuft oder Rad fährt. Es lohnt sich, bewusst immer dann Sport zu treiben, wenn die Laune im Keller ist. Wer längere Strecken zu Fuß geht oder läuft, profitiert nach einer Weile auch von einer meditativen Komponente: Der gleichmäßige Schrittrhythmus und der vertiefte Atem erzeugen eine Art Trance, die guttut und den Kopf frei macht.

TEST: ESSEN UND GEFÜHLE

1. Wenn ich traurig oder enttäuscht bin, möchte ich meinen Magen immer ganz schnell füllen.
☐ Ja ☐ Nein
2. Ich esse manchmal, wenn ich mich einsam fühle.
☐ Ja ☐ Nein
3. Wenn ich mich langweile, freue ich mich besonders aufs Essen.
☐ Ja ☐ Nein
4. Es gibt Situationen, in denen kann ich nicht aufhören, zu kauen und zu knabbern.
☐ Ja ☐ Nein
5. Manchmal esse ich, obwohl ich gar nicht hungrig bin.
☐ Ja ☐ Nein
6. Ich schäme mich, wenn ich sehr viel gegessen habe.
☐ Ja ☐ Nein

Wer viele oder sogar alle der Aussagen mit „Ja“ bestätigt hat, der kann daraus ablesen, dass sein Essverhalten deutlich von Gefühlen beeinflusst wird – je mehr „Ja“-Antworten, desto stärker. Doch auf unangenehme Empfindungen immer nur mit Essen zu reagieren, kann man sich abgewöhnen. Dabei gewinnt man – neben einem Schwund an Fettgewebe – auch mehr innere Freiheit.

MIT ZWANG?

JE MEHR VERBOTSSCHILDER vor geliebten Speisen stehen, desto geringer die Chance, tatsächlich und dauerhaft abzunehmen.

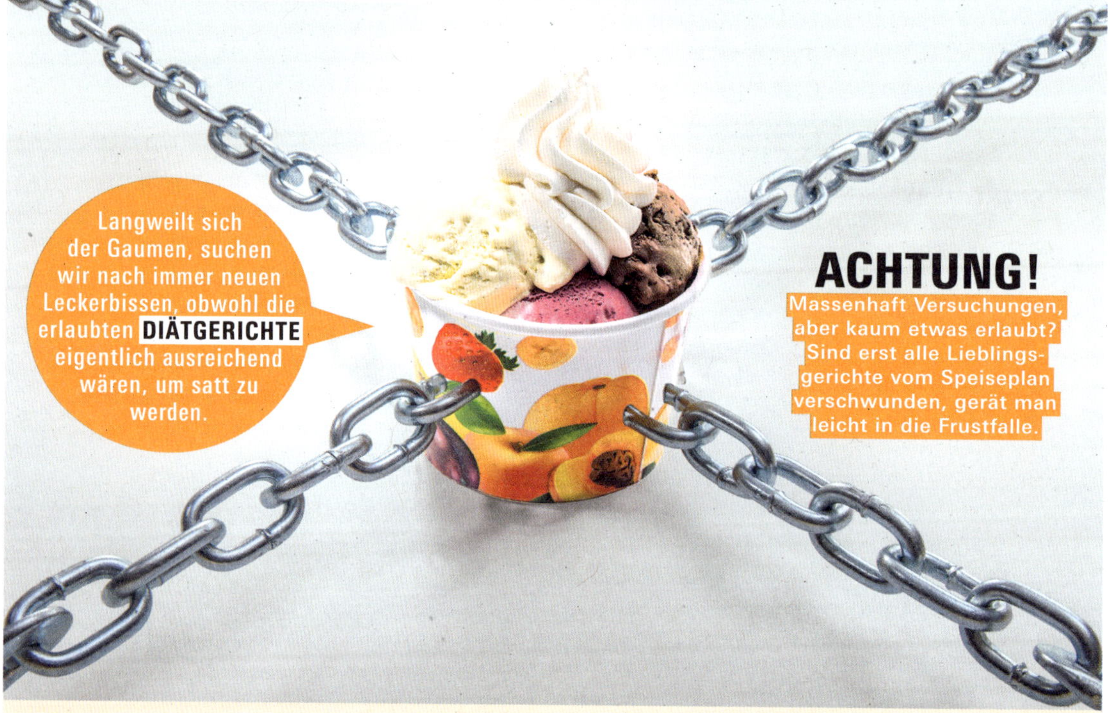

Langweilt sich der Gaumen, suchen wir nach immer neuen Leckerbissen, obwohl die erlaubten **DIÄTGERICHTE** eigentlich ausreichend wären, um satt zu werden.

ACHTUNG!

Massenhaft Versuchungen, aber kaum etwas erlaubt? Sind erst alle Lieblingsgerichte vom Speiseplan verschwunden, gerät man leicht in die Frustfalle.

KEIN EIS, KEINE SCHOKOLADE, nie mehr Currywurst! Abnehmen durch Radikalverzicht? Das wäre bedauerlich – und zum Scheitern verurteilt, denn unsere genusssüchtigen grauen Zellen lassen sich triste Zeiten nicht lange gefallen. Schon nach wenigen Tagen Diätkost baut sich im Großhirn ein Widersacher auf. Selbst gegen einen starken Willen setzt er irgendwann sein Recht auf angenehme Empfindungen mit Heißhunger auf Fettes und Süßes durch. Die Folge: Wer sich allzu sehr in Entsagung übt, muss seine Abnehmpläne oft vorzeitig aufgeben.

MIT LUST!

ECHTE GENUSSMOMENTE HALTEN UNSER GEHIRN bei der Stange und erleichtern uns den Verzicht an anderer Stelle.

Nett anrichten: Wenn wir unsere **SINNE VERWÖHNEN**, genießen wir bewusster und werden weniger oft schwach.

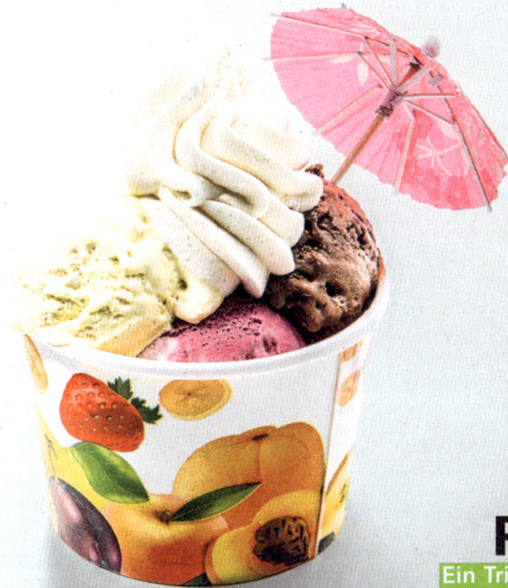

PERFEKT!

Ein Trick, um beim Abnehmen durchzuhalten: Zügel locker lassen und sich ab und zu etwas Besonderes gönnen.

ECHTER GENUSS lebt von kleinen Unterschieden, die es zu entdecken gilt. Genießen wir den Luxus der Abwechslung! Probieren wir ab und zu neue Gerichte und Zubereitungsarten aus. So füllen wir unsere persönliche Bibliothek der Düfte und Geschmacksnoten mit Neuigkeiten und regen regelmäßig die Belohnungssysteme in unserem Gehirn an, bevor diese vor Langeweile Alarm schlagen. Wer es weniger opulent mag: Bereits mit ein paar Kräutern und Gewürzen lassen sich Gerichte ohne großen Aufwand aufpeppen – und der Gaumen kitzeln.

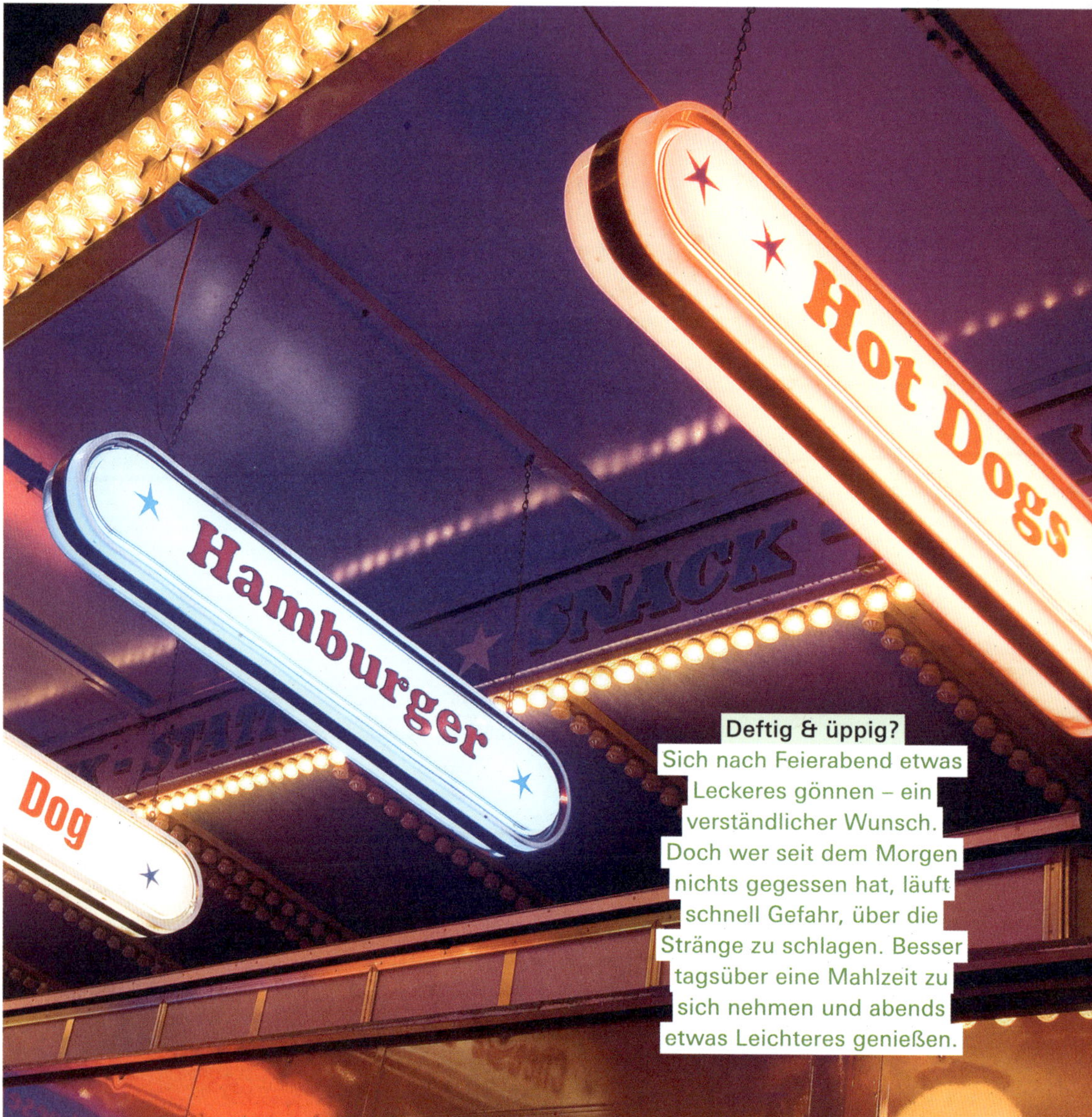

Deftig & üppig?

Sich nach Feierabend etwas Leckeres gönnen – ein verständlicher Wunsch. Doch wer seit dem Morgen nichts gegessen hat, läuft schnell Gefahr, über die Stränge zu schlagen. Besser tagsüber eine Mahlzeit zu sich nehmen und abends etwas Leichteres genießen.

KLUG ESSEN AM ABEND

Endlich Feierabend, endlich Freizeit! Wir verabschieden uns von der Hektik des Tages und genießen den Abend – am besten mit guten Freunden. Das bedeutet: viel quatschen und mehr als gewöhnlich trinken. Stehen nach dem üppigen Essen noch Chips und Schokolade auf dem Tisch, greifen wir auch hier gern zu.

Aus dem Takt geraten: Wer gesund abnehmen möchte, macht besser nicht allzu oft die Nacht zum Tage. Der Grund: Unsere inneren Uhren brauchen nach einer nächtlichen Party drei bis vier Tage, um ihren Takt wieder zu finden. Dass für unser Körpergewicht nicht nur Nährstoffe eine Rolle spielen, sondern auch die Uhrzeiten, zu denen wir essen, war Ernährungsexperten lange nicht klar. Erst in den 1980er- und 90er-Jahren ergründeten die US-Forscher Jeff Hall, Michael Rosbash und Michael Young den Tag-Nacht-Rhythmus des Körpers und erhielten dafür 2017 den Nobelpreis.

Pünktlich macht schlank: Die biologischen Uhren im Inneren unserer Zellen sind mächtig. Sie diktieren, wann Energie gespeichert und wann sie verbrannt wird. Das geschieht zum einen in einem angeborenen Rhythmus (siehe S. 40/41) – andererseits reagiert unser Körper auch auf Umwelt und Gewohnheiten.

Leichter leichter werden: Unser inneres Uhrwerk ist flexibel und tut sein Bestes, um sich an unseren Tagesablauf anzupassen. Doch wer allzu oft die Nacht zum Tag macht, kann die kluge Biologie überfordern. Neue Forschungen zeigen: Die Energieverbrennung ist am Vormittag am höchsten. Dagegen lassen üppige Mahlzeiten zu später Stunde den Glukose- und Insulinspiegel im Vergleich zum Frühstück höher ansteigen. Weil unser Verdauungstrakt nachts jedoch in den Ruhemodus geht, kann er die Energieschwemme nicht mehr verarbeiten – und legt sie in den Fettvorräten ab.

1 **Essenszeiten planen** Lieber ausgiebiger am Vormittag essen als spät und üppig am Abend.

2 **Regelmäßig essen** So gut es geht, täglich zu den gleichen Zeiten essen und schlafen. Alle Mahlzeiten tagsüber in einem Zeitfenster von zehn bis zwölf Stunden genießen.

3 **Pause machen** Die letzte Mahlzeit spätestens zwei Stunden vor dem Schlafengehen beenden. Danach nicht mehr knabbern. Über Nacht zwölf, besser 14 Stunden ohne Nahrung auskommen.

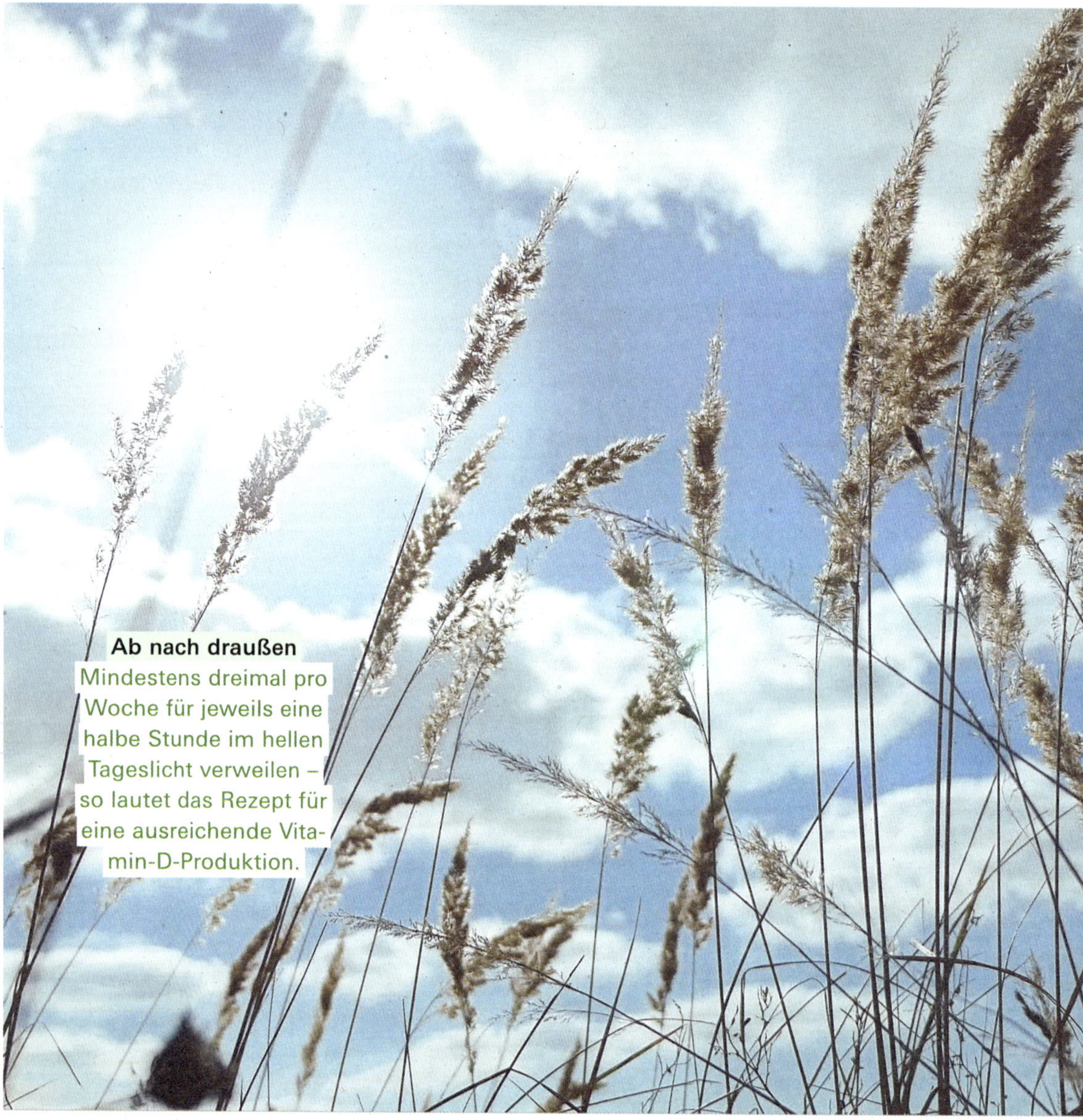

Ab nach draußen
Mindestens dreimal pro Woche für jeweils eine halbe Stunde im hellen Tageslicht verweilen – so lautet das Rezept für eine ausreichende Vitamin-D-Produktion.

TAGESLICHT FÜR STUBENHOCKER!

Jeder Dritte hierzulande ist mangelhaft mit Vitamin D versorgt. Dabei produziert unsere Haut das Vitamin ausreichend und kostenlos – vorausgesetzt, wir gehen raus ans Licht. Doch da uns die Werbung vor Falten und Hautkrebs warnt, tragen wir im Alltag auf die wenigen freien Hautflächen Pflegecremes mit Lichtschutzfaktor auf. Schon Faktor 8 reduziert die Vitaminproduktion um 95 Prozent, Faktor 15 um 99 Prozent. Bekannt ist zudem, dass der Energiebedarf der meisten Menschen mit ihrem Vitamin-D-Spiegel sinkt. Folge: Sie nehmen zu.

Mangel vermeiden: Nur wenige Lebensmittel liefern nennenswerte Mengen an dem vielseitigen Vitamin. Die Ernährung spielt deshalb mit einem geschätzten Anteil von etwa 10 bis 20 Prozent nur eine geringe Rolle an der Versorgung. Halten wir uns dagegen regelmäßig im Freien auf, deckt der Körper 80 bis 90 Prozent seines Bedarfs über die Vitamin-D-Produktion der Haut. Im Winter reicht das Tageslicht dafür nicht aus. Deswegen ist es wichtig, im Sommer Vorräte anzulegen.

Rausgehen: Dann gilt es, jeden Tag Zeit im Freien zu verbringen, auch bei bedecktem Himmel. **Im Sommer reicht es, an drei Tagen pro Woche die unbedeckten Arme und Beine für 30 Minuten ins helle Tageslicht oder in die Sonne zu halten, um genug von dem fettlöslichen Vitamin zu produzieren.** Ältere Menschen sind gefährdet, weil die Eigenproduktion mit zunehmendem Alter nachlässt. Zu guter Pflege gehört es deshalb, hochbetagte und immobile Menschen täglich ans Licht zu bringen.

Bewegen: Bewegung und Sport an der frischen Luft sind in der warmen Jahreszeit wichtiger als Work-outs im dämmrigen Fitnessstudio. **Ist zeitlich nichts anderes möglich, hilft es schon, in der Mittagspause kurz rauszugehen und einen Spaziergang zu machen.** Dabei aber bitte nicht dick einmummeln oder flächendeckend Sonnenschutz verwenden!

Freizeit: Auch am Wochenende sollten wir so oft wie möglich Helligkeit an unsere Haut lassen – sei es im Schwimmbad, auf dem Balkon oder am weit geöffneten Fenster. Gut zu wissen: Nicht nur Sonnenschein, sondern bereits Tageslicht füllt unsere Vitamin-D-Speicher wieder auf. **Hellhäutige Typen mit empfindlicher Haut lassen am besten zunächst ein paar Minuten Tageslicht an die ungeschützte Haut und cremen sich erst dann mit Sonnenschutz ein.**

MENSCH, TU DOCH WAS!

Sport? Muss das sein? Kommt darauf an. Wer körperlich arbeitet und sich viel bewegt, kann auch ohne gesund abnehmen. Für alle anderen empfiehlt sich ein ausgewogenes Bewegungsprogramm. Schließlich sind Muskeln der Ofen unseres Körpers, in dem wir unsere Fettreserven verbrennen.

Selbst wer seit Jahren keinen Schweißtropfen mehr vergossen hat, findet keinen besseren Weg zum Wohlbefinden. Unser Körper verzeiht manche Eskapade, wenn wir ihn in Schwung halten.

Wer regelmäßig trainiert, baut Stress leichter ab, schläft tiefer und hat bessere Laune.

Aktiv leben

So geht's: Job und Karriere verdammen unseren Körper zur Passivität. Erst wenn sich Muskeln wieder anstrengen, lernt er wieder, auf Fettdepots zurückzugreifen. Sind wir aktiv, holt er sich Energie aus den Vorräten im Muskel, während Esspausen vor allem die Fettdepots in der Leber schrumpfen lassen. Wer regelmäßig trainiert, heizt den inneren Ofen zusätzlich an. Dann fährt der Körper sogar nachts im Schlaf den Energieverbrauch hoch. Damit erhöht Training den allgemeinen Energiebedarf.

Tipp: Bewegung bietet ein Rundumprogramm, das den Körper lehrt, seine Fettvorräte aufzulösen.

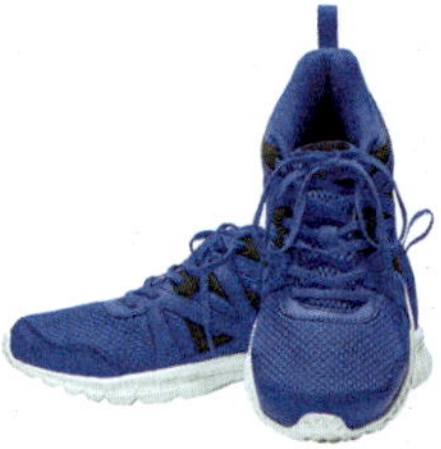

Arzt fragen

So geht's: Sportarten wie Laufen, Radeln, Wandern, Rudern und Skaten lassen Fettpolster nachhaltig schrumpfen – sofern wir uns anstrengen. Wer über 35 Jahre alt oder krank ist, geht vor dem Start zum Arzt. Der prüft Herz- und Kreislaufrisiken, orthopädische Probleme und chronische Krankheiten darauf hin, wie stark man sich beim Sport belasten darf. Vorsicht, wenn man überhaupt keine Lust auf Bewegung hat und sich schlapp und müde fühlt. Das könnte ein Notruf der Leber sein.

Tipp: Die Lust auf Bewegung steigt oft, wenn Alkohol für einen Weile in die Verbannung geht.

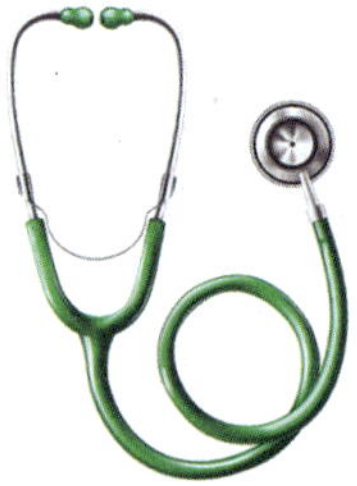

Sportart auswählen

So geht's: Ein voller Bauch trainiert nicht gern. Wir planen also das Gros der sportlichen Aktivitäten besser am Ende von Esspausen und vor der nächsten Mahlzeit ein. Männer kommen mit herausfordernden Sportarten und klassischem Muskeltraining oft auch während längerer Esspausen zurecht. Frauen fühlen sich anfangs bei sanfteren Bewegungsformen wie etwa Yoga, Qigong, Pilates oder Wassergymnastik wohler.

Tipp: Immer schon Spaß am Sport gehabt? Wenn nicht, dann wächst er jetzt! Regelmäßige Esspausen machen nicht schlapp und müde – ganz im Gegenteil: Sie aktivieren und verscheuchen die Lethargie.

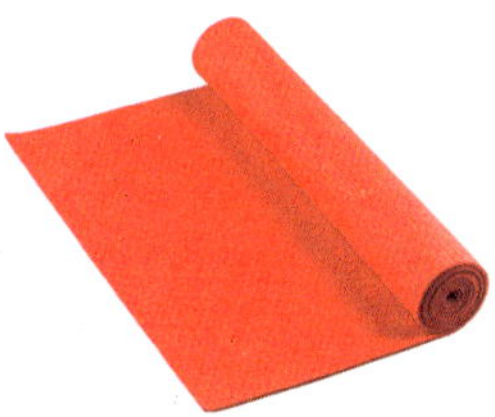

Anleitung suchen

So geht's: Wer an Geräten trainieren möchte, sieht sich am besten nach einem Studio um, bei dem Trainer aufpassen, ob alle Übungen richtig ausgeführt werden. Discount-Anbieter mit wenig Betreuung sind nur etwas für erfahrene Sportler, die selbst darauf achten, Fehler zu vermeiden. Wer unter Rückenproblemen oder chronischen Erkrankungen leidet, ist bei einem Trainer mit Ausbildung in Richtung Gesundheitsförderung und Prävention am besten aufgehoben.

Tipp: Gesunde Einsteiger brauchen als Trainer Diplomsportlehrer, Sportphysiotherapeuten oder lizenzierte Fitnesstrainer.

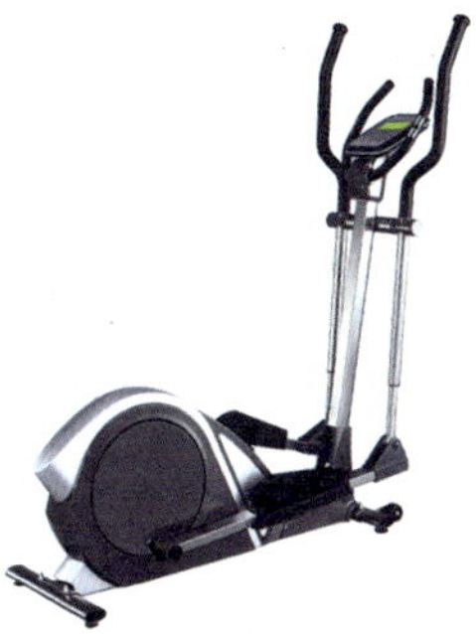

Muskeln fordern

So geht's: Damit sich mehr Muskeln bilden, müssen wir beim Training an unsere Grenzen gehen, uns ein bisschen quälen. Denken wir: „Jetzt reicht es mir!", hängen wir noch drei Wiederholungen dran. Sporttrainer nennen das „einen anabolen Reiz setzen". Keine Sorge, wenn am zweiten Tag nach dem Training die Glieder etwas schmerzen. So meldet sich der gestresste Muskel. Er tut das, was er soll: Er fordert Hilfe an und bekommt sie auch. Die Muskulatur wächst, der Körper wird fitter.

Tipp: Trainingspläne regelmäßig anpassen, weil Muskeln etwa alle drei Monate neue Anreize brauchen.

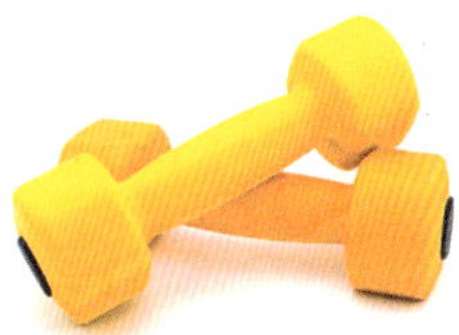

TURBODIÄT?

ÜBERSCHÜSSIGE KILOS lassen sich meist nicht in Rekordzeit abwerfen. Dafür sorgt unser Körper mit ein paar cleveren Tricks.

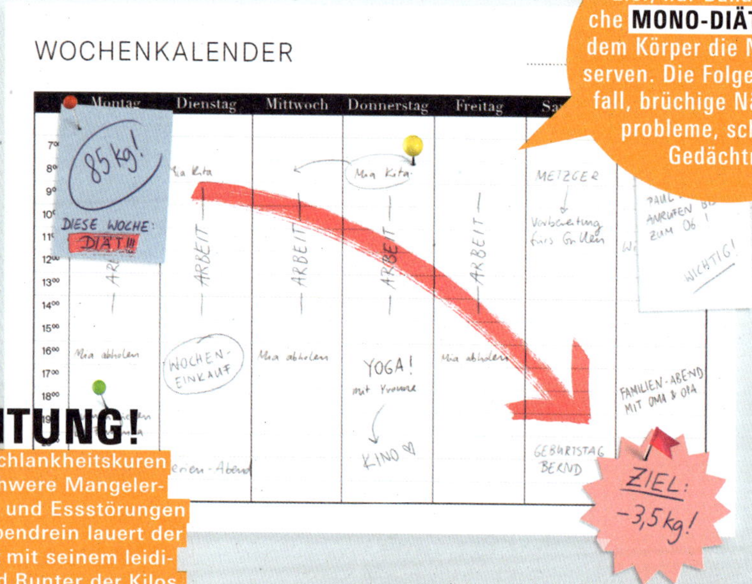

Nur Saft, nur Eier, nur Bananen: Solche **MONO-DIÄTEN** rauben dem Körper die Nährstoffreserven. Die Folgen: Haarausfall, brüchige Nägel, Hautprobleme, schlechtes Gedächtnis.

ACHTUNG!

Radikale Schlankheitskuren können schwere Mangelerscheinungen und Essstörungen auslösen. Obendrein lauert der Jo-Jo-Effekt mit seinem leidigen Rauf und Runter der Kilos.

SIEBEN PFUND IN SIEBEN TAGEN? Kann man so schnell abnehmen? Radikalkuren sind allenfalls dazu gut, auf die Schnelle ein halbes Pfund loszuwerden. Brächten sie auch ein halbes Dutzend Kilos so schnell zum Verschwinden wie oft versprochen, blieben Schönheit und Gesundheit auf der Strecke. Zum Glück kann sich unser Körper gegen künstlich herbeigeführte Hungersnöte wirksam wehren. Peinigt uns dann der Heißhunger und ist gleichzeitig jedoch der Energiebedarf geschrumpft, kriegen wir kein Pfund mehr herunter.

LIEBER LANGSAM!

GELASSENHEIT GEWINNT! Abnehmen ist kein Sprint, sondern ein Dauerlauf. Auf ein gleichmäßiges Tempo kommt es an.

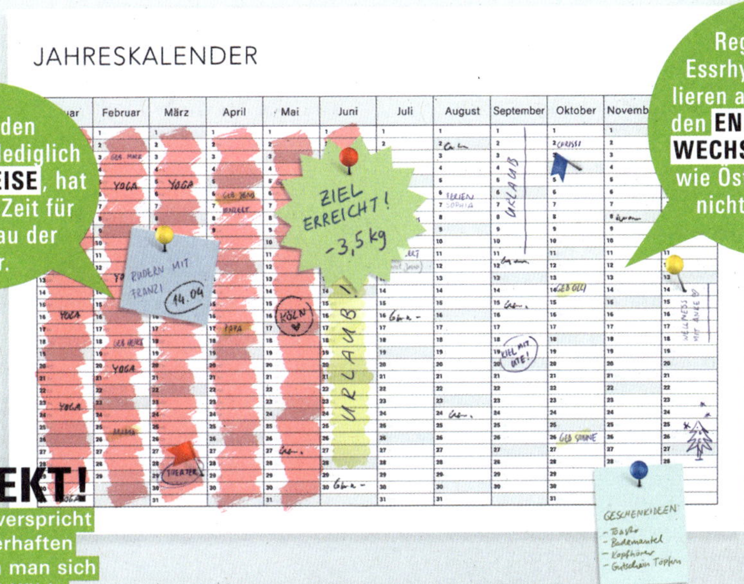

Schwinden die Pfunde lediglich **GRAMMWEISE**, hat der Körper Zeit für den Umbau der Figur.

Regelmäßige Essrhythmen regulieren auf lange Sicht den **ENERGIESTOFFWECHSEL**. Hormone wie Östrogen sacken nicht zu sehr ab.

PERFEKT! Abnehmen verspricht dann dauerhaften Erfolg, wenn man sich dabei wohlfühlt.

DER BESTE PLAN für nachhaltiges Abnehmen: mutig starten, gelegentliche Ausrutscher gelassen hinnehmen und dranbleiben. Das gelingt am besten, wenn wir Esspausen fest in den gewohnten Lebensstil integrieren und gleichzeitig mit einem gezielten Bewegungsprogramm Muskeln aufbauen und erhalten. Bescheidene Ziele sind so bald erreicht und motivieren, weiterzumachen. Auch wichtig: Wer sein überschüssiges Fett gemächlich verliert, gibt dem Körper Zeit, die darin womöglich abgelagerten Umweltgifte auszuscheiden.

„RUNDERE" ZEITEN IM LEBEN

Unser Lebensbogen verläuft in unterschiedlichen Phasen. Zwischen Pubertät und höherem Alter verändert sich unser Körper immer wieder ohne unser Zutun.

1. Weibliche Pubertät

Beginnen die Eierstöcke, weibliche Geschlechtshormone wie Östrogen und Gestagen zu bilden, wachsen jungen Mädchen Brüste und ihr Po wird deutlich runder. Manche Teenager nehmen in dieser Zeit am ganzen Körper zu. Das geschieht nicht ohne Grund: Um Reserven für die Fruchtbarkeit zu bilden, drosselt der Körper die Energiezufuhr an die Muskeln und lagert als Vorrat für kommende Schwangerschaften Fett ein.

Was tun?

Vor allem gilt es, Geduld zu haben! Die Gewichtszunahme durch überschießende Hormone verliert sich meist von selbst wieder. Spätestens ab Mitte 20 stabilisiert sich der Stoffwechsel. Die besten Mittel gegen Pubertätspfunde: viel Bewegung, nicht zu viel Fett und Zucker essen, süße Getränke knapp dosieren. Für das Umfeld gilt: jede Kritik am Aussehen junger Mädchen vermeiden, keine Ratschläge zum Kaloriensparen erteilen. Liebevolle Zuwendung hilft, Essstörungen zu vermeiden.

2. Schwangerschaft

Erwartet eine Frau ein Kind, verändern die Hormone den Stoffwechsel. Um Vorräte für das heranwachsende Leben zu sichern, hemmt ein Wachstumshormon aus der Plazenta die Energiezufuhr am Muskel. Fällt diese hormonelle Veränderung sehr stark aus, nehmen einige Frauen rapide zu.

Was tun?

Die Veranlagung für übermäßige Schwangerschaftspfunde vererbt sich oft von der Mutter auf die Tochter. Hatte schon die Mutter während ihrer Schwangerschaft mehr als 16 Kilogramm zugelegt, heißt es für die Tochter, frühzeitig aufzupassen. Esspausen nach dem Muster „12 zu 12" (siehe S. 12/13) einhalten, auf keinen Fall für zwei essen und sich sehr viel bewegen. Vor allem Sportarten im Wasser sind günstig. Die Fettmenge im Essen beachten, aber vor allem schnelle Kohlenhydrate meiden.

3. Wechseljahre

Zum Ende der fruchtbaren Lebensphase hin fallen die Hormonspiegel. Sackt der Testosteronspiegel ab, schwindet Muskulatur, wird der Po flacher und die Schenkel schmaler. Dafür entstehen Fettpolster dort, wo früher einmal die Taille war.

Frauen in den Wechseljahren fürchten sich vor Brustkrebs wie vor keiner anderen Tumorart. Seit den 1980er-Jahren ist die Zahl der Fälle auf das Doppelte gestiegen. Warum? Wahrscheinlich deshalb, weil frühere Frauengenerationen schlanker waren und seltener Alkohol tranken.

Was tun?

Wer Alkohol meidet, nimmt nicht nur leichter ab, sondern senkt auch sein Krebsrisiko. Außerdem hilft kräftiges Muskeltraining der Figur. Werden die Muskeln dabei sehr gefordert, auf eiweißreiche Mahlzeiten achten.

4. Männliche Pubertät

Steigt das Testosteronlevel, werden Körperproportionen männlicher, Muskeln größer und das Längenwachstum beschleunigt sich. In dieser Phase brauchen Jugendliche mehr Energie, was sich in einem deutlich größeren Appetit widerspiegelt. Doch etwaige Fettpolster verschwinden meist beim nächsten Wachstumsschub wieder.

Was tun?

Wachsen die Fettreserven deutlich, zur Bewegung ermuntern, sonst lieber nichts tun. Dauerhafte Figurprobleme bekommen nur Jungen, die sich wenig bewegen und viele schnelle Kohlenhydrate essen und/oder Süßes trinken. Generell kommt bei Jungen Bewegung an erster, Ernährung an zweiter Stelle, wenn es darum geht, das Gewicht im Griff zu halten. Männer haben wegen ihres deutlich höheren Muskelanteils einen um 3 bis 10 Prozent aktiveren Stoffwechsel – nehmen also bei derselben Ernährung stärker ab als Mädchen.

5. Männer im Erwachsenenalter

Ab dem 35. Lebensjahr fällt der Testosteronspiegel langsam wieder – damit schrumpft meist auch die Menge der Muskeln. Zuerst schwinden diese nur unmerklich, doch der Grundumsatz sinkt unweigerlich. Männer, die weiter so viel essen, wie in ihrer Jugend, nehmen dann zu.

Was tun?

Krafttraining zur Stärkung der Muskeln wird mit jedem Lebensjahr wichtiger. Wer sie fordert, erhöht seinen Testosteronspiegel und fühlt sich oft wieder wohler. Ein Hormonersatz dagegen ist selten nützlich.

6. Ältere Frauen und Männer

Die Verfügbarkeit von Nährstoffen ändert sich mit dem Alter. Beispielsweise nehmen einige ältere Erwachsene Vitamin B12 nicht so gut auf wie jüngere oder sie sind weniger in der Lage, Vitamin D herzustellen, wenn sie sich dem Sonnenlicht aussetzen.

Was tun?

Mehr Wert auf gesundes Essen legen und regelmäßig für Bewegung an der frischen Luft sorgen.

HYGGE?

AUF DER HEIMISCHEN COUCH FAULENZEN – das ist der Inbegriff des dänischen Wegs zum Glücklichsein. Doch allzu viel Gemütlichkeit macht träge.

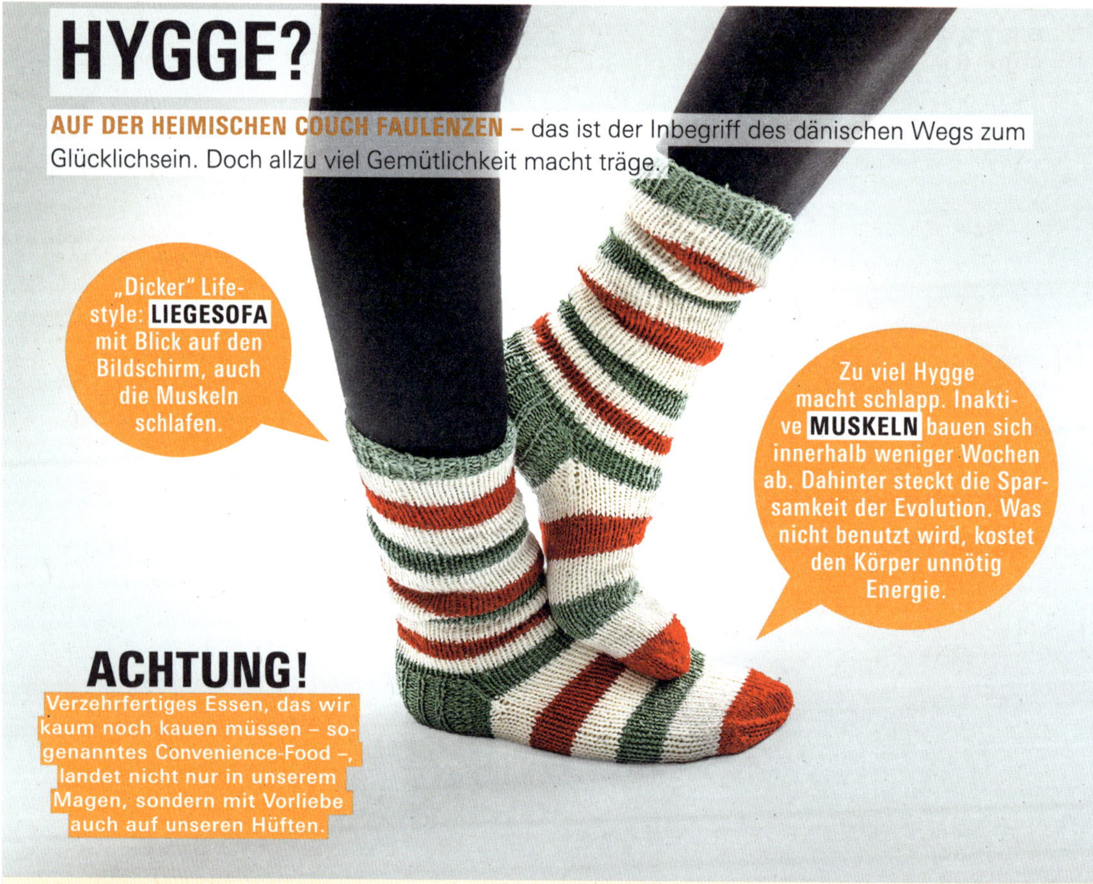

„Dicker" Lifestyle: **LIEGESOFA** mit Blick auf den Bildschirm, auch die Muskeln schlafen.

Zu viel Hygge macht schlapp. Inaktive **MUSKELN** bauen sich innerhalb weniger Wochen ab. Dahinter steckt die Sparsamkeit der Evolution. Was nicht benutzt wird, kostet den Körper unnötig Energie.

ACHTUNG!

Verzehrfertiges Essen, das wir kaum noch kauen müssen – sogenanntes Convenience-Food –, landet nicht nur in unserem Magen, sondern mit Vorliebe auch auf unseren Hüften.

WAS HINDERT UNS, den Hintern aus dem Sessel zu hieven? Unsere Faulheit – ein Energiesparprogramm, erfunden zu Zeiten, als Menschen sich für jeden Bissen quälen mussten. Das Gehirn, das für 20 bis 30 Prozent des Energieumsatzes sorgt, kam dem Körper damals teuer zu stehen. Wie sollte die Evolution auch ahnen, dass wir uns die Betriebskosten des Körpers heute locker leisten können, weil wir uns jeden Handgriff von Maschinen abnehmen lassen und auf der Suche nach Nahrung höchstens noch bis zum Kühlschrank trotten?

HORMESIS!

WER SICH SO RICHTIG ANSTRENGT, stärkt seine Widerstandskraft und bleibt in Bewegung.

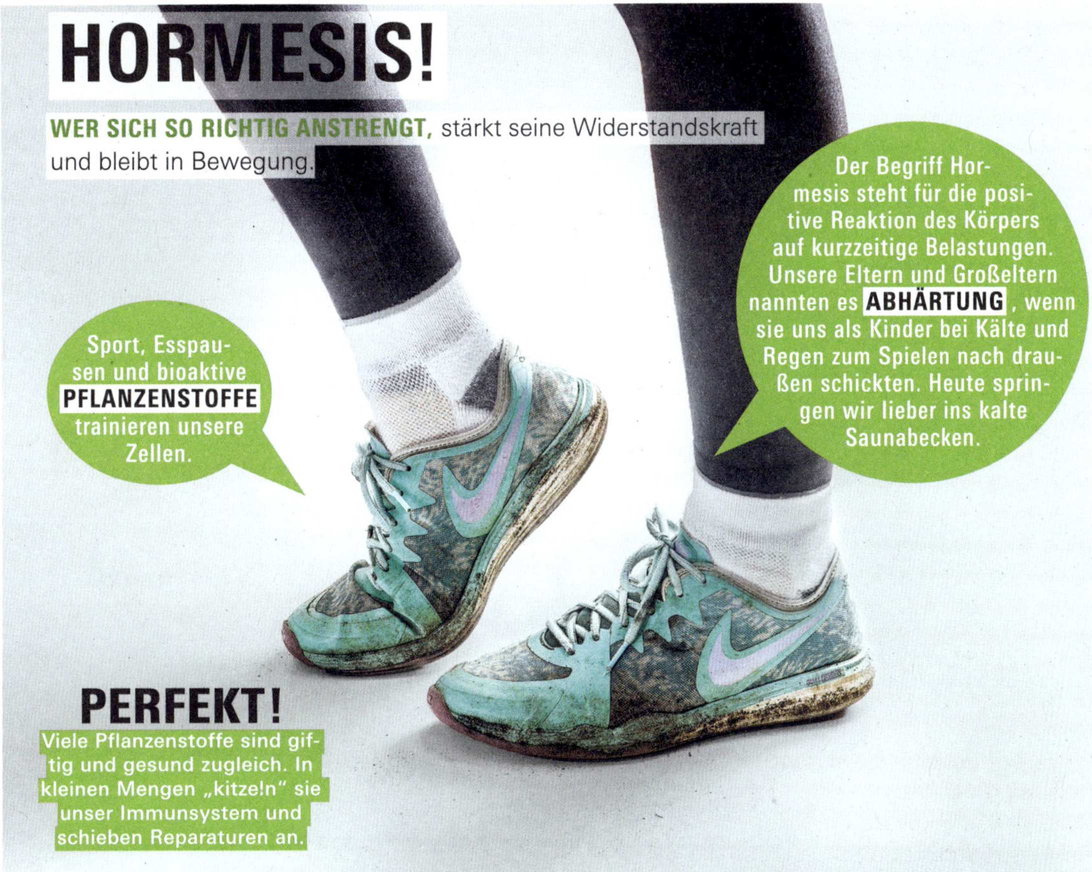

Der Begriff Hormesis steht für die positive Reaktion des Körpers auf kurzzeitige Belastungen. Unsere Eltern und Großeltern nannten es **ABHÄRTUNG**, wenn sie uns als Kinder bei Kälte und Regen zum Spielen nach draußen schickten. Heute springen wir lieber ins kalte Saunabecken.

Sport, Esspausen und bioaktive **PFLANZENSTOFFE** trainieren unsere Zellen.

PERFEKT!

Viele Pflanzenstoffe sind giftig und gesund zugleich. In kleinen Mengen „kitzeln" sie unser Immunsystem und schieben Reparaturen an.

MANCHMAL TUT UNS DAS AM BESTEN, was wir gern vermeiden wollen: Herausforderungen und Action. Doch unser Körper ist nun mal für Anstrengungen gemacht. Dagegen war Nichtstun für Menschen immer die Ausnahme. Deshalb muss heute niemand auf Ruhephasen und Rückzugsmöglichkeiten verzichten – ab und an sollte man seinem Körper jedoch etwas abverlangen. Glücklicherweise stehen viele Bedürfnisse unserem angeborenen Hang zum Nichtstun entgegen: Neugier, Abenteuerlust und Ungeduld sowie der Bewegungs- und Spieltrieb.

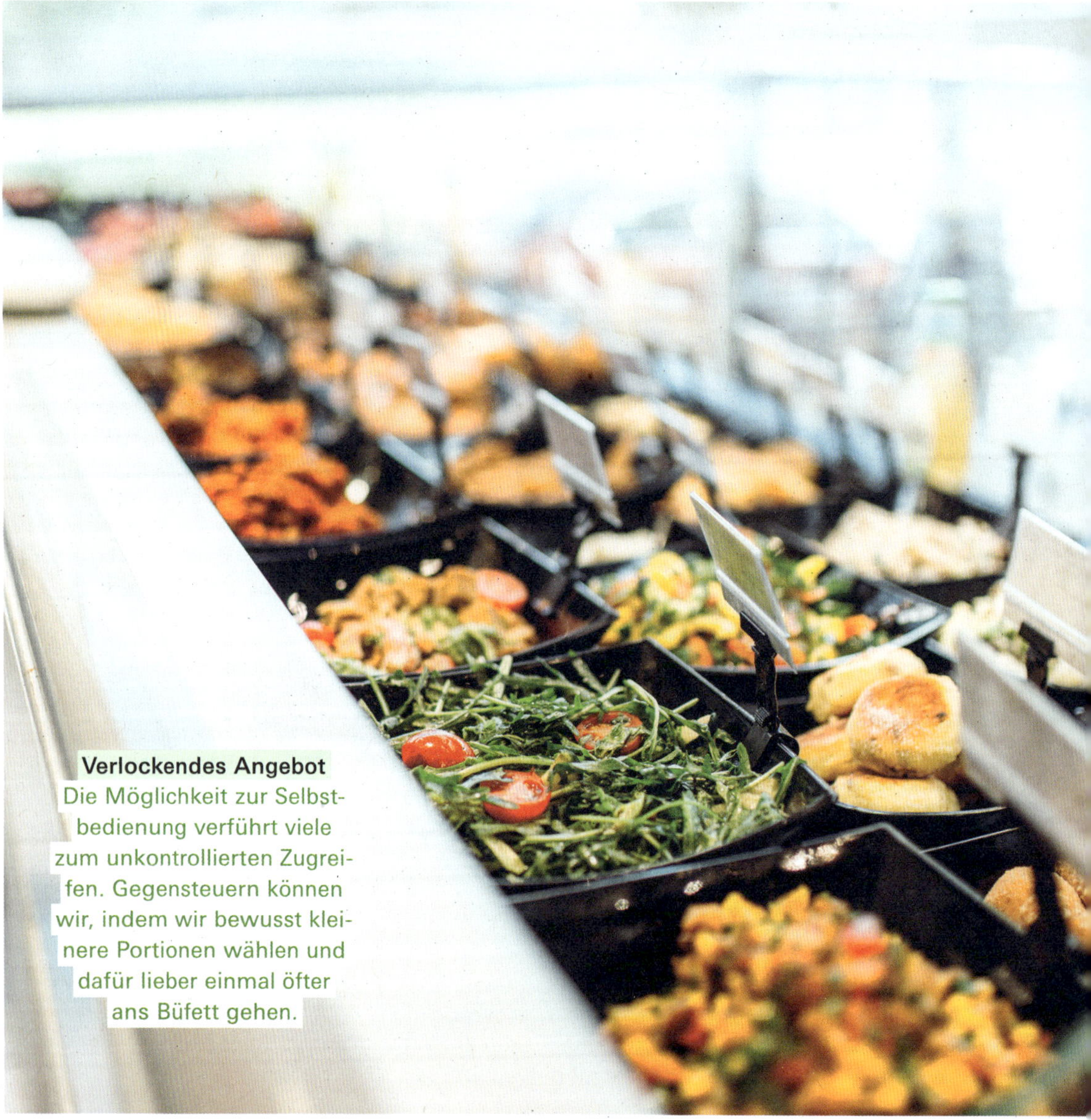

Verlockendes Angebot
Die Möglichkeit zur Selbstbedienung verführt viele zum unkontrollierten Zugreifen. Gegensteuern können wir, indem wir bewusst kleinere Portionen wählen und dafür lieber einmal öfter ans Büfett gehen.

CLEVER ESSEN IN KANTINE UND RESTAURANT

Es gibt sie – Kantinen und Restaurants, in denen täglich frisch Zubereitetes auf den Tisch kommt. Im Normalfall ist es jedoch anders. Experten schätzen den Einsatz vorgefertigter Waren auf 90 Prozent. Die meisten Gerichte werden nur aufgewärmt. Auf der Karte stehen vor allem Cremig-Fettes, Knusprig-Frittiertes und Schmelzend-Süßes. Wer sich auf Dauer vorwiegend so ernährt, nimmt zu.

Essen statt snacken: Gibt es kein Betriebsrestaurant oder schmeckt es dort nicht, verlockt ein schnelles Stück Kuchen vom Bäcker oder eine Wurst am Imbiss. Doch im Stehen oder Gehen zu essen, ist nicht gut für die Figur. Ausweg: Oft lohnt sich die Suche im Umfeld. Viele Kantinen sind öffentlich, und die meisten Restaurants bieten als Mittagstisch einfache Gerichte zu akzeptablen Preisen.

Kleinere Mengen: In Kantinen bekommen Mitarbeiter, die den Tag am Schreibtisch verbringen, die gleichen Riesenportionen wie körperlich hart arbeitende Kollegen. Folge: Auch Kopfarbeiter gewöhnen sich an üppige Teller. Nicht einfach, aber möglich: um kleinere Portionen bitten oder mit anderen teilen. Wer im Restaurant Appetit auf einen gehaltvollen Klassiker hat, kann darum bitten, dass die Küche die Hälfte sofort zum Mitnehmen einpackt.

Langeweile trotzen: Kantinenköche meiden Gerichte, die nicht jedem schmecken und halten sich beim Würzen zurück. Das führt zu geschmacklicher Langeweile. Gute Idee: den kulinarischen Kick von zu Hause mitbringen – ein bisschen Chili, ein Chutney, die Lieblingsgewürzmischung oder das eigene Salatdressing. Das bringt kulinarische Befriedigung und wir schauen nicht so oft nach Snacks.

Extrawünsche äußern: Betreiber von Imbisslokalen und Restaurants wollen satte, zufriedene Kunden. Oft heißt das: Schnitzel, Pizza und Pasta, selten leichte, Gerichte mit einer großen Portion Gemüse. Nur Mut, es lohnt sich, Sonderwünsche anzumelden, um weniger Pommes, Sauce oder Dressing zu bitten, um mehr Gemüse oder eine fettarme Zubereitung.

Alkohol: Lange vor dem Essen stehen oft Wein oder Bier auf dem Tisch. Doch mit dem Alkoholkick im Blut fallen auch die Hemmungen beim Essen. Ausweg: beim Warten, gegen den ersten Durst und später bei jedem Glas Alkohol ein Glas Wasser trinken. So steigt der Alkohol nicht gleich in den Kopf.

WIEGEN?

OB FETT UND MUSKELN in unserem Körper gut verteilt sind, kann uns die Zahl auf der Waage nicht verraten – auch wenn sie noch so exakt ist.

Weil Muskeln nun mal schwerer sind als Fett, kann das **GEWICHT** durch Sport sogar vorübergehend ansteigen.

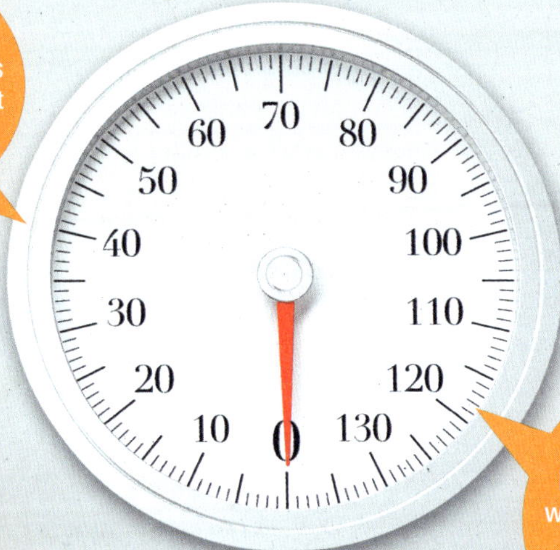

Das Körpergewicht sagt nicht alles. Es berücksichtigt weder den individuellen **KÖRPERBAU** noch die Verteilung von Körperfett und Muskeln.

ACHTUNG!

Wer Implantate in seinem Körper trägt, fragt besser vorher den Arzt, ob er auf eine Körperfettwaage steigen darf.

WIE DICK IST ZU DICK? Die meisten entscheiden diese Frage wahrscheinlich vor dem Spiegel. Mediziner ziehen dafür den Body-Mass-Index (BMI) heran: Körpergewicht in Kilogramm geteilt durch Größe in Meter zum Quadrat. Leider sagt diese theoretische Kennzahl nichts aus über Körperbau und Fettverteilung. Kräftige, muskulöse Typen gelten demnach zu Unrecht als fettleibig. Körperfettwaagen zeigen nur die allgemeine Fettmenge. Doch üppige Schenkel und ein kräftiger Po schaden der Gesundheit weniger als die runde Kugel am Bauch.

MESSEN!

FETTPOLSTER AM BAUCH sind ein Risiko für unsere Gesundheit. Von dort befeuern Botenstoffe Entzündungen im Körper. Mit dem Maßband halten Sie sie in Schach.

Das Verhältnis von Taillen- zu Hüftumfang liefert die magische Zahl für **ATTRAKTIVITÄT** und Gesundheit.

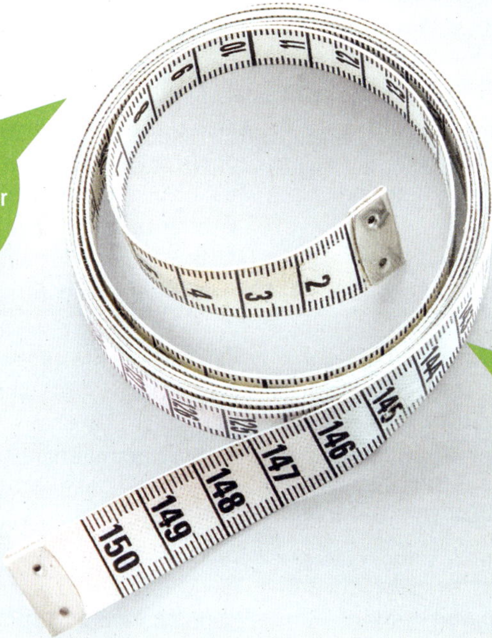

Es muss nicht gleich das Ideal sein: **GUTE WERTE** für den Taille-Hüft-Quotienten liegen für Frauen unter 0,85, für Männer unter 0,9.

EINE SCHLANKE TAILLE und definierte Muskeln gelten heute als attraktiv. Doch der Weg dorthin ist lang. Wer Erfolge im Blick behalten möchte, kauft sich ein einfaches Maßband. Das zeigt Fortschritte schneller und deutlicher als jede Körperwaage. Erst den Hüftumfang an der stärksten Stelle im Bereich des Pos messen. Für den Taillenumfang das Band an der schmalsten Stelle rund um die Körpermitte legen. Schlanke Menschen über 50 Jahre besitzen einen idealen Taille-Hüft-Quotienten von etwa 0,6.

„ICH SCHAFFE DAS!“

Was ist das A und O beim Abnehmen? Na, klar: das Durchhalten! Egal ob wir Esspausen einlegen, Fett oder schnelle Kohlenhydrate einsparen, mehr Eiweiß oder Ballaststoffe essen oder mehrere Möglichkeiten kombinieren wollen – alles kann helfen. Wichtig ist allein die Entscheidung, so lange dabeizubleiben, bis die überschüssigen Pfunde verschwunden sind.

Abnehmen bedeutet Wandel

Doch wie funktioniert Durchhalten im Alltag? Wie kriegen wir es hin, die Freude am neuen Lebensstil auf Dauer zu empfinden? Gelingt es nur mit eisernem Willen und zusammengebissenen Zähnen? Keineswegs! Es gilt allerdings, ein paar Gewohnheiten hinter sich zu lassen und sich neue, angenehme Routinen zuzulegen. Was wir dafür brauchen, ist Offenheit. Sagen wir dagegen „Bloß keine Veränderung!“, wird es schwierig. Denn Abnehmen bedeutet Wandel.

Gewohnheiten sind praktisch

Im Alltag müssen wir nicht erst überlegen, was, wann und wie wir essen wollen. Die Gewohnheit sagt es uns. Sie automatisiert unser Verhalten nach dem Motto: Kenne ich, klappt, spart Zeit und Energie. Solche fest gefügten Handlungsmuster speichert unser Gehirn ab, um uns künftig das Leben zu erleichtern. Stellen wir uns neuen Anforderungen, werden alte Nervenverbindungen erst nach und nach gelöst und neue hergestellt. Dieser wunderbare Anpassungsprozess hilft uns dabei, einen neuen und gesünderen Lebensstil zu erobern und – das ist das Wichtigste – ihn auch zu lieben. Abrupte Veränderungen lässt unser Kopf dagegen nur im Notfall zu. Also: Fangen wir klein an und ändern erst mal nur ein, zwei Routinen.

Wie lange dauert das?

Weil jeder Mensch anders reagiert, sind Voraussagen, bis wann wir ungünstiges Verhalten durch günstiges ersetzt haben, selten möglich. Neuere Gewohnheiten lassen sich z. B. leichter verändern als sehr alte. Ein paar Wochen oder Monate wird es wohl dauern, bis wir die neuen Wege entspannt gehen können. Jeder Tag, an dem wir eine Veränderung geschafft haben, zählt. Jeder Erfolg erleichtert den nächsten Schritt. Deshalb: Fortschritte aufschreiben und sich immer wieder darüber freuen!

Neue Gewohnheiten einüben

Unser Kopf reagiert auf Essanreize. Es gilt, diese persönlichen Trigger zu erkennen und sie loszuwerden, indem wir sie mit neuen Gewohnheiten überlagern. Das Gute daran: Es wird mit der Zeit immer einfacher. Hier ein paar Beispiele dazu:

Meine schlanke Zeit beginnt – jetzt!

Esse ich immer weiter, so lange Schüsseln, Töpfe, Tüten oder Schachteln greifbar sind? Dann könnte es meine neue Gewohnheit sein, mir eine angenehme Portion auf dem Teller hübsch anzurichten und den potenziellen Nachschlag sofort wegzuräumen.
Knabbere ich vor allem abends beim Seriengucken? Dann verlasse ich besser das Sofa und gehe öfter aus dem Haus, zum Sport, in den Garten, zu Freunden oder Kulturveranstaltungen. Je schöner das Event, desto weniger stark schmerzt einen der snackfreie Abend.
Vergesse ich meine Sporttermine, wenn ich gerade gemütlich im Sessel sitze? Dann die Sportsachen sichtbar bereithalten und den Wecker im Smartphone stellen. Weil Bewegung gute Laune macht, liegt schon darin die Belohnung fürs Aufraffen.

Standhalten und überwinden

Erleben wir Widerstände oder Rückfälle, geht die Motivation, weitere Fettpolster abzubauen, manchmal auf Talfahrt. Deshalb ist es wichtig, auf solche Situationen vorbereitet zu sein. Also für einen Moment in Ruhe nachdenken und sich selbst ein paar Fragen beantworten.

Ziele setzen: Wie viel möchte ich innerhalb der nächsten drei, sechs, neun oder zwölf Monate abnehmen? Monate, wohlgemerkt, nicht Tage oder Wochen!
Unterstützung suchen: Welche Menschen in meinem Umfeld könnten mich bei meinem Vorhaben unterstützen? Gibt es jemanden, der mich als Gesprächspartner oder Coach freundlich begleiten kann?
Bewegung planen: Welche festen Tage, welche Zeiten könnte ich in meinem Kalender solide verankern, zu denen ich regelmäßig Sport treiben möchte? Welche variablen Zeiten stehen mir als Reserve zur Verfügung?
Hindernisse überwinden: Wer oder was könnte mich in meinem Vorhaben aus der Spur bringen? Was tue ich dann?
Notfallplan schmieden: Was mache ich, um meine Erfolge abzusichern, wenn ich zwischendurch einmal pausieren möchte oder muss?

Mein freundlicher Beistand

Irgendwann kommt vielleicht der Gedanke, die Reißleine zu ziehen und einfach aufzugeben. Das wäre schade. Lieber rechtzeitig einen Begleiter suchen, der einen mental unterstützt, damit es erst gar nicht so weit kommt. Das muss keineswegs ein Experte sein. Es reicht, wenn er oder sie meine Ziele unterstützen möchte, meine Erfolge mitfeiert und mich motiviert, durchzuhalten, wenn es einmal schwierig wird.

SCHÄFCHEN ZÄHLEN?

WORAUF UNSERE GROSSMÜTTER noch schworen, kann uns in unserer hektischen Zeit kaum noch in süßen Schlummer versetzen.

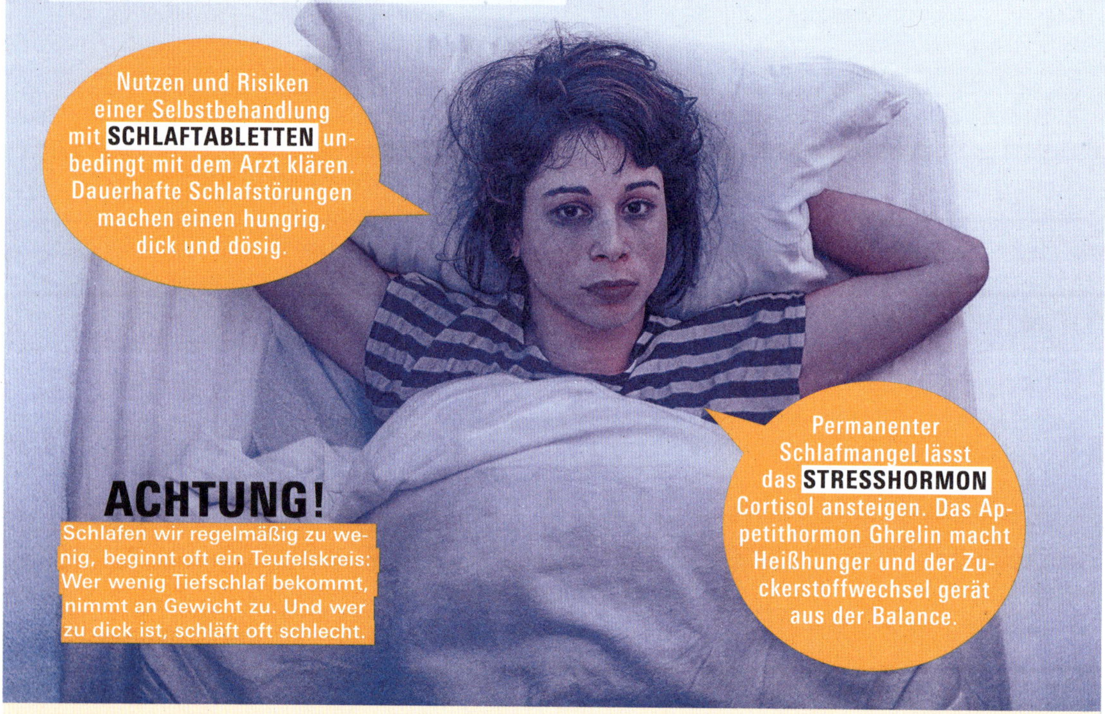

Nutzen und Risiken einer Selbstbehandlung mit **SCHLAFTABLETTEN** unbedingt mit dem Arzt klären. Dauerhafte Schlafstörungen machen einen hungrig, dick und dösig.

ACHTUNG!

Schlafen wir regelmäßig zu wenig, beginnt oft ein Teufelskreis: Wer wenig Tiefschlaf bekommt, nimmt an Gewicht zu. Und wer zu dick ist, schläft oft schlecht.

Permanenter Schlafmangel lässt das **STRESSHORMON** Cortisol ansteigen. Das Appetithormon Ghrelin macht Heißhunger und der Zuckerstoffwechsel gerät aus der Balance.

EIN SCHAF, NOCH EINS, noch eins und so weiter. Die Vorstellung langsam dahintrottender Tiere soll uns zum Gähnen bringen und störende Gedanken abhalten. Doch so simpel tickt unser Kopf nicht. Triviale Bilder kommen nur selten gegen überfüllte Kalender, Berufskrisen und mangelnde Bewegung an. Wer schlecht geschlafen hat, reagiert gereizt und guckt trübselig in den Tag. Auch die Figur leidet, weil der Mangel an erholsamem Schlaf den Zuckerstoffwechsel aus dem Gleichgewicht bringt und deshalb Fettpolster begünstigt.

IN DEN HIMMEL GUCKEN!

WIE GUT WIR EINSCHLAFEN, entscheidet sich nicht abends, sondern tagsüber. Das Erfolgsrezept: mehr Licht, mehr Luft und Augen aufmachen!

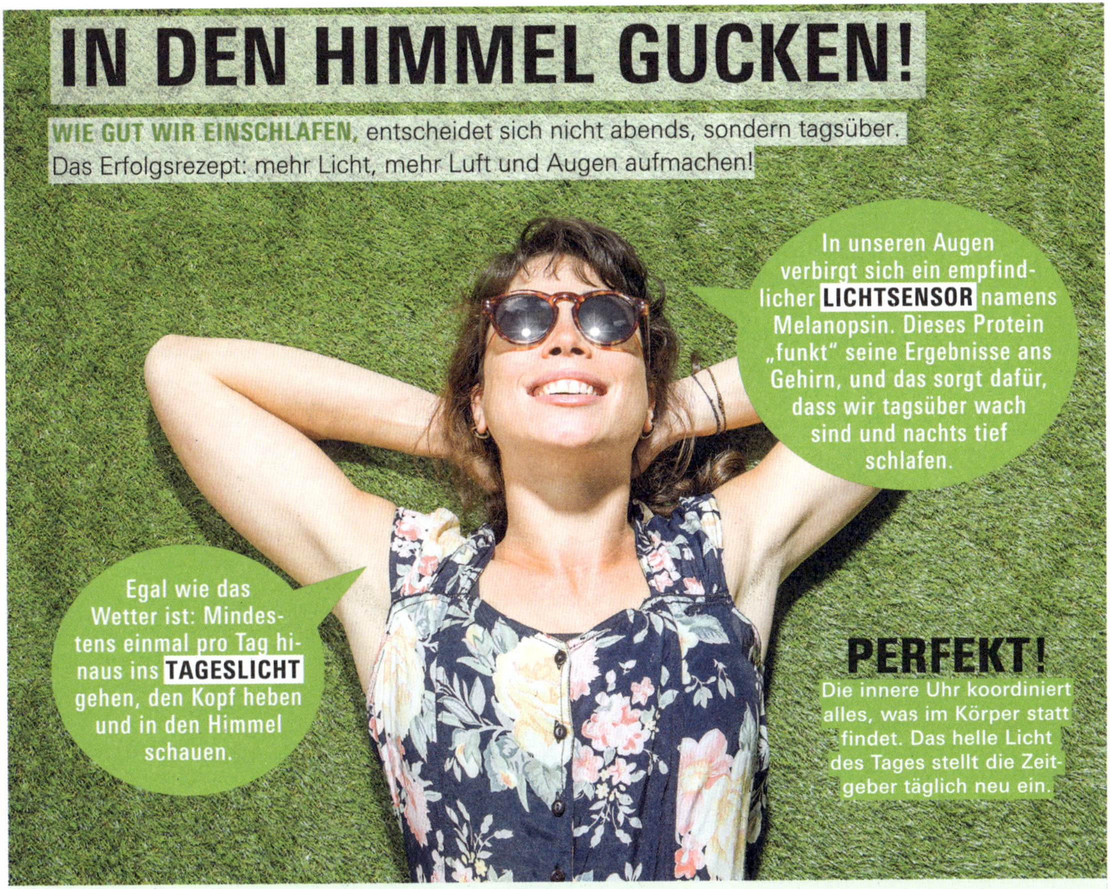

In unseren Augen verbirgt sich ein empfindlicher **LICHTSENSOR** namens Melanopsin. Dieses Protein „funkt" seine Ergebnisse ans Gehirn, und das sorgt dafür, dass wir tagsüber wach sind und nachts tief schlafen.

Egal wie das Wetter ist: Mindestens einmal pro Tag hinaus ins **TAGESLICHT** gehen, den Kopf heben und in den Himmel schauen.

PERFEKT!

Die innere Uhr koordiniert alles, was im Körper statt findet. Das helle Licht des Tages stellt die Zeitgeber täglich neu ein.

UNSER BEDÜRFNIS NACH SCHLAF ist uns angeboren. Um ausreichend schlafen zu können, müssen wir rechtzeitig ins Bett – möglichst zu einer festen Zeit. Wer zudem abnehmen möchte, gewöhnt sich am besten an, am Vormittag oder Mittag nach draußen zu gehen und einen Spaziergang im Tageslicht zu machen. Noch besser: In der Frühe alle Erledigungen zu Fuß machen oder mit dem Rad zur Arbeit fahren. Wer außerdem klare Esspausen und pünktliche Mahlzeiten einhält, fördert sein Wohlbefinden und sorgt für eine gesunde Muskulatur.

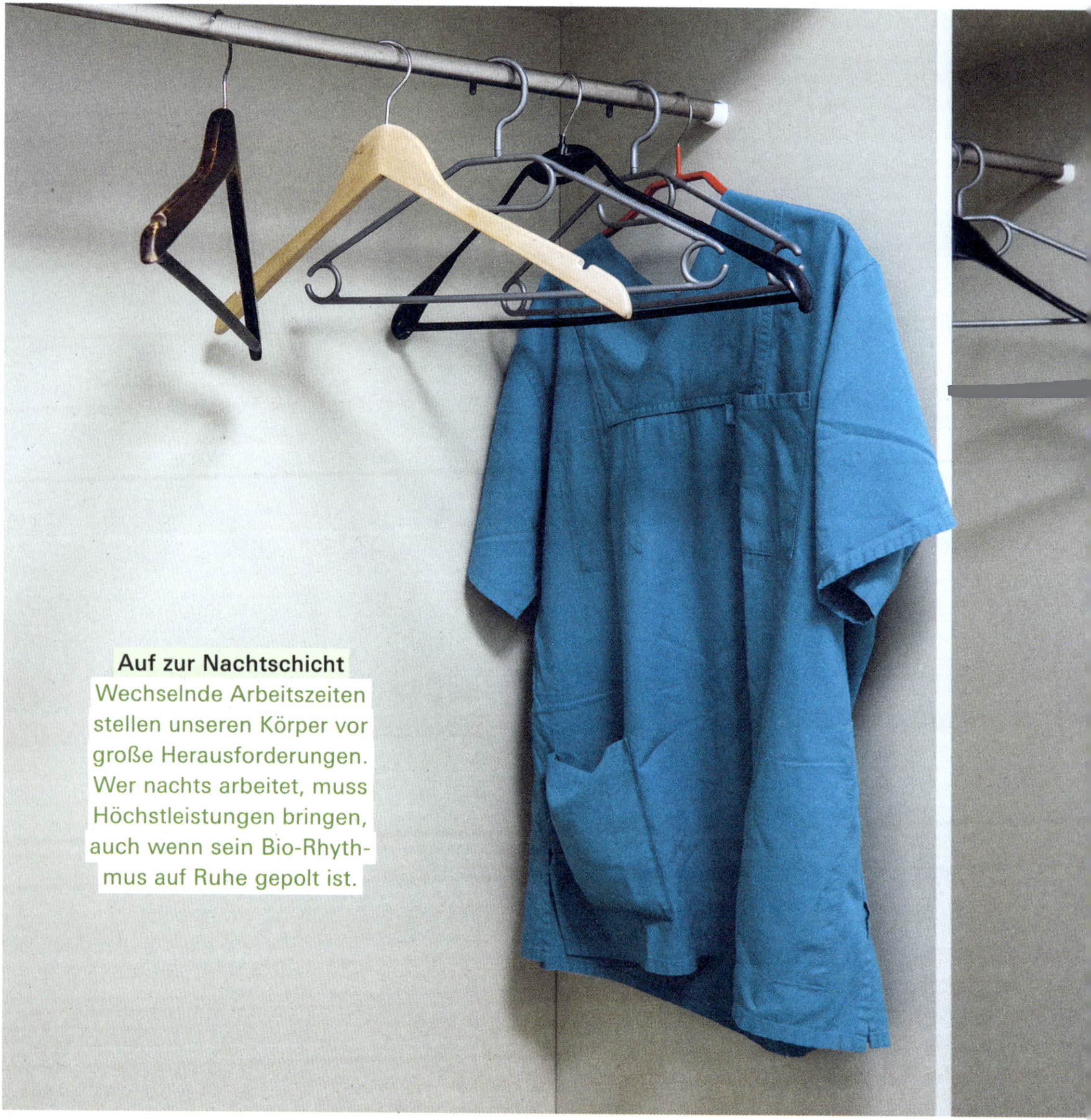

Auf zur Nachtschicht
Wechselnde Arbeitszeiten stellen unseren Körper vor große Herausforderungen. Wer nachts arbeitet, muss Höchstleistungen bringen, auch wenn sein Bio-Rhythmus auf Ruhe gepolt ist.

FIT BLEIBEN IM SCHICHTDIENST

Flexible Arbeitszeiten, das klingt nach Lockerheit. Doch für viele Arbeitnehmende heißt das, mitten in der Nacht Schwerkranke zu betreuen – oder auch bei Kälte, Hitze oder Lärm, Maschinen exakt zu bedienen. In der Pflege, bei Feuerwehr und Polizei, in Industrie und Verkehrswesen arbeiten viele Menschen in wechselnden Schichten. Wie man damit klarkommt, das ist von Mensch zu Mensch verschieden.

Latente Gefahr: Eine wichtige Rolle spielt der angeborene Körperrhythmus (Chronotyp). Ausgemachte Frühaufsteher leiden eben weniger unter Frühschichten als Langschläfer und „Eulen" kommen besser mit späten Schichten zurecht. Jedoch sind alle, die zu wechselnden Zeiten arbeiten müssen, anfällig für Übergewicht.

Wenig essen in der Nacht: Menschen, die spätabends oder nachts arbeiten, brauchen in dieser Zeit kaum Nahrung, weil ihr Verdauungstrakt schläft. **Zwischen 23 Uhr und 5 Uhr sind wir weniger hungrig als tagsüber.** Eine gute Aufteilung der Mahlzeiten sieht deshalb so aus: Abends vor dem Dienst eiweißbetont essen – das macht fit und wach. Morgens nach dem Dienst ein beruhigendes kohlenhydratreiches Frühstück genießen, schlafen gehen und sich nach dem Aufstehen mit der Familie an den Tisch setzen.

Nicht sauer werden: Wer zu wechselnden Zeiten arbeiten muss, leidet oft unter schlechter Stimmung und hat mehr Hunger als andere. Dagegen hilft Sonne und helles Tageslicht. Hat man in der Nacht gearbeitet, geht man nach dem Schlafen am besten nach draußen, um die inneren Uhren wieder zu stellen. Auch Bewegung vertreibt schlechte Laune. Je nach Veranlagung kann man entweder gleich nach der Arbeit trainieren und sich dann entspannt ins Bett legen – oder man bringt die Muskeln erst kurz vor Dienstbeginn in Schwung.

Zur Not lieber Tagdienst: Nicht jeder kommt mit den Auswirkungen von Schichtarbeit auf seinen Körper klar. Hilfreich ist für viele die Vorwärtsrotation der Schichtpläne, also erst Frühschicht, dann Spätschicht und Nachtschicht. Nicht andersherum. **Wer jedoch auf Dauer tagsüber nicht tief genug schlafen kann, und dabei immer dicker und unglücklicher wird, braucht eine Veränderung.** Bei einem Facharzt für Arbeitsmedizin (Betriebsarzt) kann man sich untersuchen und beraten lassen.

WARUM STRESS DICK MACHT UND WIE MAN LOCKER WIRD

Na, wie geht's? Alles gut zu Hause und bei Verwandten und Freunden? Keine Sorgen im Job? Solange wir alle Herausforderungen meistern und genügend Lob einheimsen, macht uns ein bisschen Anspannung nichts aus. Ganz im Gegenteil: Manchmal blühen wir regelrecht auf, wenn das Leben uns intensiv fordert.

Das liegt an den Nervenbotenstoffen Adrenalin, Dopamin und Noradrenalin. Sie helfen uns, die wechselnden Situationen zu bewältigen, in die uns das Leben stellt. Ein hoher Hormonspiegel steht für konzentrierte Aufmerksamkeit und die Fähigkeit, trotz Hektik kontrolliert zu agieren. Damit genug Energie zur Verfügung steht, aktivieren Stress-Botenstoffe unsere Fettdepots. Das erklärt, warum mancher, der sich auf eine große Aufgabe einlässt, das Essen vergisst und ein paar Kilos abnimmt.

Immer mehr, besser und schneller

Nicht jede Art von Stress inspiriert. Ist unser Leben durch Zeitdruck und dauerhafte seelische Belastungen geprägt, leiden Körper und Seele. Vor allem wohlmeinende und hoch motivierte Menschen, die alles richtig machen wollen, kommen dann kaum noch zur Ruhe. Irgendwann steigt der Pulsschlag, Schweißperlen treten auf die Stirn. Wer dann jedoch zittrig vor Nervosität Süßes in sich hineinstopft, muss mit schweren Zeiten rechnen: Stress lässt Pfunde wachsen. Wir essen eben nicht nur, wenn wir hungrig sind, sondern auch, um Ängste und Frustrationen zu kompensieren. Snacks und Alkohol fallen uns als Erstes ein, wenn wir negative Gefühle loswerden wollen. Je mehr wir uns ärgern, desto häufiger greifen wir zu. Dabei kann die Zahl der nebenher konsumierten Kleinigkeiten schwindelerregende Höhen erreichen.

Nöte und Fettpolster

Leider kennt unser Körper kein Limit für Stresshormone. Bleibt die Anspannung auf Dauer hoch, schüttet er immer mehr von den aktivierenden Botenstoffen aus und leert damit die Kraftreserven. In dieser Notlage produziert der Körper besondere Stresshormone. Dazu gehört Cortisol, das den Stoffwechsel vor Überforderung schützen soll. Weil der Körper mancher Menschen das an sich harmlose Cortisol in den

Dickmacher Cortison umwandelt, werden sie durch Dauerstress dicker. Der Stoff, den die meisten als Medikament kennen (siehe S. 190), macht hungrig, steigert die Fetteinlagerung und kann den Zuckerstoffwechsel zum Entgleisen bringen. Bereits eine Woche Hyperstress kann den Stoffwechsel empfindlicher Menschen aus dem Lot bringen. Dann häuft sich der von den Muskeln dringend benötigte Zucker stattdessen im Blut an. Und die Waage zeigt jede Woche ein paar Hundert Gramm mehr.

Gut gewappnet

Gesundheitsexperten glauben, dass ein Teil des Übergewichts, das in allen Industrienationen wie eine Epidemie um sich gegriffen hat, nicht nur auf Essgewohnheiten und Mangel an Bewegung zurückzuführen ist, sondern auch auf nervlichen Stress. Der sprichwörtliche Kummerspeck entsteht bei vielen, wenn sie über lange Zeit unter seelischem Druck stehen. Wer ohne Mühe und ganz nebenbei abnehmen möchte, sorgt also besser für Entspannung.

In kleinen Schritten zu mehr Entspannung und Erholung – hier ein Wegweiser:

TIPP 1: Nachrichtenflut stoppen

Jedes Weltereignis wird innerhalb von Sekunden in unser Smartphone gebeamt! Hier ein Konflikt, dort eine Katastrophe und täglich Berichte über Kriminalfälle. „Doom scrolling" nennen US-Amerikaner die inzwischen weltweit verbreitete Angewohnheit, sich vom Aufwachen bis spät in die Nacht digital mit schlechten Nachrichten zu versorgen. Medienunternehmen kurbeln den Konsum durch Algorithmen an, die uns als Nutzer an ihre Nachrichtenplattformen binden und die Verweilzeit maximieren sollen. Irgendwann wirkt die Horrorkur auf uns

BESSERE LAUNE DURCH ESSPAUSEN?

TUT ES DER SEELE GUT, mal gar nichts zu essen? Ja. Zwar ist es erst einmal etwas stressig, längere Abstände zwischen den Mahlzeiten oder gar tageweise Fastenzeiten durchzuhalten, doch schon nach kurzer Zeit fühlt es sich eher wie ein „Heilmittel" an. Fans von Esspausen berichten, ihre Stimmung habe sich aufgehellt und das unbestimmte Gefühl, gestresst zu sein, sei verschwunden. Sie fühlten sich zufriedener und gelassener als vorher. Dass durch freiwillige Fastenzeiten unsere Gehirnfunktionen positiv beeinflusst werden, darauf gibt es schon länger Hinweise. Ob jedoch die Biologie des Körpers dahintersteckt oder ob wir einfach nur froh darüber sind, unser Essverhalten wieder besser im Griff zu haben, das ist nicht erwiesen.

so, als gebe es auf der Welt nur noch Elend und Heimtücke.

Was tun?

Push-Nachrichten abmelden, Smartphone in Ruhezeiten ausschalten und stattdessen ein schönes, inspirierendes Buch lesen. So hält man selbst gewählte Esspausen viel entspannter durch.

TIPP 2: Aktiv entspannen

Wer unter Stress abnehmen will, findet sich in einem Teufelskreis wieder. Drücken Sorgen und Ängste, findet man schnellen Trost in Schokolade und Snacks. Die daraufhin wachsenden Pfunde wecken die Selbstkritik, das wiederum macht unglücklich – und am Ende noch dicker.

Was tun?

Ist es extreme Überbelastung, die den übermäßigen Hunger erzeugt, würde strikter Verzicht den Druck nur erhöhen. Also erst mal zur Ruhe kommen. Oft hilft ein Anti-Stress-Training. Dafür lohnt sich ein Anruf bei der Krankenkasse. Seminare, die gegen Überforderung und Anspannung helfen, sind inzwischen als Prävention anerkannt und werden bezuschusst.

TIPP 3: „Nein" sagen lernen

Manchmal führt eine einzige freundliche, aber glasklare Ansage sofort zu einer Entlastung, weil vorher einfach niemand bemerkt hatte, dass einem viel zu viel aufgeladen wurde. Wer es nicht fertigbringt, sich gegen stressige Forderungen knapp und liebenswürdig zu wehren, wird von anderen leicht ausgenutzt.

Was tun?

Das Wörtchen „Nein" üben – zur Not im Anti-Stress-Kurs oder mit einem Coach. Jedes Mal, wenn wir die Angst vor Konflikten überwinden und Aufgaben freundlich ablehnen, fühlen wir uns stärker und freier. Keine Sorge ums Image – „Ja"-Sagen kommt weniger gut an als viele denken.

TIPP 4: Ausweichen und austricksen

Viele Aufgaben sind im vorgegebenen Zeitraum nicht zu schaffen. Überstunden und ständige Erreichbarkeit zehren an den Kräften. Doch Jammern hilft nicht – vor allem, wenn einem unsinnige Anforderungen oder bürokratische Hürden zusetzen.

Was tun?

Manchmal bietet sich der kleine subversive Ungehorsam als nervenschonende Lösung an. Wer zum Beispiel in Fluten von Bürokratie, Vorschriften und Formularen ertrinkt, ignoriert die unwichtigen einfach und wartet ab, ob überhaupt jemand ihr Fehlen bemerkt. Oft hilft es auch, die Erzeuger von überflüssigen Aufträgen so lange mit „freundlichen" Fragen zu nerven, bis sie bemerken, dass ihre Ideen abwegig sind.

WOHER KOMMT DER GANZE STRESS?

Wir kommen nicht drumherum, die eigenen Grenzen ernst zu nehmen und herauszufinden, was uns überfordert. Hier eine Hilfe.

FRAGE 1: IST ES DER JOB?

Müssen Arbeiten stets unter Druck erledigt werden, weil die Termine zu knapp sind? Entstehen zu Hause Konflikte, weil Freizeit kaum planbar ist? In solchen Fällen liegt die Stress-Quelle beim Arbeitgeber. Das Arbeitsschutzgesetz verpflichtet ihn, Angestellte vor psychischen Belastungen zu bewahren (DIN EN ISO 10075). Beim Umsetzen im Betrieb helfen die Berufsgenossenschaften. Betroffene können sich auch an den Betriebsrat wenden.

FRAGE 2: IST MEINE EINSTELLUNG GÜNSTIG?

Gute Unternehmen bestärken ihre Mitarbeiter darin, ihr Arbeitspensum mitzugestalten und zu planen. Wird Leistung anerkannt und entsprechend entlohnt, kann man den Betrieb als Hauptstressor ausschließen. Dann ist es oft der eigene, zu hoch gesteckte Anspruch, der für Druck sorgt – meist ohne dass wir es bemerken. Immerzu 150 Prozent Leistung zu bringen, das schafft niemand. Also ab und zu Fünfe gerade sein lassen und in der Freizeit den dienstlichen E-Mail-Account geschlossen halten! Das schützt vor Dauerstress.

FRAGE 3: IST MEINE ORGANISATION PERFEKT?

Manchmal häufen sich Aufgaben, ohne dass ein Aufschub möglich ist. Wer dann schlecht organisiert ist, fühlt sich schnell überfordert und gestresst. Dagegen hilft gutes Zeitmanagement. Wichtig dabei:

- realistische Ziele definieren und aufschreiben,
- Prioritäten setzen und zeitnah anpassen.

Erledigte Aufgaben und erreichte Ziele dick durchstreichen! Das macht Erfolge sichtbar und schenkt Befriedigung. Gegen stressige Öde im Beruf private Freuden planen: Treffen mit netten Leuten, Tagesausflüge und Einladungen fest in den Kalender schreiben.

FRAGE 4: IST MEINE SEELE NOCH STABIL?

Beschäftigte in Gesundheitsberufen, bei Polizei und Feuerwehr müssen nicht nur ihr Fach beherrschen – sie haben auch täglich mit menschlichen Dramen oder gefährlichen Situationen zu tun. Schlafstörungen, Panikattacken, chronische Besorgtheit, Wut und Stimmungsschwankungen können die Folgen sein. Personalräte helfen mit Schulungen, Krankenkassen mit Anti-Stress-Trainings. Wenn gar nichts den Stress lindert, überlegen, ob man den Beruf wechseln möchte.

EXTREMSPORT?

MÄCHTIG INS ZEUG GELEGT, aber enttäuscht, weil sich auf der Waage nicht sofort der Fortschritt zeigt?

Untrainiert, aber hoch motiviert? Trotzdem lieber **LANGSAM** und behutsam starten, denn in Fastenzeiten ist der Körper mit Umbauprozessen beschäftigt.

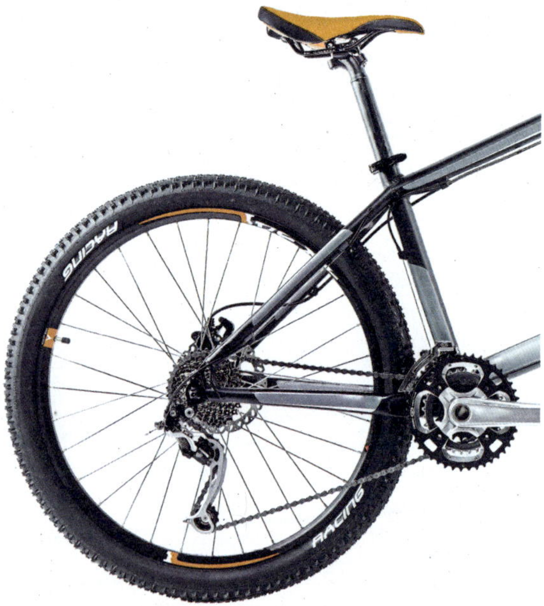

ACHTUNG!

Vor dem Start am besten beim Arzt durchchecken lassen. Vorsicht vor allem bei Krafttraining mit Bluthochdruck.

BEWEGUNG IST GUT – doch mehr und heftiger ist nicht besser. Um Schäden und Verletzungen zu vermeiden, gilt es, dem Körper ausreichend Zeit zu geben, sich anzupassen. Auf keinen Fall die persönliche Tagesform ignorieren. Leistungsschwankungen sind beim Abnehmen ganz normal. In den ersten Wochen verbessert sich vor allem die Koordination, erst etwa ab der vierten Woche beginnt der Muskelaufbau. Weil heranwachsende Muskeln mehr wiegen als verlorenes Fett, bleibt das Gewicht zunächst gleich. Keine Sorge also und weitermachen!

NEBENBEI AKTIV!

KEINE LUST AUF GEZAPPEL vor der Glotze, keine Zeit zum Trainieren im Fitnessstudio? Wer Bewegung in den Alltag integriert, trainiert automatisch.

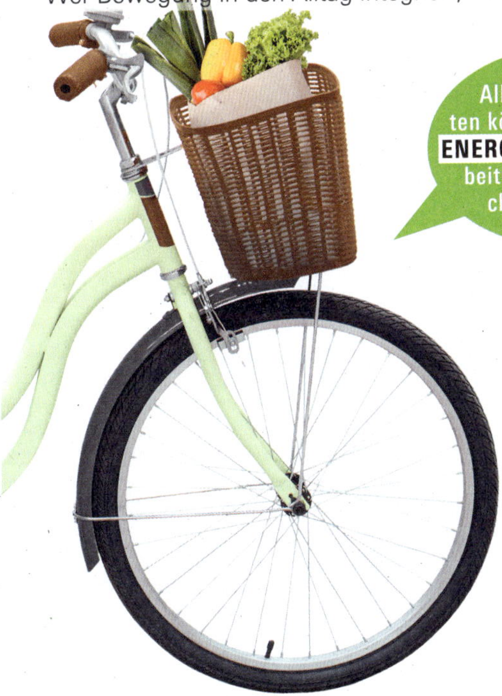

Alltagsaktivitäten können mehr zum **ENERGIEVERBRAUCH** beitragen als manches Training.

EXTRA-TIPP!

Für Einsteiger zählt jede Minute Bewegung. Schon Einheiten ab 10 Minuten steigern die Ausdauer.

So geht **FITNESS NEBENBEI:** zu Fuß Besorgungen machen, per Fahrrad zur Arbeit kommen, mit dem Hund rausgehen, Getränkekisten schleppen, Papierstapel wegbringen, Garten umgraben.

JE MEHR WIR UNS BEWEGEN, desto besser. Dazu bedarf es nicht einmal aufwendiger Extra-Schichten in Fitnessstudio oder Sportverein: Dem Fettstoffwechsel ist es völlig egal, wie er aktiviert wird. Hauptsache, man heizt ihm regelmäßig ein. Wer erhebliches Übergewicht auf die Waage bringt, profitiert vor allem vom Radfahren. Das schont die Gelenke, weil der Sattel zwei Drittel des Körpergewichts trägt. Neben den Beinen trainiert der Tritt in die Pedale auch Muskeln am Rumpf und rund um die Wirbelsäule, die sonst oft zu kurz kommen.

WENN PILLEN DICK MACHEN

„Ich esse nicht mehr als sonst und nehme trotzdem zu." Wer in seinem Umfeld solche Klagen hört, grinst vielleicht in sich hinein und denkt: „Dicke essen eben heimlich unheimlich." Doch damit tut man Betroffenen oft unrecht. Viele Menschen ahnen tatsächlich nicht, warum der Zeiger der Waage immer weiter ausschlägt. Vor allem wer noch nie erlebt hat, wie Kleidung immer enger wird, Nähte sich dehnen und Reißverschlüsse sperren, fühlt sich dann fremd im eigenen Körper. Was kaum jemand weiß: Oft sind verschreibungspflichtige Medikamente die Ursache.

1. Insulin und Diabetesmedikamente

Menschen mit einem gestörten Zuckerstoffwechsel nehmen schneller zu als andere. Zwar bewirken etwa die bei Diabetes Typ 2 häufig verordneten Tabletten mit dem Wirkstoff Metformin eine Gewichtsabnahme – doch bestimmte andere, die zum Beispiel Glibenclamid, Glimeperid oder Gliquidon oder das Speicherhormon Insulin enthalten, haben das Gegenteil zur Folge – man nimmt zu. Ein Teufelskreis, der schwer zu durchbrechen ist. Glücklicherweise gibt es moderne alternative Medikamente, die helfen, das Gewicht zu halten oder sogar abzunehmen.

2. Betablocker

Diese Wirkstoffe blockieren die Andockstellen für Stresshormone, die sich an vielen Organen in unserem Körper befinden. Von der Blockade profitieren Menschen mit einem schwachen Herzen oder nach einem Herzinfarkt, die mehr zur Ruhe kommen sollen. Doch diese tausendfach eingesetzten Medikamente machen müde. Weil sich die Betroffenen deshalb weniger bewegen, benötigt der Körper weniger Kalorien als sonst und legt schnell ein paar Kilos zu.

3. Kortisonpräparate

Wer schon einmal mit Kortison behandelt wurde, kennt den Effekt: Entzündung und Schmerzen verschwinden im Nu. Das Hormon der Nebennierenrinde stoppt überschießende Reaktionen des Immunsystems, mildert die Nebenwirkungen einer Chemotherapie, lindert Beschwerden bei Rheuma und entzündlichen Darmerkrankungen. Kortison ist eine wichtige Hilfe in der Medizin – und ein gemeiner Dickmacher. In hoher Dosierung und über Wochen in Tablettenform verabreicht, regt der Stoff den Fettaufbau an. Bei empfindlichen Menschen kann es den Zuckerstoffwechsel aus dem Gleichgewicht bringen – die Folge sind Heißhungerattacken.

4. Psychopharmaka

Unter den Medikamenten, die psychische Erkrankungen lindern, verbergen sich berüchtigte Fettförderer. Ärzte stufen die Gewichtszunahme als problematischste Nebenwirkung einiger wichtiger Psychopharmaka ein (z. B. viele Antidepressiva, Neuroleptika oder Lithium). Sie können den Hunger verstärken, die Sättigung hinauszögern und den Energiebedarf deutlich senken. Zum Glück ist nicht jeder betroffen und reagiert auf die gleichen Präparate.

TIPPS: Was man tun kann

Studieren: Wer ohne erkennbaren Grund zunimmt, sollte zunächst die Beipackzettel neu verordneter Präparate lesen. Steht dort ein Warnhinweis, sollte dieser mit dem verordnenden Arzt besprochen werden.
Notieren: Ganz entscheidend ist die Frage, in welchem Zeitraum die Pfunde ansteigen. Also täglich notieren, was die Waage anzeigt und einmal pro Woche den Bauchumfang messen.
Reagieren: Lieber nicht abwarten, bis sich die Pfunde anhäufen. Das Problem beim behandelnden Arzt deutlich ansprechen. Oft hilft ein Wechsel des Arzneimittels oder der Dosis. Sonst fragen, ob Esspausen oder einzelne Fastentage pro Woche mit der ursprünglichen Erkrankung vereinbar sind. Kann der Arzt diese Frage nicht beantworten, am besten eine Praxis für Ernährungsberatung aufsuchen.

Wichtig: Nicht eigenmächtig mit der Einnahme der Medikamente aufhören – das könnte gesundheitliche Risiken bergen!

SCHILDDRÜSEN-CHECK

RÄTSELHAFTE EXTRA-PFUNDE sind ein Grund, zum Arzt zu gehen. Dieser kann das Blut untersuchen und prüfen, ob genug Schilddrüsenhormon vorhanden ist. Falls nötig, verschreibt er den Botenstoff Thyroxin. Bei korrekter Dosierung und regelmäßiger Einnahme verschwinden die überschüssigen Pfunde meist genauso schnell, wie sie gekommen sind.

HORMONPILLEN VOM SCHWARZMARKT können schädliche Wirkungen haben oder sogar zum Tod führen. Die erhoffte Gewichtsabnahme bleibt ohnehin aus, weil ein gesunder Körper weniger Schilddrüsenhormon produziert, wenn zu viel davon im Blut schwimmt.

AUCH STARKES ÜBERGEWICHT kann zu Hormonstörungen der Schilddrüse führen. Man erkennt es oft daran, dass beim Abnehmen trotz aller Bemühungen nichts mehr vorwärtsgeht. Also untersuchen lassen und nach der Behandlung mit frischer Energie abnehmen!

TEURE MATRATZE?

CHRONISCH ÜBERMÜDET? Selbst Luxusbetten bieten keine Garantie für erholsamen Schlaf!

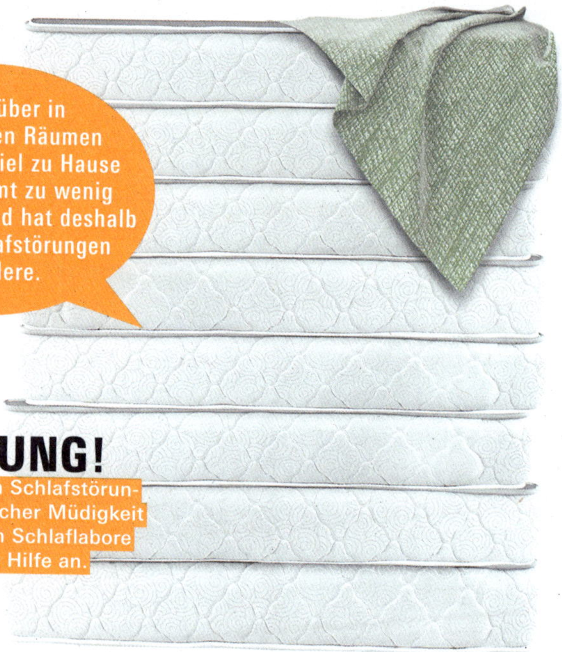

Wer tagsüber in geschlossenen Räumen arbeitet oder viel zu Hause hockt, bekommt zu wenig **TAGESLICHT** und hat deshalb häufiger Schlafstörungen als andere.

ACHTUNG!

Bei anhaltenden Schlafstörungen und chronischer Müdigkeit tagsüber bieten Schlaflabore ambulante Hilfe an.

Dunkle Tage und helle Nächte bringen auf Dauer das Timing unserer **ORGANE** durcheinander.

OB ZU HAUSE ODER IM BÜRO – fast permanent umgibt uns – häufig gedimmtes – künstliches Licht, wenn wir eigentlich die volle Helligkeit des Tages benötigen. Nachts dagegen stören künstliche Lichtquellen unseren Schlaf. Das hat Folgen: Wer langfristig zu wenig oder zu oberflächlich schläft, fühlt sich elend. Dann steigt das Stresshormon Cortisol an, das Appetithormon Ghrelin macht Bärenhunger und der Zuckerstoffwechsel gerät aus der Balance. Dauermüde Menschen sind anfällig für Stoffwechselerkrankungen und Übergewicht.

DUNKLES SCHLAFZIMMER!

RUHE UND TIEFE DUNKELHEIT – so lauten die wichtigsten Voraussetzungen, um gut zu schlafen.

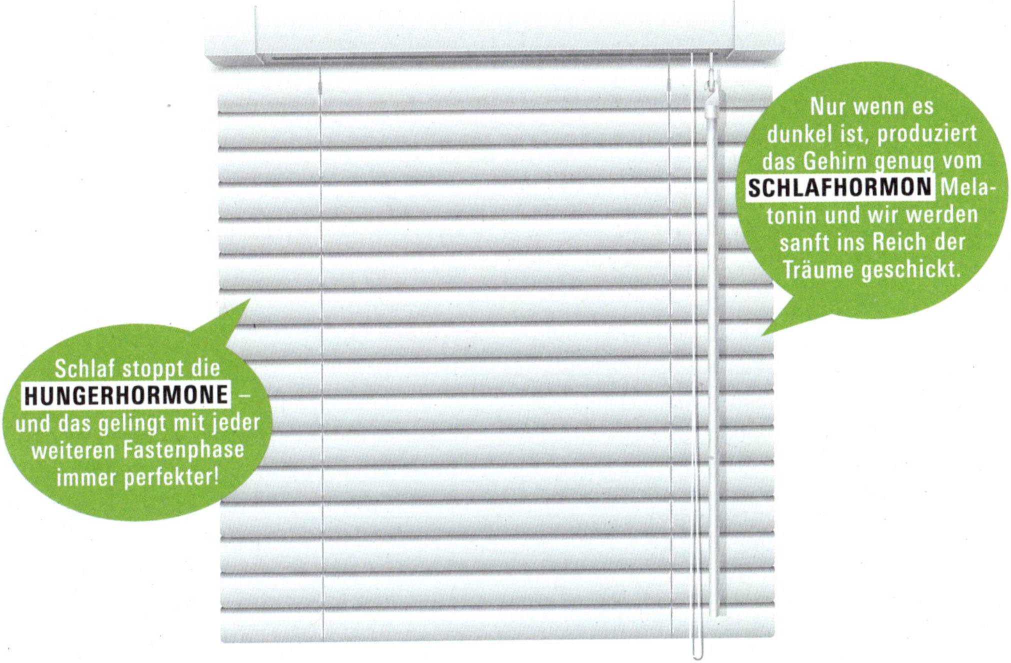

Nur wenn es dunkel ist, produziert das Gehirn genug vom **SCHLAFHORMON** Melatonin und wir werden sanft ins Reich der Träume geschickt.
Schlaf stoppt die **HUNGERHORMONE** – und das gelingt mit jeder weiteren Fastenphase immer perfekter!

GRELLES LATERNENLICHT, aufdringliche LED-Werbetafeln – wer an einer solchen Straße wohnt, sollte seinen Schlafraum abdunkeln. Auf Reisen hilft auch eine Schlafmaske, die unerwünschte nächtliche Helligkeit auszusperren. Dagegen muntert uns am Morgen eine Dosis helles Tageslicht wieder auf, denn es aktiviert den Energiestoffwechsel. Deshalb lohnt es sich, selbst für einen noch so kurzen Spaziergang hinauszugehen – auch wenn es regnet. Sogar ein bedeckter Himmel sendet mehr Licht aus als jede Raumbeleuchtung.

TIPPS FÜR MEHR GRIPS

Den ganzen Tag über topfit und sprühend vor Ideen? – Das ist der Anspruch in vielen Jobs. Doch unser Gehirn macht dabei nicht immer mit. Nach ein paar Stunden konzentrierter Arbeit sinkt die Aufmerksamkeit, die Denkleistung nimmt ab. Dagegen helfen weder Koffein noch Pillen, sondern regelmäßige Pausen, Bewegung und vor allem: nährstoffreiches Essen.

Schlau sein ist einfach

Unser Kopf braucht Vitamine und Mineralstoffe, sonst schaltet er auf Sparflamme. Bereits ein geringer Eisenmangel kann die Sauerstoffversorgung des Gehirns stören, Betroffene müde machen und das Konzentrationsvermögen untergraben. Fehlen dem Körper B-Vitamine, liefern die Zellen nicht genug Energie für schnelle Denkvorgänge, die Übertragung von Signalen im Nervensystem wird gebremst. Je besser der Körper mit Omega-3-Fetten versorgt ist, desto flexibler reagieren die grauen Zellen und desto entspannter ist der Mensch.

Wie groß diese Effekte sind hat selbst Experten verblüfft. Eine ausreichende Versorgung mit allen wichtigen Nährstoffen verbesserte in einem Test an Berufstätigen deren geistige Leistungsfähigkeit um fast 20 Prozent. Hier weitere wichtige Tipps:

TIPP 1: Nicht zu viel essen

Ein voller Bauch studiert nicht gern, sagten die alten Römer. Sie wussten, dass Verdauungsarbeit das Gehirn träge macht. Wissenschaftliche Studien zeigen: Unser Kopf funktioniert auch auf lange Sicht besser, wenn wir uns nicht satt essen. Wer mit der Nebenbei-Diät seine Energiezufuhr um 10 bis 20 Prozent einschränkt, wird nicht nur schlanker, sondern auch heller im Kopf.

TIPP 2: Ausreichend trinken

Bei hohem Arbeitsdruck vergisst jeder Dritte, regelmäßig zum Wasserglas oder zur Teetasse zu greifen. Wer seinen Flüssigkeitsmangel jedoch erst abends ausgleicht, muss noch am nächsten Tag mit Leistungseinbußen rechnen. Extra-Tipp: Kräutertees mit Salbei, Rosmarin und Zitronenmelisse liefern Flüssigkeit und unterstützen die Gehirnleistung zusätzlich durch ätherische Öle.

TIPP 3: In Bewegung bleiben

Je besser es durchblutet wird, desto fixer das Gehirn. Deshalb ist es sinnvoll, während der Arbeit jede Möglichkeit zu nutzen, sich Bewegung zu verschaffen. Wer außerdem moderat, aber regelmäßig walkt, joggt oder schwimmt, kann seinen Hirnstoffwechsel langfristig unterstützen.

GRÜNDE FÜR ÜBERGEWICHT

1. Lebensstil: Bequemlichkeit und viel Lust auf Leckeres
Wenn wir Stunden regungslos am Bildschirm verbringen und das Essen immer gehaltvoller wird, dann schleichen sich die Pfunde grammweise an. Ausweg: mindestens eine halbe Stunde Schwitzen pro Tag.

2. Rauchen abgewöhnt: Wer aufhört, nimmt erst einmal zu
Ohne Glimmstängel verringert sich der Kalorienbedarf um etwa 15 Prozent – und die Lust am Essen wächst. Ein gesunder Lebensstil lässt Extra-Kilos in ein bis zwei Jahren oft von selbst verschwinden.

3. Veranlagung: Das Risiko für Übergewicht ist erblich
Der Einfluss der Gene ist meist zu schwach, um sich kiloweise auf der Waage zu zeigen. Viel entscheidender ist es, sich gesund zu ernähren und genügend Sport zu treiben.

4. Medikamente: Pillen lassen die Zeiger der Waage ausschlagen
Wer Mittel gegen Diabetes, Depressionen, Nerven- oder Herzerkrankungen, Bluthochdruck oder Entzündungen bekommt, sollte den Arzt fragen, ob sie das Körpergewicht steigern. Eventuell die Sorte wechseln.

5. Seelenhunger: Zucker gegen die Wut auf den Chef
Anders als Männer sind Frauen oft gezügelte Esser und zählen jede Kalorie. Dadurch sind sie ständig hungrig und verfallen dem Süßen in Krisenzeiten besonders heftig. Lieber Vollkorn und Hülsenfrüchte essen!

6. Jo-Jo-Effekt: Dick durch das Auf und Ab der Kilos
Eine Abmagerungskur ist für den Körper eine Hungersnot. Gibt es wieder zu essen, legt er Reserven für schlechte Zeiten an. Ausweg: Zuerst Muskeln aufbauen, dann vorsichtig die Kalorien herunterfahren.

7. Muskelmangel: In uns arbeiten zwei Bioprogramme
Eines heißt „Anstrengung und Mühe“, das andere „Ausruhen und Faulheit“. Wer nur ausruht, setzt Fett an, verliert Muskeln und verbrennt weniger Kalorien. Folge: Die Fettpolster wachsen. Also: lieber anstrengen.

8. Alkohol: Durch Bier, Wein & Co gerät der Appetit außer Kontrolle
Alkohol macht verlässlich dick. 1 Gramm liefert 7 Kalorien – fast doppelt so viele wie 1 Gramm Zucker (4 Kalorien) und beinahe so viel wie 1 Gramm Fett (9 Kalorien).

POWER-KAFFEE?

WÄCHST DIE ARBEITSBELASTUNG, steigt oft auch der Kaffeekonsum. Das kann zu unerwünschten Nebenwirkungen führen.

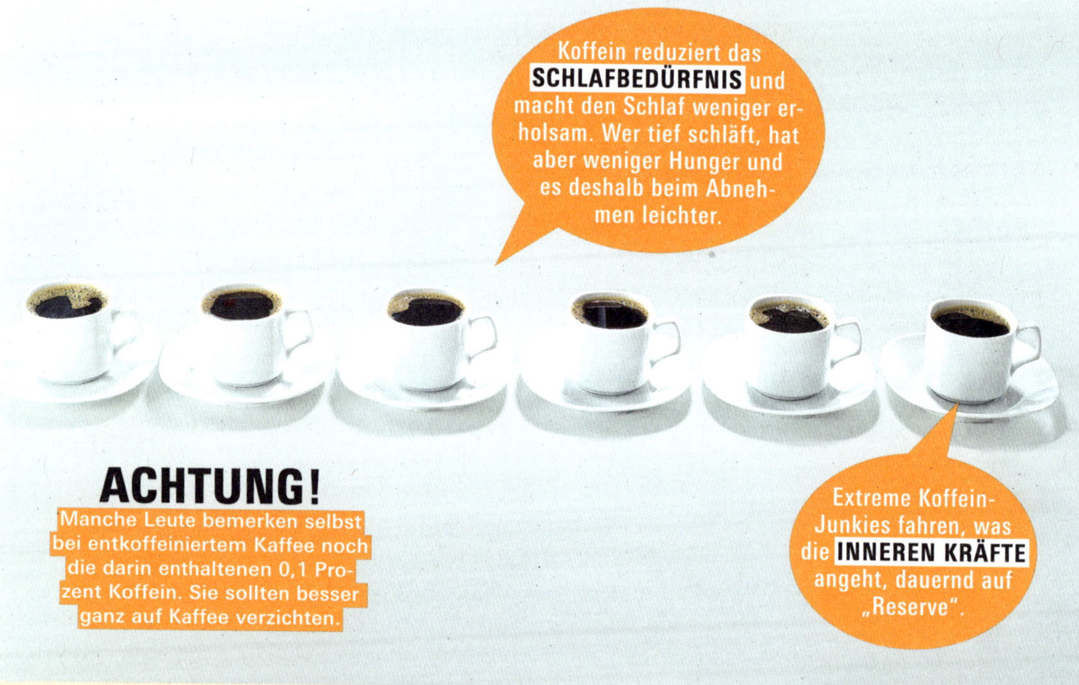
Koffein reduziert das **SCHLAFBEDÜRFNIS** und macht den Schlaf weniger erholsam. Wer tief schläft, hat aber weniger Hunger und es deshalb beim Abnehmen leichter.
ACHTUNG!
Manche Leute bemerken selbst bei entkoffeiniertem Kaffee noch die darin enthaltenen 0,1 Prozent Koffein. Sie sollten besser ganz auf Kaffee verzichten.
Extreme Koffein-Junkies fahren, was die **INNEREN KRÄFTE** angeht, dauernd auf „Reserve".

WER KONZENTRIERT ARBEITEN und trotzdem lange fit bleiben möchte, der greift gern und wiederholt zur Kaffeetasse. Angestrengte Büromenschen füllen ihren Becher bis zu zehnmal – pro Arbeitstag. Das viele Koffein soll ihre Müdigkeit bezwingen und Stresssymptome lindern. In Wahrheit jedoch erreichen exzessive Kaffeetrinker genau das Gegenteil: Übergroße Mengen des braunen Suds verstärken die Wirkung von Stresshormonen sogar noch. Dadurch wiederum steigt das Risiko für Übergewicht. Zu viel Kaffee macht dick!

KOFFEIN SPAREN!

DAS LIEBLINGSGETRÄNK BERUFSTÄTIGER MENSCHEN hat durchaus gesunde Seiten – aber nur, wenn sich das Koffein in Maßen hält.

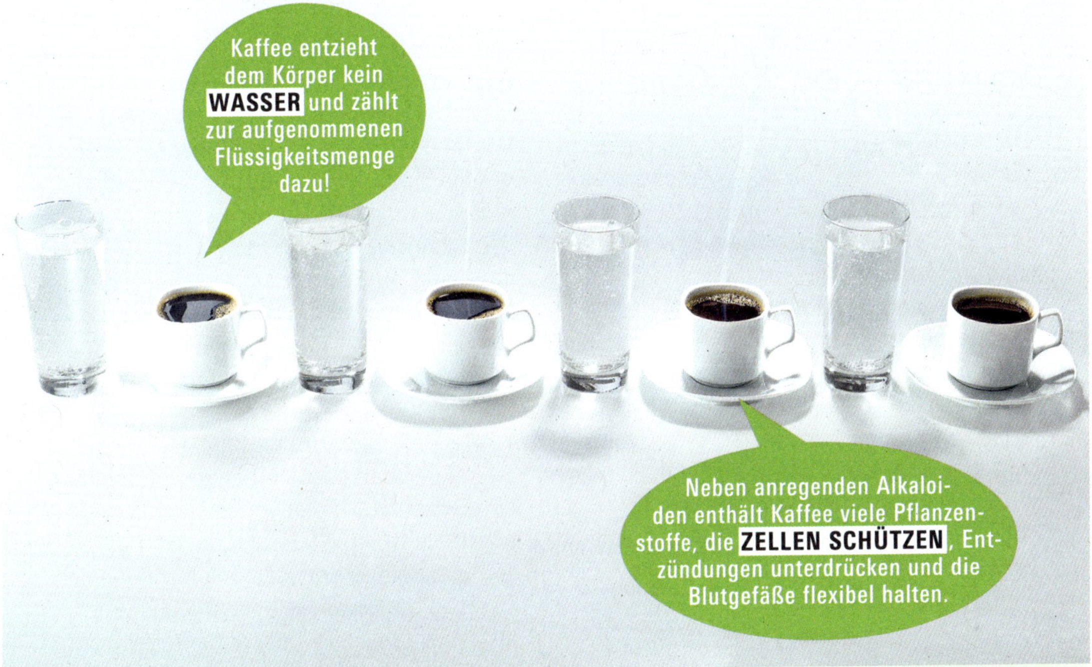
Kaffee entzieht dem Körper kein WASSER und zählt zur aufgenommenen Flüssigkeitsmenge dazu!
Neben anregenden Alkaloiden enthält Kaffee viele Pflanzenstoffe, die ZELLEN SCHÜTZEN, Entzündungen unterdrücken und die Blutgefäße flexibel halten.

BESSER ALS RADIKALER VERZICHT wirkt in Sachen Koffein das allmähliche Herunterfahren der Menge. Auf diese Weise kann man sich Entzugserscheinungen, wie zum Beispiel Konzentrationsstörungen, ersparen. Es gibt zwei bewährte Rezepte, um den Konsum zu reduzieren: Zum einen kann man jede zweite Tasse durch ein koffeinfreies Getränk ersetzen. Wer auf seinen Filterkaffee partout nicht verzichten will, kann mit der Zeit einen wachsenden Anteil seiner gewohnten Menge durch entkoffeinierten Kaffee ersetzen.

ESSEN ALS SEELENTROST – WEGE AUS DER FRUSTFALLE

„Sobald die Sorgen mich in graue Gedanken einhüllen, überfällt mich ein Unhold namens Gier. Ich bekomme einen Esskoller. Dann plündere ich den Kühlschrank oder suche nach süßen Vorräten. Manchmal esse ich, bis mir schlecht wird."

So oder ähnlich beschreiben Menschen ihr Verhalten, die sich angewöhnt haben, sich mit Nahrung zu trösten, wenn das Leben wieder mal gemein ist. Im Prinzip kennt jeder solche Bedürfnisse. Essen und Trinken, wussten schon die Alten, hält Leib und Seele zusammen. Im Unterschied zu heute waren Lebensmittel damals jedoch nicht überall und jederzeit verfügbar. Die Verlockung hielt sich in Grenzen. Heute werden uns Snacks und energiereiche Getränke immer und überall angedient.

Essen als Reflexhandlung

Die Sehnsucht nach dem essbaren Kick ist in unseren Gehirnen gebahnt. Je öfter wir zur Beruhigung unserer Sorgen essen, desto breiter wird die Straße dieser Nervenverbindungen – einfacher gesagt: desto fester verankert sich die Gewohnheit, Missempfindungen mit Nahrung zu Leibe zu rücken (siehe auch S. 184/185). So, wie jemand nach einem Pflaster verlangt, wenn er sich in den Finger geschnitten hat, so ruft der Körper den Frustesser zum Snacken, wenn dessen Laune ins Tief abrutscht. Bei einigen Menschen fällt die Sehnsucht nach Cremigem und Herzhaft-Fettem aufgrund angeborener Eigenschaften jedoch besonders vehement aus. Entsprechend schwer haben es diese Esstypen, der Snackversuchung zu widerstehen.

Essen besänftigt

Energiereiche Lebensmittel und alkoholhaltige Getränke werden von unserer Gesellschaft als legitime „Beruhigungsmittel" akzeptiert, doch sie erlösen uns nicht von der Ursache der üblen Gefühle, die uns vielleicht gerade jetzt – oder sogar regelmäßig – befallen. Die biologischen Mechanismen von Hunger und Sättigung sind vielfältig. Weil psychische und soziale Bedingungen dabei eine Riesenrolle spielen, essen wir oft dann mehr als nötig, wenn es uns an Bestätigung, Abwechslung und Zuwendung mangelt. Vor allem Einsamkeit und Langeweile machen heißhungrig.

Angst vor dem Hunger

Unsere grauen Zellen sind leicht zu erschrecken: Schon die Ankündigung, dass er wieder mal abnehmen sollte oder will, versetzt das Gehirn eines diäterfahrenen Essers in Alarmzustand. Weil der oder die Betroffene dann fürchtet, bald darben zu müssen, steigt das Risiko für Heißhungeranfälle. Doch die sind mit etwas Geduld gut in den Griff zu kriegen, denn alles, was wir uns angewöhnt haben, können wir uns auch wieder abgewöhnen. Unser Gehirn stellt sich auf neue Situationen ein, es reagiert plastisch, sagen die Experten. Wer seine Gewohnheit, bei Krisen zum Trostessen zu greifen, bändigen möchte, tut gut daran, sein Gehirn mit einer stabilen, verlässlichen Versorgung zu beruhigen. So geht's:

TIPP 1: Feste Mahlzeiten einplanen

Regelmäßig zu ganz bestimmten Zeiten essen, das beruhigt. Also selbst bei widrigen Umständen auf einigermaßen pünktliche Mahlzeiten beharren. Wer viel unterwegs ist, nimmt sein Picknick (siehe S. 54/55) mit und genehmigt sich pünktlich zum Essen eine echte Ruhepause.

TIPP 2: Rituale statt Essen „to go"

Wer unterwegs etwas zu essen kauft, im Weitergehen E-Mails abruft und nebenbei kaut, kriegt gar nicht mit, dass er isst. Es lohnt sich jedoch, Mahlzeiten mit festen, symbolischen Handlungen zu umgeben. Das macht sie befriedigender. Also hinsetzen, vielleicht beten, den anderen die Hand reichen und guten Appetit wünschen, vielleicht auch eine bestimmte Art von Musik als Begleitung wählen. Solche Rituale wirken meditativ und reduzieren Stress.

TIPP 3: Bei Mahlzeiten satt essen

Wenn wir uns für einen leckeren Mix aus eiweißreichen und ballaststoffreichen Zutaten pünktlich zu den selbst gewählten Mahlzeiten (siehe auch S. 28/29) täglich an den Tisch setzen, soll sich unser Bauch anständig füllen. Das gelingt am besten, wenn immer ausreichend Gemüse, Obst und Vollkorn auf den Teller kommen. Melden die Sensoren im Verdauungstrakt, dass alles im grünen Bereich liegt, beruhigt sich die Stoffwechsellage. Die Folge: Wir denken nicht mehr an Snacks.

TIPP 4: Lernen als Belohnung

Was aber hilft am besten gegen „Seelenhunger"? Antwort: Ein anregendes, vielfältiges und erfülltes Leben. Klingt nach Besserwisserei, hat aber etwas für sich. Es lohnt sich, Herausforderungen anzunehmen. Abenteuer lassen das Herz höher schlagen und den Hunger vergessen. Auch Lernen und das Auseinandersetzen mit Neuem, lässt positive Botenstoffe fließen! Jeder kennt die Euphorie, wenn etwas, das wir uns neu aneignen wollten, nach einer Weile tatsächlich super klappt.

ZUCKERSTOPP?

EIN RADIKALER VERZICHT wäre für viele wünschenswert – da Zucker jedoch allgegenwärtig ist, können wir ihm nur schwer entkommen.

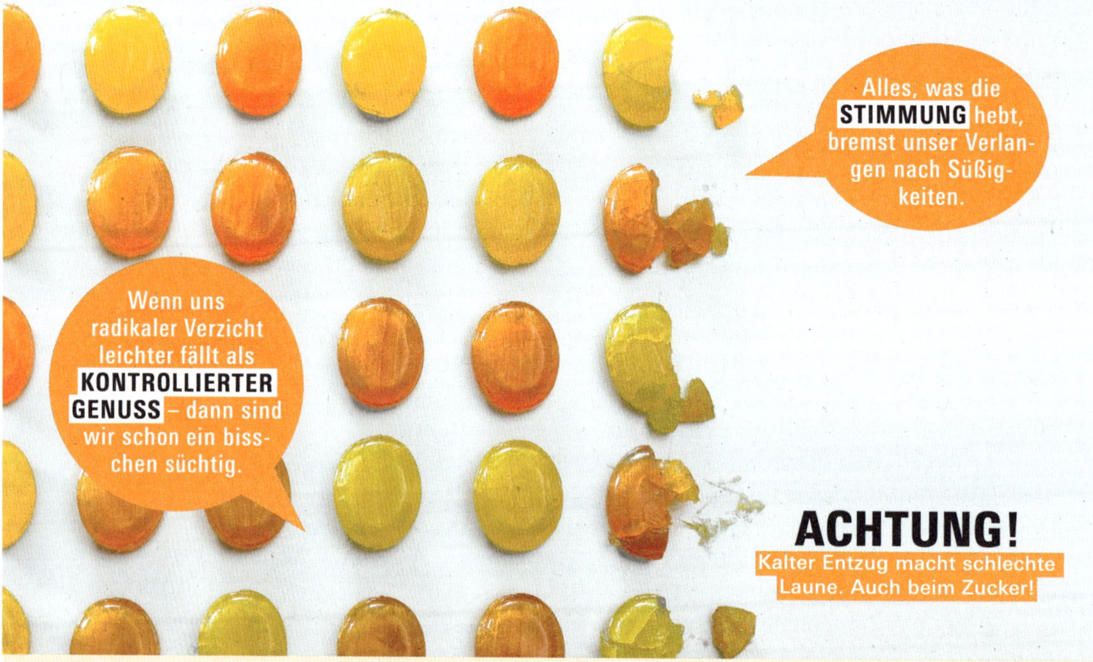

Alles, was die **STIMMUNG** hebt, bremst unser Verlangen nach Süßigkeiten.
Wenn uns radikaler Verzicht leichter fällt als **KONTROLLIERTER GENUSS** – dann sind wir schon ein bisschen süchtig.

ACHTUNG!

Kalter Entzug macht schlechte Laune. Auch beim Zucker!

MISERABLES IMAGE: Zucker gilt als Dickmacher, Ursache von Diabetes und sogar als Droge. Radikaler Verzicht wäre gut für Herz und Figur, ist aber für die meisten kaum zu bewerkstelligen. Wer gar keinen Zucker essen möchte, hat es schon deshalb schwer, weil wir von Natur aus Süßes lieben. Zudem ist Zucker billig – folglich verstecken sich die süßen Kristalle in unzähligen Fertiglebensmitteln. Selbst in herzhaften Produkten verkauft sich die liebliche Note, sodass kaum ein Produzent auf den Gedanken kommt, Zucker wegzulassen.

ABGEWÖHNEN!

SCHRITTWEISE WENIGER – wer seinen Zuckerkonsum stetig reduziert, gibt Körper und Gehirn die Zeit, sich umzustellen.

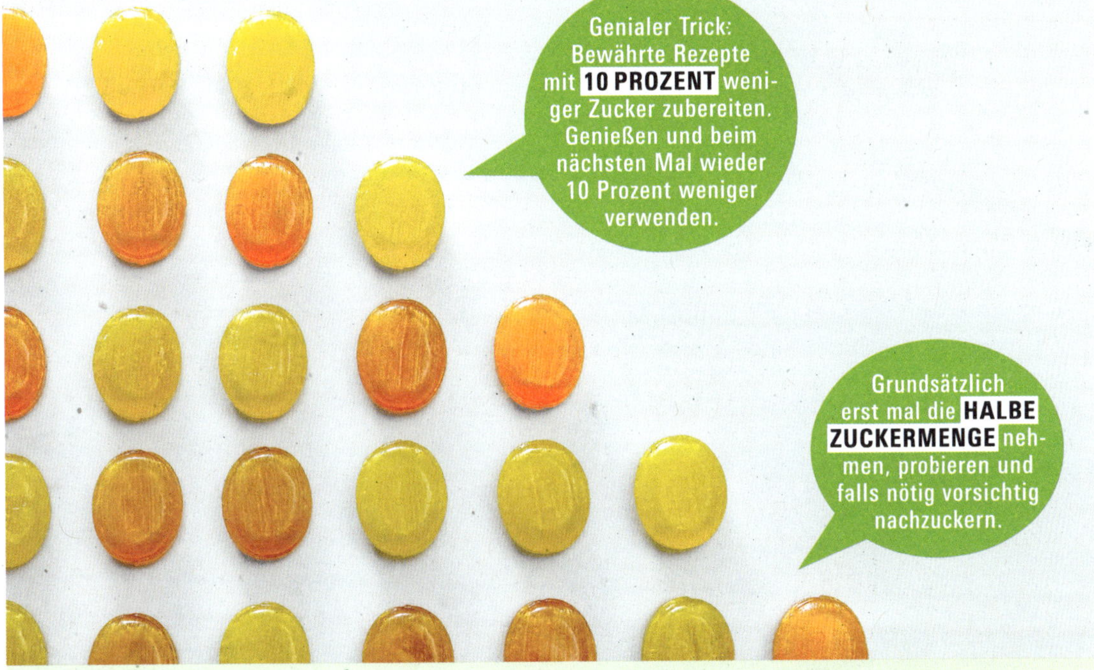

Genialer Trick: Bewährte Rezepte mit **10 PROZENT** weniger Zucker zubereiten. Genießen und beim nächsten Mal wieder 10 Prozent weniger verwenden.

Grundsätzlich erst mal die **HALBE ZUCKERMENGE** nehmen, probieren und falls nötig vorsichtig nachzuckern.

ROLLE RÜCKWÄRTS: Was wir uns durch zuckerreiche Fertigprodukte angewöhnt haben, können wir uns auch wieder abgewöhnen. Doch schmeckt mein Kaffee noch, wenn ich nur einen halben statt einen ganzen Teelöffel Zucker nehme? Keine Sorge: Heute ist die reduzierte Süße noch ungewohnt, morgen schon fast selbstverständlich. Indem wir Minischritte gehen, bekommen wir die Sucht nach Süßem verblüffend leicht in den Griff. Zuckersparen trainiert auch die Geschmacksknospen: mit der Zeit empfinden sie die Süße deutlich intensiver.

GANZ SCHÖN WÜRZIG!

NEUE INTENSIVE GENUSSERLEBNISSE sind der beste Weg zu mehr Befriedigung beim Essen. Perfekt gewürzt, verströmen einfache Gerichte verführerische Düfte und schmecken einfach herrlich!

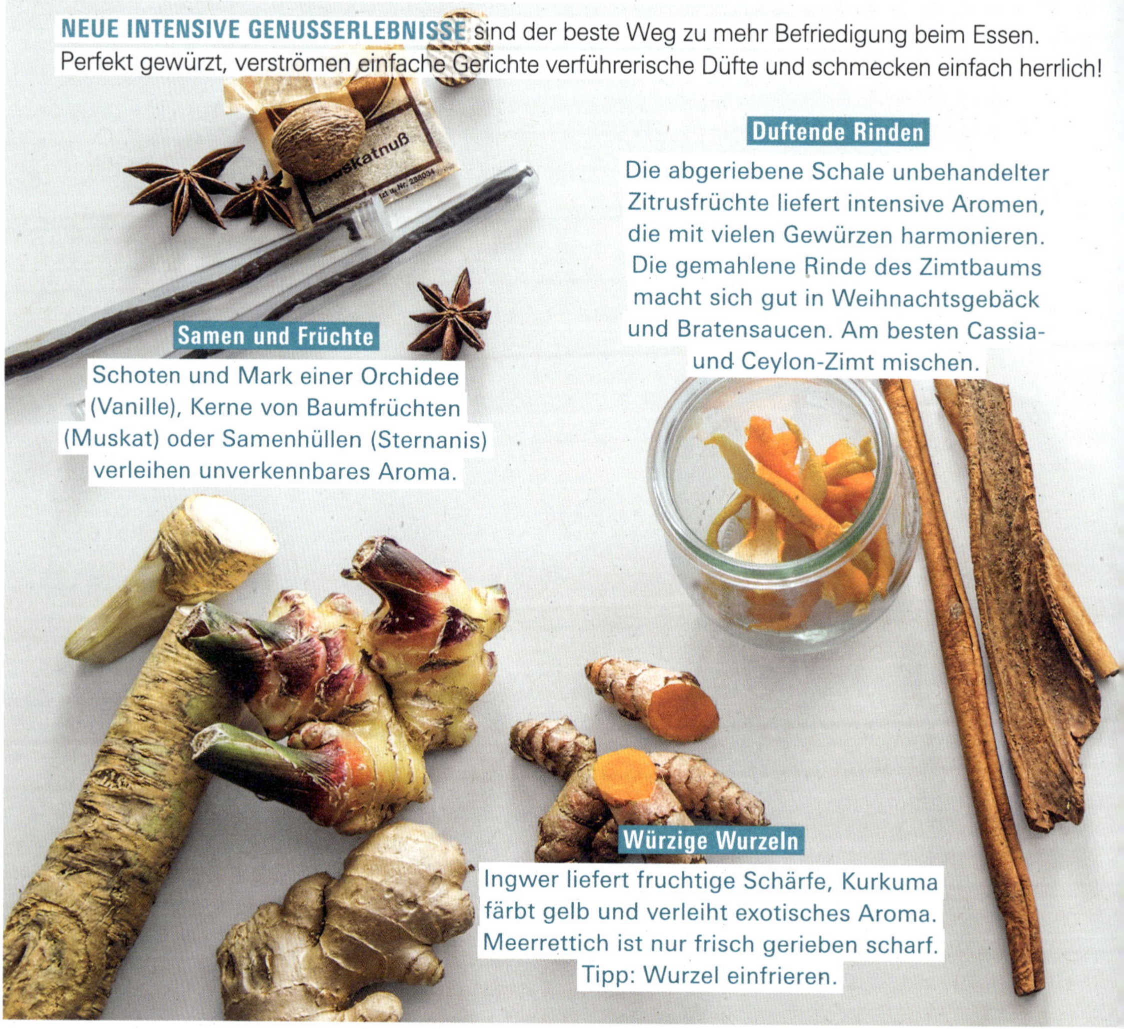

Samen und Früchte

Schoten und Mark einer Orchidee (Vanille), Kerne von Baumfrüchten (Muskat) oder Samenhüllen (Sternanis) verleihen unverkennbares Aroma.

Duftende Rinden

Die abgeriebene Schale unbehandelter Zitrusfrüchte liefert intensive Aromen, die mit vielen Gewürzen harmonieren. Die gemahlene Rinde des Zimtbaums macht sich gut in Weihnachtsgebäck und Bratensaucen. Am besten Cassia- und Ceylon-Zimt mischen.

Würzige Wurzeln

Ingwer liefert fruchtige Schärfe, Kurkuma färbt gelb und verleiht exotisches Aroma. Meerrettich ist nur frisch gerieben scharf. Tipp: Wurzel einfrieren.

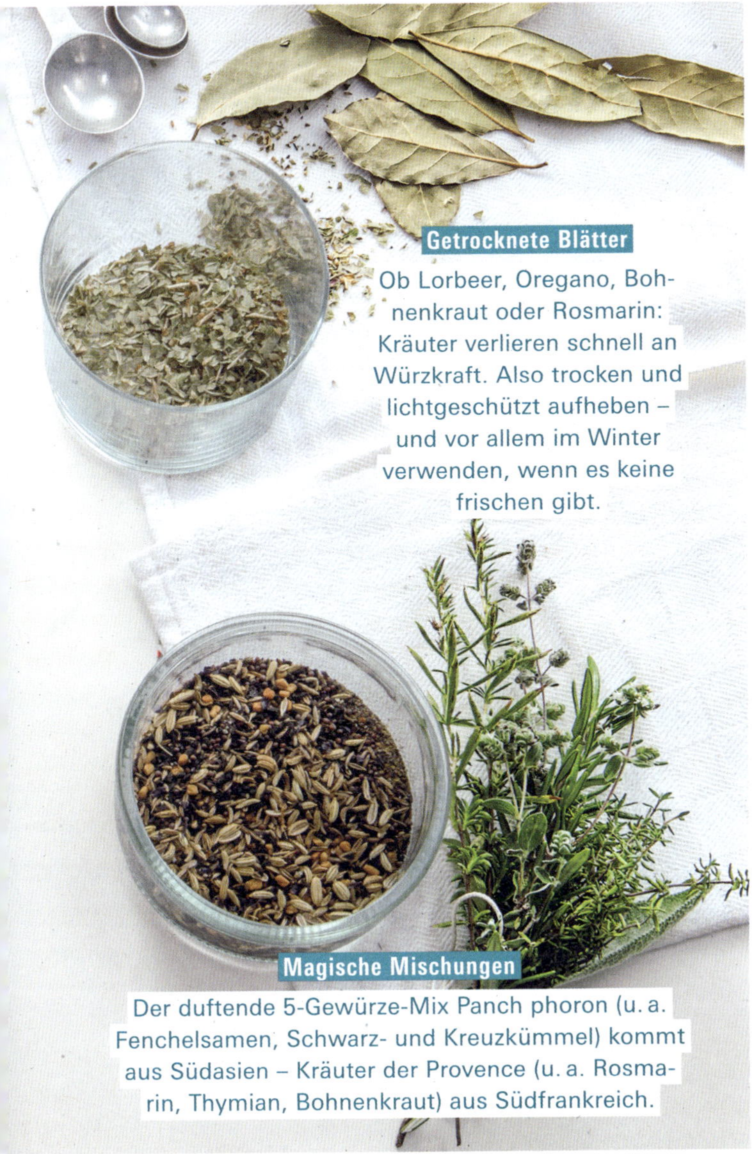

Getrocknete Blätter

Ob Lorbeer, Oregano, Bohnenkraut oder Rosmarin: Kräuter verlieren schnell an Würzkraft. Also trocken und lichtgeschützt aufheben – und vor allem im Winter verwenden, wenn es keine frischen gibt.

Magische Mischungen

Der duftende 5-Gewürze-Mix Panch phoron (u. a. Fenchelsamen, Schwarz- und Kreuzkümmel) kommt aus Südasien – Kräuter der Provence (u. a. Rosmarin, Thymian, Bohnenkraut) aus Südfrankreich.

EIN GUTES MITTEL GEGEN RUNDE BÄUCHE, das nicht nach Entbehrung riecht, sondern Reichhaltigkeit vermittelt? Hier ist es: beim Abschmecken des Gerichts alle Geschmacksrichtungen gleichermaßen bedienen und geschmacklich Fülle erzeugen! Wichtig: Perfektes Würzen lernt man nur durch Erfahrung, feste Regeln gibt es nicht. Also, mit kleinen Mengen anfangen, immer wieder probieren und nachwürzen. Das macht Spaß.

- **Bitter** Die zarten Bitternoten und Aromen vieler Gewürze lassen sich gezielt nutzen.
- **Sauer** Etwas Säure von Essig, Zitrussaft oder Tamarinde sorgt für Frische.
- **Süß** Zum Ausgleich empfiehlt sich ein Hauch Süße aus Früchten oder Saft.
- **Scharf** Für eine warme Hintergrundschärfe eine Prise Chili untermischen.
- **Umami** Mit Fleischbrühe, Pilzen, Parmesan, Soja- oder Fischsauce bringt man den würzigen fleischähnlichen Geschmack auf den Tisch.

HEIMLICH ESSEN?

WER SICH BEIM ESSEN ständig maßregelt, schlägt schneller mal über die Stränge. Vor allem, wenn's keiner sieht.

„Verbotene" Gerichte oder Snacks gönnen wir uns gern als **TROST**, wenn das Leben wieder einmal gemein zu uns war. Dann wollen wir jedoch unbeobachtet sein.

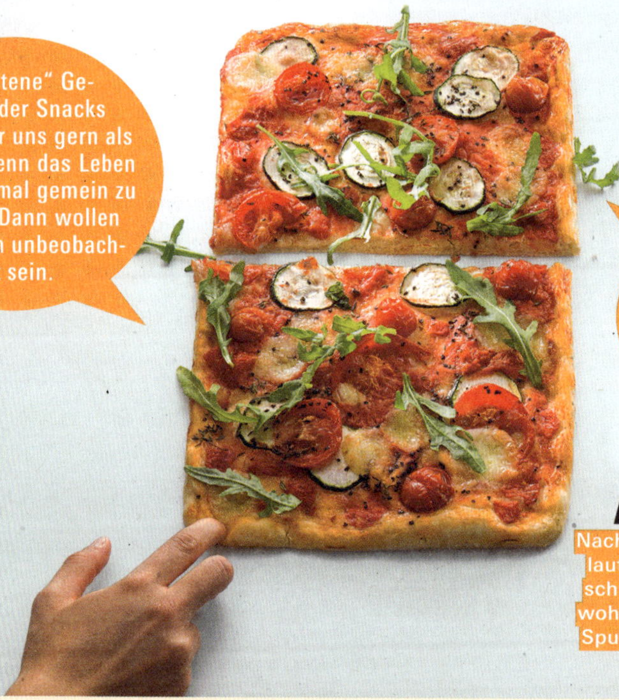

Fühlt sich jemand unter **DRUCK** gesetzt abzunehmen, beginnt er oft, heimlich zu essen.

ACHTUNG!

Nach einem stressigen Tag vor lauter Heißhunger den Kühlschrank plündern – diese Gewohnheit hinterlässt deutliche Spuren an Bauch und Hüften.

NICHT DASS ÜBERSCHÜSSIGE PFUNDE jemals willkommen wären, doch manchmal empfinden wir die Rundungen an Hüften, Bauch und Po geradezu als Makel. Entgegen aller Vernunft gelten sie auch in der Öffentlichkeit noch immer als Zeichen von Inkonsequenz und mangelnder Disziplin. Doch an Willenskraft fehlt es Betroffenen selten, eher an liebevoller Begleitung, angenehmer Gemeinschaft und Entspannung. Was sich beim Abnehmen jedenfalls nicht bewährt hat, sind permanente Kontrolle, Genussverbote und heimliches „Sündigen".

GEMEINSCHAFT GENIESSEN!

MAHLZEITEN MIT ANDEREN MENSCHEN ganz bewusst zelebrieren – davon profitieren Geist und Magen.

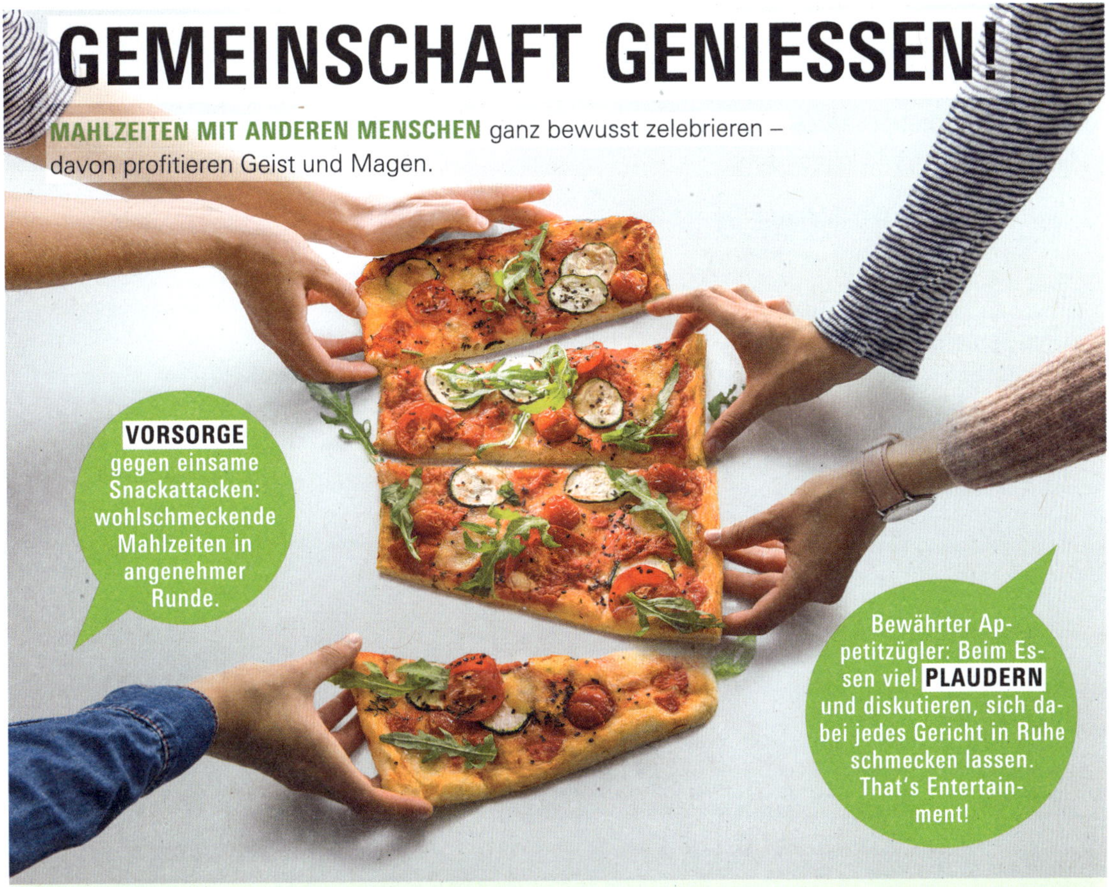

VORSORGE gegen einsame Snackattacken: wohlschmeckende Mahlzeiten in angenehmer Runde.

Bewährter Appetitzügler: Beim Essen viel **PLAUDERN** und diskutieren, sich dabei jedes Gericht in Ruhe schmecken lassen. That's Entertainment!

MIT LIEBEN LEUTEN ein mehrgängiges Essen an einem schön gedeckten Tisch genießen – dabei erleben wir Gemütlichkeit, Verbundenheit mit anderen und entspannten Genuss. Positive Gefühle und angeregte Unterhaltungen aktivieren das Belohnungszentrum im Kopf mindestens doppelt so stark wie heimliche Mahlzeiten. Man kann sogar ein bisschen nachhelfen und sich zusätzliche Streicheleinheiten holen, indem man öfter als bisher ehrliche Komplimente in der Runde verteilt. Die kommen überraschend häufig sehr liebenswürdig zurück.

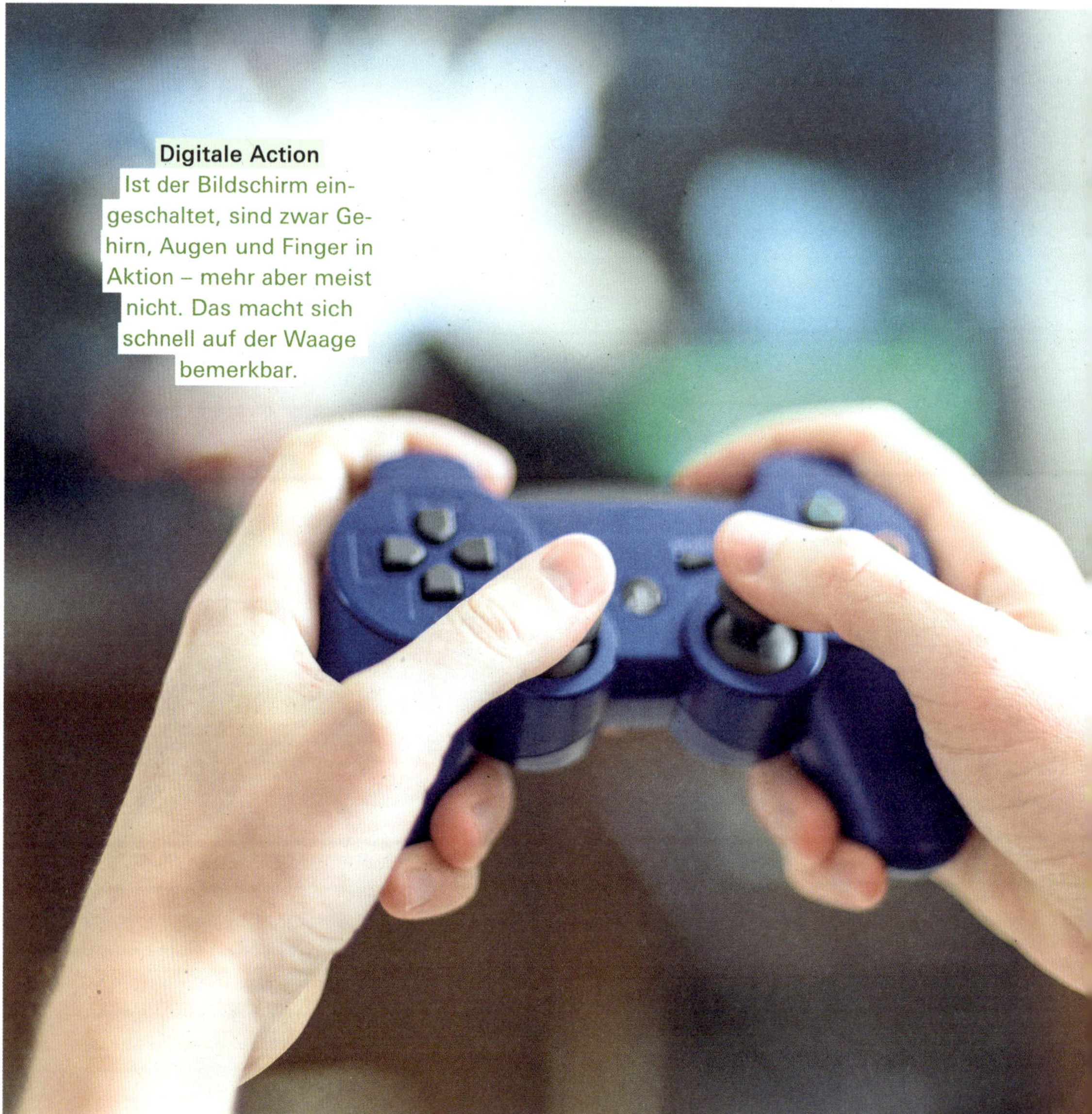

Digitale Action
Ist der Bildschirm eingeschaltet, sind zwar Gehirn, Augen und Finger in Aktion – mehr aber meist nicht. Das macht sich schnell auf der Waage bemerkbar.

DICKMACHER BILDSCHIRM

Wir leben in einer digitalen Welt. Screens und Displays bestimmen unser Leben mit ihren Inhalten entscheidend mit: die beruflichen sind anspruchsvoll und fordernd, die privaten anregend und bunt. Doch nimmt die Bildschirmzeit überhand, macht sich das nicht nur durch müde Augen und Rückenschmerzen bemerkbar, sondern auch in ungewollten Pfunden. Digitale Medien sind die größten Dickmacher unserer Zeit!

Zeitbudget begrenzen: Wer nachhaltig abnehmen will, tut gut daran, den privaten Konsum an digitalen Medien zu begrenzen. Je länger wir täglich vor diversen Bildschirmen hocken, desto stärker wechselt unser Stoffwechsel in den Energiesparmodus, weil unbenutzte Muskeln schwinden. Klar: Ob wir dann wirklich zunehmen, ist eine Frage der Energiebilanz. Die ist jedoch fast immer schlecht, wenn wir nur sitzen. So wenig zu essen, wie unser Körper dann nur verwerten kann, ist fast unmöglich.

Snacks widerstehen: Gaming gehört längst zum Alltag. Die spannenden Spielewelten lassen unsere grauen Zellen angenehm prickeln. Dumm nur, wenn das Gehirn als „Nervennahrung" nach süßen schnellen Kohlenhydraten schreit, um sich durch den Anstieg des Botenstoffs Serotonin wieder zu beruhigen. Die Verbindung von Naschen und Spielen – oder Seriengucken – beruht nicht nur auf einer ungünstigen Angewohnheit, sondern ist auch biologisch angelegt. Ein Held, wer lernt, frühzeitig den Ausschaltknopf zu drücken.

Pausen einplanen: Statt zum Entspannen immer gleich Fernseher oder Computer einzuschalten, nach dem Nachhausekommen besser erst mal ein Nickerchen machen – eine halbe Stunde reicht. Wecker stellen nicht vergessen! Wem das nicht gelingt, der ruht sich mit geschlossenen Augen aus oder hört Musik. Die kurze Auszeit zwischen Job und Freizeit wird schnell zur Routine. Nach ein, zwei Wochen hat sich der Kopf daran gewöhnt und fordert sie regelrecht ein.

Ungestört essen: Liegt das Smartphone gleich neben dem Teller, schauen wir bei jedem Zisch oder Piep hin. Was wir in dieser Zeit löffeln oder aufgabeln, registrieren wir kaum noch. Nehmen wir jedoch genauer wahr, was auf dem Teller liegt, werden wir besser satt. Am besten die private Zeit vor den digitalen Sichtfenstern eingrenzen. Nützlich sind feste Regeln wie: „Nie vor acht" oder „Nur am Wochenende".

WUT IM BAUCH?

WER VOR LAUTER ÄRGER öfter mal Süßes in sich hineinstopft, sollte mit schweren Zeiten rechnen. Frust lässt die Pfunde wachsen.

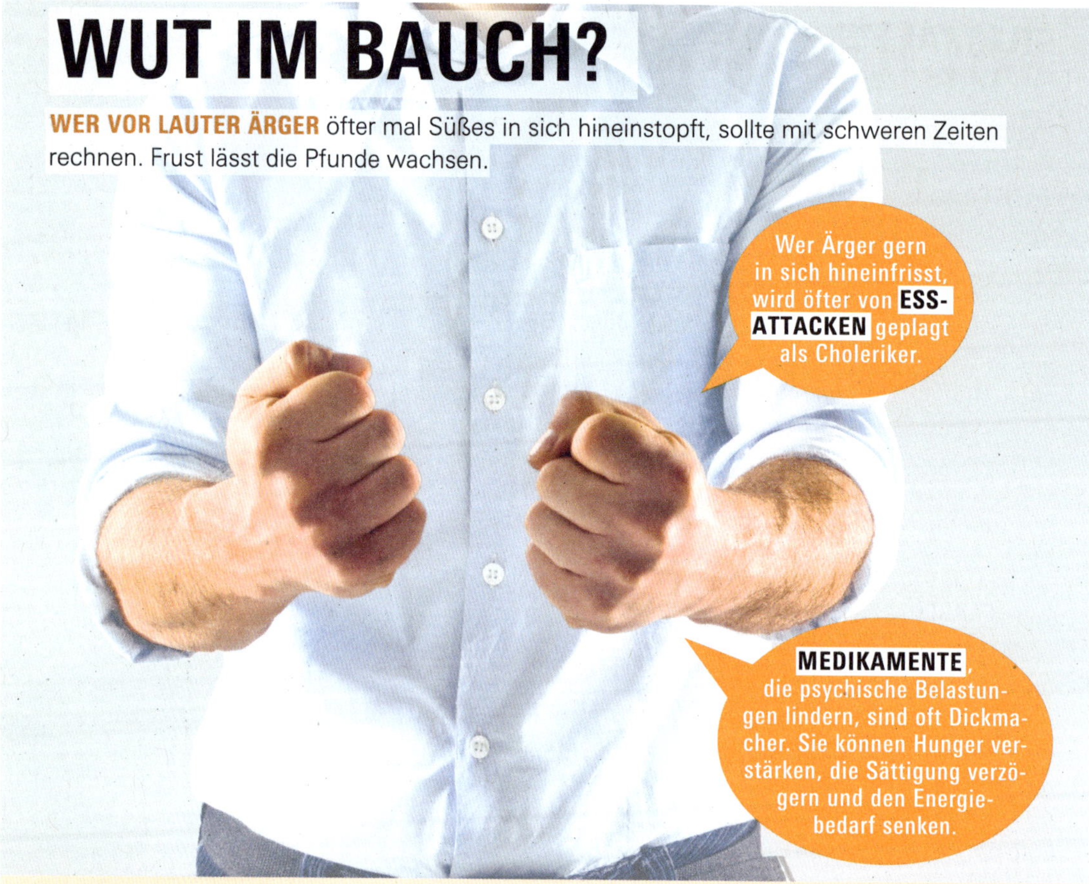

Wer Ärger gern in sich hineinfrisst, wird öfter von **ESS-ATTACKEN** geplagt als Choleriker.

MEDIKAMENTE, die psychische Belastungen lindern, sind oft Dickmacher. Sie können Hunger verstärken, die Sättigung verzögern und den Energiebedarf senken.

WIR ESSEN NICHT NUR, wenn wir hungrig sind. Viele von uns essen auch, um Ängste und Frustrationen zu kompensieren. Wollen wir negative Gefühle loswerden, fallen uns als Erstes Snacks und alkoholische Getränke ein. Der Haken an der Sache: Je mehr wir uns ärgern, desto häufiger greifen wir zu. Dabei kann die Zahl der nebenher konsumierten Kalorien schwindelerregende Höhen erreichen. Damit nicht genug: Auf Dauer kann uns diese Art von „Trost" sogar krank machen – zumal er nicht einmal dauerhafte Linderung verspricht.

NICHT ÄRGERN!

SOGAR DÜNNHÄUTIGE ZEITGENOSSEN können Gelassenheit lernen und Frustkalorien einsparen. Ein paar Tricks helfen, negativen Gefühlen zu entkommen.

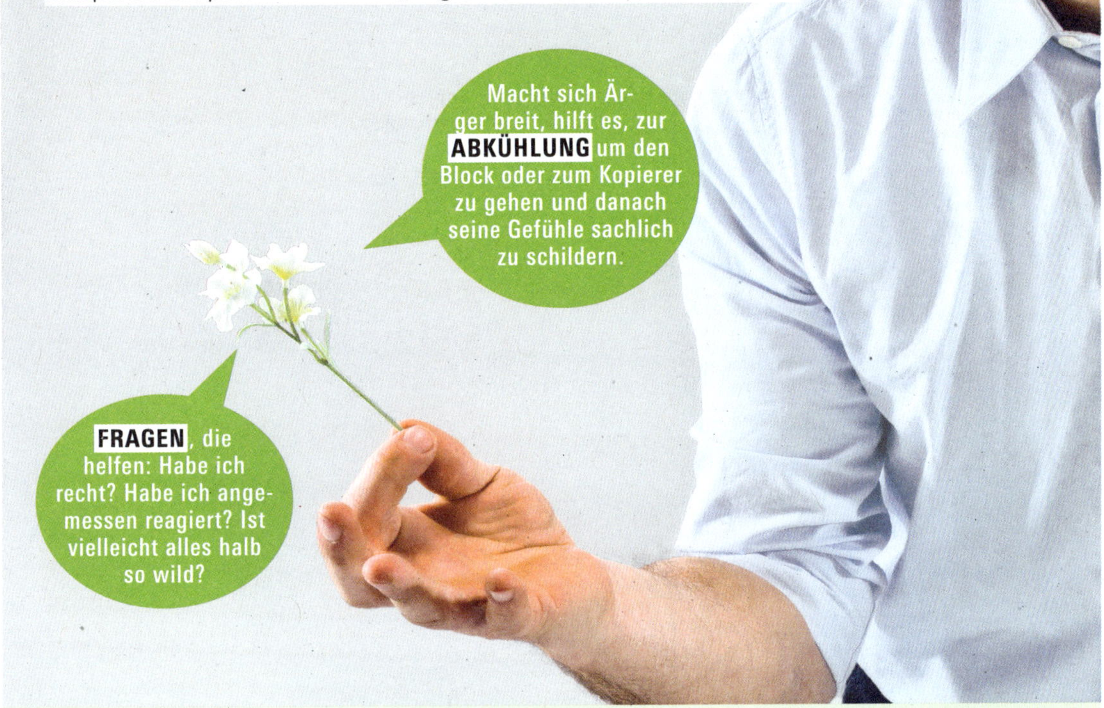

Macht sich Ärger breit, hilft es, zur **ABKÜHLUNG** um den Block oder zum Kopierer zu gehen und danach seine Gefühle sachlich zu schildern.
FRAGEN, die helfen: Habe ich recht? Habe ich angemessen reagiert? Ist vielleicht alles halb so wild?

SICH ERST ÜBER JEDE KLEINIGKEIT aufzuregen, nur um anschließend als Entschädigung zur Schokolade zu greifen – das macht auf Dauer dick. Dabei kann jeder lernen, Gefühlsregungen auf ein gesundes Maß zu begrenzen. Wer immer wieder aus dem selben Grund zornig wird, kommt nicht umhin, die Ursache zu beheben oder ihr gezielt aus dem Weg zu gehen. Ansonsten fragen Sie sich, bevor Sie in die Luft gehen, ob der Auslöser den Ärger wert ist. Nachdenken schafft Distanz, glättet die Wogen und kann Hunderte Kalorien sparen.

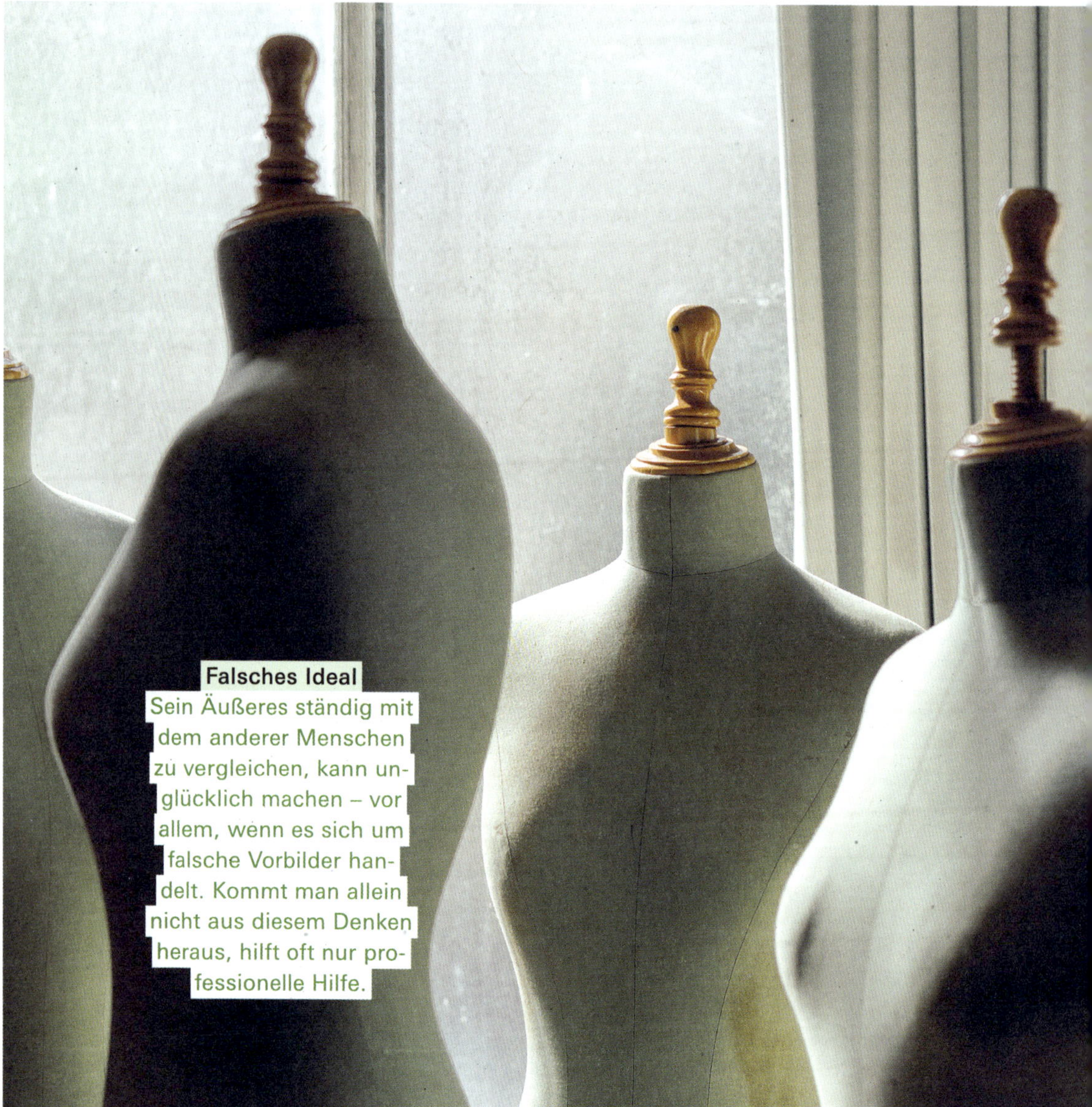

Falsches Ideal
Sein Äußeres ständig mit dem anderer Menschen zu vergleichen, kann unglücklich machen – vor allem, wenn es sich um falsche Vorbilder handelt. Kommt man allein nicht aus diesem Denken heraus, hilft oft nur professionelle Hilfe.

GLÜCK HÄNGT NICHT NUR VOM DÜNNSEIN AB

Warum bin ich nicht so schlank wie meine Freundin? Warum sind meine Beine kräftiger, ist mein Po runder? Beim Blick in den Spiegel suchen wir Selbstbestätigung und vergleichen uns mit den gerade geltenden Idealen. Ob wir wollen oder nicht: Was andere sagen, beeinflusst unser Selbstwertgefühl. Ob wir jedoch tatsächlich zu dünn, ganz normal oder zu dick sind – das ist jenseits von Waage und Maßband auch Ansichtssache.

Frage des Blickwinkels: Viele Menschen hadern mit ihrer Figur, bereits Kinder fürchten sich vor Übergewicht. Vor allem junge Menschen leiden bisweilen an einer verzerrten Wahrnehmung. Weil sie extrem dünne Sänger und Models zum Maßstab nehmen, fühlen sie sich trotz normaler Körperformen zu dick. Fernsehen und soziale Medien tragen ihren Teil dazu bei.

„Normal" ist gesund! Machen wir uns klar, dass im Mode- und Medienzirkus immer neue Schönheitsideale zum Geschäft gehören. Grenzen wir uns dagegen ab! Tatsache ist: Mäßiges Übergewicht ist nicht gesundheitsschädlich und ein schlanker Körper nicht per se gesund. Menschen mit „normalem" Körperbau haben das geringste Risiko, krank zu werden.

Raus aus dem Tunnel! Starkes Übergewicht kann eine schmerzliche Tatsache sein. Betroffene empfinden ihre Körperformen oft als etwas Schicksalhaftes, das sich in vieler Hinsicht anfühlt wie eine Krankheit. Wer auch in besseren Momenten keine Stelle seines Körpers findet, die ihm schön und wohlgeraten erscheint, der sieht sich besser nach Hilfe um. Die kognitive Verhaltenstherapie ist bei derartigen Störungen ein anerkanntes Behandlungsverfahren.

1 **Distanz halten** Mithilfe von Make-up-Spezialisten und Bildbearbeitungs-Software lassen sich irreale Schönheiten erzeugen, die es im richtigen Leben gar nicht gibt. Sie können keine Vorbilder sein.

2 **Einfach leben** Schluss mit der ewigen Selbstkritik! Ab sofort bauen wir eine positive Beziehung zu unserem Aussehen auf. Ein Weg: nichts mehr verschieben, weil das Gewicht noch nicht passt. Ein anderer: realistische Ziele setzen.

3 **In Schwung kommen** Bewegung verbessert unser Körpergefühl und jede Trainingsstunde steigert das Selbstbewusstsein. Dann fühlt man sich im eigenen Körper immer wohler. Und ganz nebenbei verschwinden Fettpolster.

RAUCHFREI LEBEN UND DAS GEWICHT IM GRIFF BEHALTEN

Ein letzter Zug an der Zigarette, ein Rauchwölkchen steigt auf und verfliegt. Die letzte Schachtel wandert in den Müll – Schluss mit dem Laster. Für immer. Der Lohn: freier atmen, weniger husten, mehr schmecken. Ständig frierend vor dem Büro oder Restaurant stehen – nie wieder!

Beim Aufhören ist Stärke gefragt

Herzlichen Glückwunsch an alle, die es geschafft haben, die Glimmstängel aus ihrem Leben zu verbannen! Klar, wer seine Atemwege täglich mit Zigarettendampf geräuchert hat, muss mit Entzugserscheinungen rechnen. Ohne Nikotin, denken viele, würden sie ausflippen oder vor Nervosität unkontrolliert durch die Gegend schlottern. Doch so schlimm kommt es ganz selten. Meist fühlt man sich ein paar Tage zappelig und schwach, so als stecke einem eine Grippe in den Knochen. Ist der Absprung dann geschafft, kann man Wohnung und Auto zu rauchfreien Zonen erklären.

Ein Problem, kein Problem!

„War überhaupt nicht schlimm, habe ich kaum bemerkt." Rund ein Drittel der Ex-Raucher hatte mit dem Aufhören gar keine Probleme. Diese glückliche Minderheit war vom blauen Dunst nicht abhängig. Die meisten spüren jedoch, dass in ihrem Körper etwas anders läuft, wenn sie auf Nikotin verzichten. Manche werden knurrig, andere tigern ruhelos herum.

Ist der Suchtstoff einmal aus dem Stoffwechsel verschwunden, steigt im Blut der Gehalt an Botenstoffen, die hungrig machen. Vermehrt locken dann auch Süßigkeiten und andere Leckereien. Der Grund: Die Belohnungssysteme im Gehirn, die vorher vom Ziehen an der Zigarette profitiert haben, suchen nun nach neuen Reizen.

Tolle Kurven

Die gute Nachricht: Wer mit dem Rauchen aufhört, dessen Körper bekommt schönere Proportionen. Rauchen macht zwar tatsächlich schlanker, weil der Körper sich permanent anstrengen muss, das aufgenommene Gift wieder loszuwerden – es verdirbt aber auch die Taille. Wer raucht, besitzt oft einen vergleichsweise geringen Hüftumfang, dafür ist jedoch die Körpermitte angeschwollen. Der Grund: Qualmen verändert unseren Zuckerstoffwechsel und die Wirkung des Insulins. Je mehr Zigaretten und Raucherjahre, desto dicker die Taille. Zum Glück lässt sich dieser Effekt rückgängig machen. Innerhalb von einigen Monaten, spätestens nach zwei Jahren nach dem Aufhören, hat sich der Stoffwechsel reguliert. Dann ist es sogar leichter, seine gute Figur langfristig zu erhalten.

Zeit der Veränderung

Dennoch ist die Sorge vor dem Zunehmen berechtigt. Ohne Rauch verringert sich der Kalorienbedarf. Bleibt es bei 3 oder 4 Kilogramm Zuwachs, ist alles im grünen Bereich. Die verschwinden innerhalb von ein bis zwei Jahren von allein wieder, ohne dass wir – etwa mit einem gesünderen Lebensstil – dramatisch eingreifen müssten. Unser Körper braucht einfach Zeit, sich an den veränderten Stoffwechsel anzupassen.

TIPP 1: Coachen lassen

Rauchen schwächt das Immunsystem, kann zu Herzinfarkt, Schlaganfall, Arteriosklerose, Hypertonie, Lungenentzündung, chronischer Bronchitis sowie zu bösartigen Tumoren führen. Verglichen mit Übergewicht ist Rauchen das weitaus größere Gesundheitsrisiko. Das wissen auch viele Krankenkassen und bieten deshalb Nichtraucher-Coachings an. Diese helfen in der Phase des Entzugs, stärken die Willenskraft und zeigen Alternativen zur Zigarette auf.

TIPP 2: Hausarzt fragen

Menschen, die über viele Jahre am Tag mehr als 20 Zigaretten geraucht haben, zeigen meist eine ausgeprägte Abhängigkeit. Sie sollte bei Gelegenheit ihren Hausarzt darauf ansprechen. Falls die Pfunde deutlich ansteigen, beurteilt er nach ein paar Wochen, ob rezeptpflichtige Medikamente gegen Suchterscheinungen angebracht sind oder ob ein Nikotinersatz durch Pflaster oder Kaugummi ausreicht.

TIPP 3: Sport treiben

Selbst Bewegungsmuffel finden nach einigem Herumprobieren sicherlich eine Sportart, die ihnen Spaß macht und sie vom Suchtverhalten ablenkt. Wenn nicht: so viel wie möglich zu Fuß erledigen. Und das Fahrrad griffbereit vors Haus stellen, damit man bei kürzeren Strecken erst gar nicht in Versuchung kommt, das Auto vom Parkplatz oder aus der Garage zu holen.

TIPP 4: Alternative Methoden

Methoden wie Hypnose, Tai-Chi, Yoga, Atemtherapie oder Akupunktur wirken – wenn überhaupt – vor allem gegen das Verlangen zu rauchen. Keine streng wissenschaftliche Studie beweist zwar bislang eindeutig ihre Wirksamkeit, trotzdem bieten diese Methoden durchaus Chancen. Die Wirkungen können auf psychischer oder psychosomatischer Ebene liegen. Wer mag, versucht es einfach.

Hier finden Sie weiterführende Informationen sowie die Internetadressen der wichtigsten Einrichtungen und Institute zum Thema Gesundheit und gesunde Ernährung.

SERVICE

RAT UND HILFE PER MAUSKLICK

Stiftung Warentest
www.test.de
Ob Bratwurst oder Butter, Oregano oder Olivenöl, Fertiggericht oder Lieferdienst – auf der Website der Stiftung Warentest finden Sie zahlreiche Testergebnisse aus dem Bereich „Essen und Trinken". Diese können Sie gegen ein geringes Entgelt als PDF-Dateien auf Ihren Rechner herunterladen. Auf aktuelle Meldungen rund um das Thema Ernährung haben Sie kostenlosen Zugriff. So können Sie sich über Tierwohllabel auf Fleisch und Fleischprodukten genauso informieren wie über den Nutzen von Milchprodukten und das Haltbarmachen von Lebensmitteln.

Deutsches Institut für Ernährungsforschung (DIfE) Potsdam-Rehbrücke
www.dife.de/
Das wissenschaftliche Institut erforscht den Einfluss der Ernährung auf die Gesundheit. Ziel ist es, die Erkenntnisse für Prävention und Therapie ernährungsbedingter Erkrankungen nutzbar zu machen. Auf der Website findet man den **Deutschen Diabetes-Risiko-Test**. Mit seiner Hilfe kann jeder bei sich zu Hause nichtinvasiv und kostenfrei das individuelle Risiko ermitteln, innerhalb der nächsten fünf Jahre an einem Typ-2-Diabetes zu erkranken. Ergänzend informiert er über Möglichkeiten, das persönliche Erkrankungsrisiko zu senken. So kann dem Auftreten von Typ-2-Diabetes durch eine gesundheitsorientierte Lebensführung entgegengewirkt werden.
Das DIfE ist eine Stiftung des öffentlichen Rechts und wird als Mitglied der Leibniz-Gemeinschaft durch das Land Brandenburg und den Bund finanziert.

Unabhängige Patientenberatung Deutschland (UPD)
www.patientenberatung.de
Die Unabhängige Patientenberatung Deutschland ist Anlaufstelle für alle, die abnehmen wollen, aber Fragen zu ihrer eigenen gesundheitlichen Situation haben. Für persönliche Informationen erreicht man die Patientenberatung unter Tel. 0800/0 11 77 22 (gebührenfrei aus allen Netzen). Man kann sein Anliegen auch schriftlich oder persönlich vorbringen. Auf der Website gibt es außerdem eine Online-Beratung. Die UPD ist eine gemeinnützige Einrichtung, die zu gesundheitlichen sowie gesundheitsrechtlichen Fragen berät und informiert. Ziel ist es, die Patientenorientierung im Gesundheitswesen zu stärken und Problemlagen aufzudecken.

Deutsche Gesellschaft für Ernährung (DGE) e. V.
https://www.dge.de/
Auf der Grundlage von Forschungsergebnissen erarbeitet die DGE für Deutschland gültige Ernährungsempfehlungen und Aussagen. Die DGE-Qualitätsstandards unterstützen die Verantwortlichen in Kindertageseinrichtungen, Schulen, Betrieben, Krankenhäusern und Rehakliniken, Senioreneinrichtungen sowie Mitarbeiter von „Essen auf Rädern" bei dem Angebot einer ausgewogenen Verpflegung. Als eingetragener Verein verfolgt die DGE ausschließlich gemeinnützige Zwecke. Die Organisation wird größtenteils mit öffentlichen Mitteln von Bund und Ländern finanziert.

Bundeszentrum für Ernährung (BZfE)
https://www.bzfe.de/
Eingerichtet wurde diese Informationsplattform als Anlaufstelle für Ernährungsfragen vom Bundesministerium für Ernährung und Landwirtschaft (BMEL). Das BZfE soll Informationen zur Auswahl von Lebensmitteln bieten und Transparenz über deren Produkt- und Prozessqualität schaffen. Angeboten werden zum Beispiel eine App für Lebensmittelzusatzstoffe sowie eine Ernährungs- und Sprachlern-

box für Menschen mit Migrationshintergrund.

Verbraucherzentrale
www.verbraucherzentrale.de
Auf dem Internetportal der Verbraucherzentralen finden Interessenten unter dem Menüpunkt „Lebensmittel" kostenlose Informationen, unter anderem zu den Themenbereichen „Gesund ernähren", „Auswählen, zubereiten, aufbewahren", „Kennzeichnung und Inhaltsstoffe" sowie „Schlankheitsmittel und Diäten". Wer sich von einem Experten kostenpflichtig persönlich oder telefonisch beraten lassen möchte, klickt sich auf die Seite der nächstgelegenen Verbraucherzentrale durch, lässt sich dort Sprechzeiten, Rufnummern und Preise anzeigen und vereinbart einen Termin.

Bundesamt für Risikobewertung (BfR)
www.bfr.bund.de
Unter dem Motto „Risiken erkennen – Gesundheit schützen" widmet sich das Bundesamt für Risikobewertung dem Verbraucherschutz in den Bereichen Gesundheit und Lebensmittelsicherheit. Das Online-Angebot des BfR umfasst zum Beispiel Informationen zur Bewertung mikrobieller Risiken von Lebensmitteln, zu kritischen Inhaltsstoffen sowie den Auswirkungen von Verpackungsmaterialien auf Lebensmittel.

Max Rubner-Institut (MRI)
www.mri.bund.de
Das Max Rubner-Institut (MRI) hat seinen Forschungsschwerpunkt im gesundheitlichen Verbraucherschutz im Ernährungsbereich. Es berät das Bundesministerium für Ernährung und Landwirtschaft auf diesem Gebiet. Gegründet wurde das MRI am 1. Januar 2008. Vorgängereinrichtung war die Bundesforschungsanstalt für Ernährung und Lebensmittel (BfEL). Auf der Website können sich Verbraucher über aktuelle Themen wie Nährwertkennzeichnung und Reduktion von Zucker, Fett und Salz informieren sowie Flyer und Booklets zu Ernährungsthemen kostenlos herunterladen.

Umweltbundesamt (UBA)
www.umweltbundesamt.de
Auf der Website des Umweltbundesamtes (UBA) finden Sie unter dem Menüpunkt „Tipps" eine thematisch geordnete Sammlung von Umwelttipps für den Alltag, zum Beispiel im Bereich „Essen und Trinken". Über die Suchfunktion können Sie sich vertiefende Informationen und Publikationen des UBA zu sämtlichen Umweltthemen anzeigen lassen. Unter dem Menüpunkt „Daten" stellt die Behörde umfangreiches und regelmäßig aktualisiertes Zahlenmaterial zu Themen wie „Klima", „Energie" und „Private Haushalte und Konsum" zur Verfügung.

Regionalfenster e. V.
www.regionalfenster.de
Der Verein hat auf Bundesebene eine einheitliche Kennzeichnung regionaler Produkte etabliert, die vor allem für den Verbraucher transparent, verständlich und glaubwürdig ist. Seine Mitglieder kommen aus den Bereichen Lebensmittelerzeugung und -verarbeitung, aus dem ökologischen Landbau, dem Handwerk, dem Lebensmittelhandel, dem Lebensmittelmarketing, den Zertifizierungsstellen und dem Bereich der Regionalinitiativen. Wer Wert auf die regionale Herkunft von Lebensmitteln legt, findet auf der Seite viele Informationen zur Kennzeichnung von Obst, Gemüse und Kräutern, Fleisch- und Wurstwaren sowie Milch- und Molkereiprodukten.

Label-Online
www.label-online.de
Die Website liefert Verbrauchern einen guten Überblick über mehr als 1 000 Labels, Siegel und Gütezeichen, mit denen Produkte, zum Beispiel Lebensmittel, gekennzeichnet sind. Anhand von Bewertungen und Hintergrundinformationen können Nutzer erfassen, welches Konzept hinter welchem Label steckt und wie streng die jeweils angelegten Kriterien sind. Träger der Seite ist die Verbraucherinitiative e. V., der Bundesverband kritischer Verbraucherinnen und Verbraucher.

STICHWORTVERZEICHNIS

T

U

V

W

Z

Fachliche Unterstützung:
Prof. Dr. Annette Schürmann
Leiterin der Abteilung Experimentelle Diabetologie am Deutschen Institut für Ernährungsforschung, Potsdam-Rehbrücke

Dr. med. Susanne Maurer
Zentrum für Adipositas- und Stoffwechselmedizin, Winterthur

Prof. Dr. med. Thorsten Feldkamp
Facharzt für Innere Medizin & Nephrologie/Infektiologie
Universitätsklinikum Schleswig-Holstein

© 2021 Stiftung Warentest, Berlin

Stiftung Warentest
Lützowplatz 11–13
10785 Berlin
Telefon 0 30/26 31–0
Fax 0 30/26 31–25 25
www.test.de
email@stiftung-warentest.de

USt-IdNr.: DE136725570

Vorstand: Hubertus Primus
Weitere Mitglieder der Geschäftsleitung:
Dr. Holger Brackemann, Julia Bönisch, Daniel Gläser

Alle veröffentlichten Beiträge sind urheberrechtlich geschützt. Die Reproduktion – ganz oder in Teilen – bedarf ungeachtet des Mediums der vorherigen schriftlichen Zustimmung des Verlags. Alle übrigen Rechte bleiben vorbehalten.

Programmleitung: Niclas Dewitz

Autorin: Elisabeth Lange, Kiel
Projektleitung: Lisa Frischemeier, Johannes Tretau

Lektorat: Christian Eigner, Berlin
Mitarbeit: Merit Niemeitz
Korrektorat: Nicole Woratz, Berlin
Titel, Art-Direktion, Satz: Christian Königsmann
Fotografie: Knut Koops, Berlin
Food-Styling: Frauke Koops, Geesthacht
Bildnachweis: Christian Königsmann (Titel), 2, 3; AdobeStock: 14, 18, 38, 49, 52, 162, 164, 174, 182, 206; gettyimages: 37, 176, 188, 189, 192, 193, 210; shutterstock: 20, 21, 47, 67, 78, 83, 104, 117, 145, 166, 167, 169

Produktion: Vera Göring
Verlagsherstellung: Rita Brosius (Ltg.), Romy Alig, Susanne Beeh
Litho: tiff.any, Berlin
Druck: Westermann Druck Zwickau GmbH

ISBN: 978-3-7471-0329-6

Wir haben für dieses Buch 100% Recyclingpapier und mineralölfreie Druckfarben verwendet. Stiftung Warentest druckt ausschließlich in Deutschland, weil hier hohe Umweltstandards gelten und kurze Transportwege für geringe CO_2-Emissionen sorgen. Auch die Weiterverarbeitung erfolgt ausschließlich in Deutschland.